U0218552

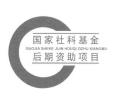

国家社科基金
GUOJIA SHEKE JIJIN HOUQI ZIZHU XIANGMU
后期资助项目

罗振宇　著

上海公共租界公共卫生

行政管理研究

（1854～1937）

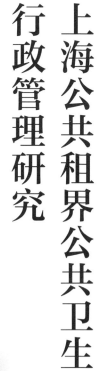

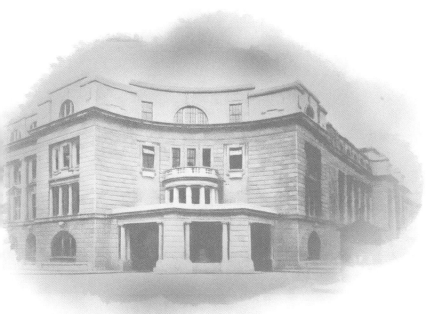

社会科学文献出版社
SOCIAL SCIENCES ACADEMIC PRESS (CHINA)

图书在版编目（CIP）数据

上海公共租界公共卫生行政管理研究：1854—1937 /
罗振宇著. -- 北京：社会科学文献出版社，2024.4
国家社科基金后期资助项目
ISBN 978 - 7 - 5228 - 3479 - 5

Ⅰ.①上…　Ⅱ.①罗…　Ⅲ.①租界 - 公共卫生 - 卫生
管理学 - 研究 - 上海 - 1854 - 1937　Ⅳ.①R126.4

中国国家版本馆 CIP 数据核字（2024）第 073074 号

国家社科基金后期资助项目

上海公共租界公共卫生行政管理研究（1854 ~ 1937）

著　　者／罗振宇

出 版 人／冀祥德
责任编辑／陈肖寒
文稿编辑／李铁龙
责任印制／王京美

出　　版／社会科学文献出版社·历史学分社（010）59367256
　　　　　　地址：北京市北三环中路甲 29 号院华龙大厦　邮编：100029
　　　　　　网址：www.ssap.com.cn
发　　行／社会科学文献出版社（010）59367028
印　　装／三河市龙林印务有限公司

规　　格／开　本：787mm × 1092mm　1/16
　　　　　　印　张：21　字　数：329 千字
版　　次／2024 年 4 月第 1 版　2024 年 4 月第 1 次印刷
书　　号／ISBN 978 - 7 - 5228 - 3479 - 5
定　　价／118.00 元

读者服务电话：4008918866

国家社科基金后期资助项目
出版说明

　　后期资助项目是国家社科基金设立的一类重要项目，旨在鼓励广大社科研究者潜心治学，支持基础研究多出优秀成果。它是经过严格评审，从接近完成的科研成果中遴选立项的。为扩大后期资助项目的影响，更好地推动学术发展，促进成果转化，全国哲学社会科学工作办公室按照"统一设计、统一标识、统一版式、形成系列"的总体要求，组织出版国家社科基金后期资助项目成果。

全国哲学社会科学工作办公室

目　录

绪　论 ……………………………………………………………… 1

上篇　公共卫生行政管理的起步（1854～1898）

第一章　传统中国的公共卫生管理实践 ……………………… 25

　第一节　传统中国的环境卫生管理 …………………………… 25

　第二节　传统中国的医疗卫生管理 …………………………… 32

　小　结 …………………………………………………………… 36

第二章　公共租界公共卫生行政管理机构的初设与发展 …… 38

　第一节　公共卫生行政管理机构译名的厘定 ………………… 39

　第二节　卫生行政管理人员和机构的初设与发展 …………… 44

　小　结 …………………………………………………………… 54

第三章　早期环境卫生管理 …………………………………… 56

　第一节　排水排污 ……………………………………………… 56

　第二节　垃圾、粪便处理 ……………………………………… 67

　小　结 …………………………………………………………… 78

第四章　早期食品卫生管理 …………………………………… 80

　第一节　食品定期查访制度 …………………………………… 80

　第二节　营建公立菜场 ………………………………………… 89

　第三节　营建公共屠宰场 ……………………………………… 99

　第四节　奶牛场监管 …………………………………………… 113

　小　结 …………………………………………………………… 121

第五章　公共医疗卫生的起步 ················ 123

　　第一节　从职员医疗到公共医疗 ············ 123

　　第二节　推广牛痘接种 ················ 131

　　第三节　防治性病 ················ 141

　　小　结 ················ 152

下篇　公共卫生行政管理的转型（1898～1937）

第六章　公共租界公共卫生管理的发展与演变 ············ 157

　　第一节　卫生行政管理机构的重组及发展 ············ 157

　　第二节　公共卫生事业的继承、变化和发展 ············ 171

　　第三节　卫生行政经费概述 ············ 183

　　小　结 ············ 193

第七章　工部局实验室与疾病防治 ············ 195

　　第一节　实验室业务发展概述 ············ 195

　　第二节　食品监管

　　　　　——以牛奶、自来水为例 ············ 201

　　第三节　狂犬病防治 ············ 224

　　小　结 ············ 233

第八章　工部局对医院的经营和监管 ············ 235

　　第一节　工部局对仁济医院的管理 ············ 236

　　第二节　工部局对公济医院的管理 ············ 245

　　第三节　工部局对隔离医院的管理 ············ 260

　　小　结 ············ 269

第九章　工部局对医护人员及药品的管理 ············ 271

　　第一节　医师注册的尝试 ············ 271

第二节　专业护士的引入和管理 ……………………… 283

第三节　药品监管的努力 …………………………… 289

小　结 …………………………………………… 294

结　论 …………………………………………… 296

参考文献 …………………………………………… 304

附　录 …………………………………………… 316

后　记 …………………………………………… 325

图表目录

图 2 - 1　1870～1898 年工部局早期卫生管理机构组织体系 ………… 52

图 4 - 1　1893 年开市的木结构虹口菜场 ………… 93

图 4 - 2　1923 年改建后的虹口菜场 ………… 96

图 6 - 1　公共卫生处组织结构 ………… 162

图 6 - 2　工部局局属医院位置 ………… 182

图 7 - 1　1923～1937 年工部局对自来水细菌学检验结果 ………… 215

表 2 - 1　1868～1898 年菜场稽查员一览 ………… 48

表 4 - 1　1910 年 8 座工部局室内公共菜场摊位、空地、店铺
　　　　数量一览 ………… 94

表 4 - 2　1893～1903 年供应西人的肉店、肉摊申领执照情况
　　　　一览 ………… 104

表 4 - 3　1893～1932 年工部局斐伦路公共屠宰场牲畜屠宰量 ……… 105

表 4 - 4　1898～1937 年工部局领照奶场数及牛只总数 ………… 118

表 5 - 1　1870～1898 年工部局给仁济、同仁、公济医院发放的
　　　　补助金 ………… 128

表 5 - 2　1856～1896 年仁济医院牛痘接种人数统计 ………… 133

表 5 - 3　1904～1937 年工部局免费接种牛痘人数统计 ………… 139

表 5 - 4　1877～1900 年工部局经营性病医院收支情况 ………… 151

表 6 - 1　历任卫生处首脑及任职时间 ………… 158

表 6 - 2　1899～1937 年工部局给予各私营医院补助金 ………… 174

表 6 - 3　工部局局属医院一览 ………… 181

表 6 - 4　1865～1896 年工部局售粪及性病医院收入 ………… 185

表 6 - 5　1860～1899 年工部局公共卫生开支一览 ………… 187

表 6 - 6　1900～1937 年工部局公共卫生开支一览 ………… 190

表 7 - 1　1897～1937 年工部局实验室病理诊断样本数量统计 ……… 196

表 7 - 2　工部局实验室病理诊断收费标准 ················ 197

表 7 - 3　1908 年工部局实验室对各种检验物质的收费标准 ········· 200

表 7 - 4　1898~1937 年牛奶样本掺假情况 ·············· 203

表 7 - 5　1922~1937 年不同来源牛奶样本掺假比例对照 ········· 205

表 7 - 6　1925~1937 年供应租界的 A、B 级奶场数量 ········· 211

表 7 - 7　1933~1937 年总龙头和小龙头水样化验结果对比 ········· 217

表 7 - 8　1926~1937 年井水化学检验样本数 ············ 220

表 7 - 9　1933~1937 年井水细菌学检验样本数 ············ 220

表 7 - 10　工部局巴斯德研究院历年收治狂犬病人数及死亡人数 ··· 230

表 8 - 1　1844~1938 年仁济医院历任院长 ············ 239

表 8 - 2　1902~1914 年公济医院贫苦病人开支及两租界当局

　　　　捐赠 ··················· 257

表 8 - 3　工部局隔离医院收费标准 ·············· 266

表 9 - 1　1931~1939 年工部局历年注册名录中登载医师人数 ········ 276

绪　论

　　1922 年，时值《申报》创办五十周年之期，《申报》编辑部邀请当时著名人士或学术权威分别撰文，论述五十年来世界和中国各方面发生的巨变，集结为一本特刊《最近之五十年》出版。著名的公共卫生学家俞凤宾亦在受邀之列，在其所撰《五十年来中国之卫生》一文中，针对当时中国的公共卫生情形，他有如下一段述评：

　　　　凡曾旅行欧美、日本诸国者，皆知吾国城市之不卫生，已达极点。街道之狭窄，秽物之散弃，便溺之乱遗，阴沟、阳沟之不依定式，传染病之无隔离方法，其弊半由人民之惰性，半由常识之幼稚，而官吏绅衿莫或提倡，地方公款用不得当，亦不为无因。若以内地情形，较诸租界，大有云泥之判。①

俞氏早年留学美国，归国后定居上海开业行医，他的这番话，真实道出了 20 世纪初期中国非租界区在公共卫生管理方面与欧美、日本乃至中国租界区的差距所在。他以其专业背景知识和亲身经历，将中国公共卫生状况之不堪，归因于民众的缺乏常识和卫生行政的先天不足。在其开出的治弊之方中，居于首位的举措即是"城市中宜设卫生行政机关"。

　　清末民初，受西方影响，中国政府开始在中央和地方设置卫生行政机构，现代意义上的公共卫生行政管理由此起步。时至今日，由国家和政府承担保护公众健康之责已经成为我们的常识，但是，对于传统中国的普通民众来说，在他们的个人和集体健康领域，却很少有国家和政府

---

　　① 俞凤宾：《五十年来中国之卫生》，载申报馆编《最近之五十年》，申报馆，1923，第 9页（该刊页码非连续排列）。俞凤宾（1884～1930），字庆恩，江苏太仓人。1907 年毕业于上海圣约翰大学医学部，获医学博士学位。又于 1912 年留学美国宾夕法尼亚大学，专修热带病学及公共卫生学，获公共卫生学博士学位。1915 年归国后在上海开业行医，并兼任南洋大学校医、圣约翰大学医学部教授、卫生部中央委员会委员。同年，与伍连德、颜福庆等人一起发起成立中华医学会，并任中华医学会上海分会第三任会长。

力量的介入。传统中国政府的管理，与今天政府所履行的职能相差甚远。本书的问题亦由此而来。

一　问题的提出

传统中国奉行儒家的政治哲学，提倡以仁治国。理论上来讲，所有与民生福利相关的事务，都是政府应关心和操办的。但在实际操作层面，中央和地方政府所承担的管理职责却是有所选择和限制的。《春秋左氏传》中称，"国之大事，在祀与戎"，即国家大事，最要紧的是祭祀与军事。从传统中国政府的组织构成及其职掌可以看出，国家和政府所承担的职责主要包括铨叙、征税、祭祀、科举、军事、司法、重大工程的建设以及处理宗藩关系等。① 至于民生福利，是国家仁政的体现，虽然也受到国家和政府的重视，但由于其不直接关系国家的统治秩序，因此很少会从制度上加以建设。民众的身体健康及与此相关的公共卫生，即属于这类攸关民生福利的事务。

尽管并无系统的制度建设，但传统中国在事实上已存在诸多公共卫生实践。考古证实，早在先秦时期，排泄与处置废弃物的设施便已出现在殷商都城的排水规划中。西周时期，已设置了卫生官员。"医师上士是众医之长，执行医之政令。"到晋代，设立了"太医署"，这可视为中国卫生行政之肇始。② 此外，尽管并未有明文规定，但定期清扫街道、清理沟渠、疏浚河道等事务，亦在一些地方官的视野之内。梁庚尧通过对南宋临安城公共卫生管理的考察发现，各类公共卫生与社会福利设施在城市中普遍设立，是宋代以后城市的一项特色。③ 邱仲麟对晚明北京城市瘟疫背景的研究，则提及了明代京城职掌街道、沟渠整洁的机构以及国家的相关立法。④ 清代，工部的街道厅或步军统领衙门负责京城街道

---

① 关于清代中央和地方政府的组织和职掌，参见〔日〕织田万《清国行政法》，李秀清、王沛点校，中国政法大学出版社，2003；刘子扬编著《清代地方官制考》，紫禁城出版社，1988；瞿同祖《清代地方政府》（修订译本），范忠信、何鹏、晏锋译，法律出版社，2011。

② 刘荣伦、顾玉潜编著《中国卫生行政史略》，广东科技出版社，2007，第2页。

③ 梁庚尧：《南宋城市的公共卫生问题》，《中央研究院历史语言研究所集刊》第70本第1分，1999年。

④ 邱仲麟：《明代北京的瘟疫与帝国医疗体系的应变》，《中央研究院历史语言研究所集刊》第75本第2分，2004年。

的维护和清洁。至于地方，规定由地方有司掌街衢之政，"禁侵占、时修理"，而对街衢的清洁，并无明确要求。此外，关于洁净水供应、垃圾粪便处理、天花等疫病的防治，尽管并不完备，但传统中国对于很多的公共卫生问题，已有自己的一套应对体系和手段，对此，笔者将会在专章进行回顾。

虽然各类卫生实践在传统中国均不同程度地出现，但总的来说，传统政府在其中发挥的作用以及承担的责任还远远不够。余新忠、梁其姿等人对清代江南地区的环境卫生、疫病救疗的考察，班凯乐（Carol Benedict）对 18、19 世纪清代地方政府鼠疫应对的分析，以及罗芙芸（Ruth Rogaski）对前近代天津城市卫生管理的研究都表明：直至近代前夕，虽然"国家在公共卫生方面立有一定的法规，但至少对地方而言，既不为地方政府主要职责，又无专门的职能部门和纠察人员。公共卫生事业举办与否，完全要视当政者的道德责任感和行政能力、地方士绅的活跃程度以及地方财力等多种因素而定"。①

既然如此，那么我们今天所熟悉的现代意义上的以卫生行政为立足点的公共卫生管理制度，又是何时何地、如何在中国起步的呢？已有的研究成果已经证明，中国近代意义上的"卫生"概念和公共卫生管理制度乃是西洋或东洋的舶来品，在某种程度上，租界引进西方城市管理制度的时间，通常被认为是现代西方公共卫生管理在华人社会出现的时刻。② 由此，我们将目光投向近代上海公共租界。

辟设于 1843 年的上海公共租界，是中国境内最早出现、存在时间最长的外国租界。它一直以来都被视为西洋经验在华重要的展示窗。1854

---

① 相关研究有余新忠《清代江南疫病救疗事业探析——论清代国家与社会对瘟疫的反应》，《历史研究》2001 年第 6 期；余新忠《清代江南的卫生观念与行为及其近代变迁初探——以环境和用水卫生为中心》，《清史研究》2006 年第 2 期；Angela Ki Che Leung, "Organized Medicine in Ming-Qing China: State and Private Medical Institutions in the Lower Yangzi Region," *Late Imperial China*, Vol. 8, No. 1, 1987, pp. 134–166。此外，梁庚尧和邱仲麟分别通过对南宋城市公共卫生和明代北京的瘟疫应对的研究，亦持类似的观点。参见梁庚尧《南宋城市的公共卫生问题》，《中央研究院历史语言研究所集刊》第 70 本第 1 分，1999 年；邱仲麟《明代北京的瘟疫与帝国医疗体系的应变》，《中央研究院历史语言研究所集刊》第 75 本第 2 分，2004 年。

② 刘士永：《公共卫生（Public Health）：近代华人社会里的新兴西方观念》，载祝平一编《健康与社会：华人卫生新史》，台北：联经出版事业股份有限公司，2013，第 18 页。

年，上海公共租界侨民"自治政府"——工部局（Shanghai Municipal Council）成立。自成立起，它便成为上海公共租界事实上的市政管理机构。在它的主持下，近代意义上的公共卫生管理逐渐在租界内发展起来。因此，要追本溯源了解近代公共卫生行政管理在中国的发端，就需要回答：工部局究竟是如何在上海公共租界逐步建立起公共卫生管理制度？它又是如何具体实施公共卫生管理的？在这里，近代意义上的公共卫生行政管理是否遭遇过困境？又是如何调适的？其管理的效果如何？这些，即是本书将要解决的问题。同时，本书亦希望通过对这些问题的论述，能够引发读者进一步思考：现代政府究竟应该如何恰当地履行公共卫生管理职能？

二　对已有研究的回顾与评述

中外学界对近代公共卫生管理的传入及发展已有较多的关注和讨论，这里主要针对与上海公共租界工部局公共卫生行政管理有关的研究进行评述，以说明前人成就，并彰显本书研究的侧重点与价值。

（一）总体研究

关于上海公共租界公共卫生行政管理的研究，早期成果散见于一些租界史论著中。民国时期寓沪英侨库寿龄（Samuel Couling）所著《上海史》第二卷①和美国人卜舫济（Francis Lister Hawks Pott）的《上海简史：国际租界的成长与发展》② 是最早的两本。两书均简要论及了工部局对租界内的西医院、自来水公司的管理情况。尤其是库寿龄，其受工部局委托编写《上海史》，故更能方便地利用其时工部局的各种档案资料。进入 20 世纪 30 年代，伴随中国国内反帝爱国运动的展开，各界要求收回租界的呼声也越来越高。与此相配合，当时的中国知识界便开始了对中国的租界制度及租界存在的法理性的研究。1931 年岑德彰将卜舫济的《上海简史：国际租界的成长与发展》译为中文并加以扩充，出版了《上海租界略史》一书，其中有关公共卫生管理的内容与卜书几

---

① G. Lanning, S. Couling, *The History of Shanghai*, Kelly & Walsh, Limited, 1921.

② 该书首次出版于 1928 年，2010 年由五洲传播出版社再版，本书采用的即是这一版本。参见 F. L. Hawks Pott, *A Short History of Shanghai: Being an Account of the Growth and Development of the International Settlement*, China International Press（五洲传播出版社，2010）。

无二致。① 这一时期的中文著述还有徐公肃、丘瑾璋的《上海公共租界制度》② 和阮笃成的《租界制度与上海公共租界》③。两书均有专章专节对20世纪30年代公共租界的卫生行政管理机构——卫生处和卫生委员会的组织架构及职能进行简略介绍。在华人对租界的存在大张挞伐之际，为了应对反对的声浪，工部局邀请南非最高法院法官费唐（Richard Feetham）以独立人的身份来沪调查租界问题，以判定今后租界的法律地位，并为租界当局提供决策咨询。1931年费唐向工部局提交了《费唐法官研究上海公共租界情形报告书》（后文简称《费唐报告》）。④ 该报告第二卷第四编第四章专门论及卫生处的工作，并附录工部局卫生处略史一篇。这是当时关于租界卫生管理最详细的记录，亦可作为研究资料使用。但这份报告也存在明显缺陷。由于费唐法官并无在沪生活经历，同时，其报告主要是为租界制度的存在辩护，因此他对上海公共租界管理制度的叙述存在不加分别地予以采信的状况。正如Isabella Jackson所说："费唐很显然相信了朱尔登（引者：J. H. Jordan，时任工部局公共卫生处长）所说，他几乎是逐字将它们写入他的报告。"⑤ 以上论者多长期生活于公共租界，他们是当时公共租界内公共卫生管理的亲历者，其对租界卫生管理的描述值得重视。但这一时期的著作，大多服务于各方的政治目标，其真正的关注点并不在于租界的行政管理制度本身，因此在论述公共租界的公共卫生管理时，只是简约述及。此外，由于其关注的时间范围大多限于20世纪30年代，我们也无法从中全面把握公共租界公共卫生管理的发展演变过程。

20世纪80年代以来，随着上海史逐渐受到海内外学界的广泛关注，关于上海公共租界卫生管理的论著也随之逐渐增多。程凯礼（Kerrie MacPherson）的《一片沼泽地：上海公共卫生起源，1843～1893》可以说

---

① 岑德彰编译《上海租界略史》，勤业印刷所，1931。
② 徐公肃、丘瑾璋：《上海公共租界制度》，国立中央研究院社会科学研究所，1933。
③ 阮笃成编著《租界制度与上海公共租界》，法云书屋，1936。
④ 该报告英文版由工部局华文处译为中文予以刊行，参见工部局华文处译述《费唐法官研究上海公共租界情形报告书1～3卷》，载张研、孙燕京主编《民国史料丛刊》第697～699册，大象出版社，2009年影印本。
⑤ Isabella Jackson, Managing Shanghai: The International Settlement Administration and the Development of the City, 1900 – 1943 , Ph. D. diss. , University of Bristol, 2012, p. 26.

是第一本真正意义上研究租界卫生管理的专著。该书利用了工部局档案、英文报刊资料、时人著作、回忆录、医院报告等一手资料，探讨了1843～1893年工部局在上海兴办西医医院、发展医疗卫生事业、改善饮用水质量、进行传染病防治并形成西方城市卫生管理基础的过程，充分肯定了英国公共卫生专家们在关于环境卫生、自来水和防治性病等方面的作用。① 该书被彭善民称为"研究上海公共卫生不可多得的奠基之作，为华界及1893年后上海的公共卫生研究打下了良好基础"。② 罗苏文在《上海传奇：文明嬗变的侧影（1553～1949）》一书中，也论及了租界公共卫生管理的一些方面：自来水厂的设立，工部局粪秽股与公厕、菜场的管理，牛痘疫苗接种以及鼠疫查访，等等，为我们勾勒了公共租界公共卫生体系的初步架构。罗著高度赞扬了工部局卫生处作为"最早起步构筑公共卫生防线的前驱"对上海公共卫生建设的作用。③ 熊月之主编的多卷本《上海通史》，其中"晚清社会卷"和"民国社会卷"均对租界卫生管理有不同程度的涉及。④ 上海社科院编撰的《上海租界志》，亦是一本研究租界卫生管理的很好的参考书。⑤ 不过，作为通史或志书，其关于卫生管理的描述主要基于二手史料和前人的研究成果，无法在史实和结论上有重大突破。此外，马长林的《上海的租界》，虽是一本通俗读物，但作者长期从事租界研究，其论述也颇有价值。书中第五章专章介绍租界卫生管理，不仅对租界内垃圾和粪便的处理有所关注，对租界内传染病诸如天花、狂犬病、性病等的防治也做了论述，同时对租界的卫生宣传也有所叙述。⑥

在论文方面，朱德明的《近代上海租界卫生史略》、马长林的《上海公共租界公共卫生管理述评》、陈蔚琳的硕士学位论文《晚清上海租界公共卫生管理探析（1854～1910）》以及严娜的博士学位论文《上

① Kerrie MacPherson, *A Wilderness of Marshes: The Origins of Public Health in Shanghai, 1843－1893*, Oxford University Press, 1987.

② 彭善民：《公共卫生与上海都市文明（1898～1949）》，上海人民出版社，2007，第3页。

③ 罗苏文：《上海传奇：文明嬗变的侧影（1553～1949）》，上海人民出版社，2004，第234页。

④ 熊月之主编《上海通史》（晚清社会卷、民国社会卷），上海人民出版社，1999。

⑤ 《上海租界志》编纂委员会编《上海租界志》，上海社会科学院出版社，2001。

⑥ 马长林：《上海的租界》，天津教育出版社，2009。

海公共租界卫生模式研究》四篇文章是整体考察租界卫生管理的代表性成果。[①] 朱文成文时间最早，利用工部局年报对公共租界的公共卫生机构、医院、药业制销、卫生防疫和环境卫生进行梳理，但叙述较为简略。马文对公共租界内的粪便和垃圾清除、天花的防疫、传染病隔离设施的建立等方面做了概要式评述。陈文主要是从租界卫生管理机构、环境卫生管理和传染病防治三个角度对公共租界公共卫生管理做了相对系统的探讨，但该文探讨的时段聚焦在晚清，对民国时期着墨较少，使得我们无法从中了解公共租界公共卫生管理制度建立的完整过程，且其论述间或存在一些史实性错误，此一部分也是本书将努力弥补之处。严娜完成于 2012 年的博士学位论文则通过探讨工部局卫生处的设置及其运作、租界内西式医院的发展以及工部局与租界内慈善事业的兴办等，来考察租界的卫生模式对法租界和华界的影响。

此外，英国学者 Isabella Jackson 的博士论文也有专章论述工部局的卫生管理。[②] 该文考察的时间段起自 19 世纪晚期工部局公共卫生处的设立，主要讨论了公共卫生处在进行卫生管理时受到的多重限制，并论及了工部局在卫生管理上与法租界当局及华界当局的龃龉。通过分析 20 世纪以来租界内的死亡率，作者认为公共卫生处对租界公共卫生的积极影响保证了租界内死亡率的稳定。龚小雪的《清代城市公共卫生管理研究》，也有专章将上海租界公共卫生管理作为个案进行了考察。[③]

公共卫生管理包含诸多方面的内容，除了整体性的研究，还有一些学者选取其中的某一个方面进行深入论述，以此考察公共租界的公共卫生管理。综括起来，已有研究主要从以下几个方面进行考察。

（二）环境卫生管理研究

朱德明的《20 世纪 30 年代上海公共租界环境卫生治理概况》是其

---

① 朱德明：《近代上海租界卫生史略》，《中华医史杂志》1996 年第 1 期；马长林：《上海公共租界公共卫生管理述评》，上海市档案馆编《档案里的上海》，上海辞书出版社，2006，第 195～209 页；陈蔚琳：《晚清上海租界公共卫生管理探析（1854～1910）》，硕士学位论文，华东师范大学，2005；严娜：《上海公共租界卫生模式研究》，博士学位论文，复旦大学，2012。

② Isabella Jackson, Managing Shanghai: The International Settlement Administration and the Development of the City, 1900—1943.

③ 龚小雪：《清代城市公共卫生管理研究》，硕士学位论文，四川大学，2006。

租界卫生管理系列研究论文之一，① 该文对 20 世纪 30 年代租界内环境卫生管理，如垃圾清运、阴沟处理、消灭蚊虫及监督拆除不卫生的公共场所等做了简单介绍。刘岸冰的《近代上海城市环境卫生管理初探》一文，分别从垃圾清除、粪秽处理、灭除蚊蝇、污水排放系统的建设和清洁几方面梳理了近代上海城市卫生管理的历史沿革，并主要依据工部局董事会的会议录对上海公共租界的环境卫生管理机构、制度和执行措施做了介绍。② 通过租界与华界环境卫生管理的对比，作者肯定了工部局环境卫生管理的积极作用及对华界的引导性。刘文楠发表的《治理"妨害"：晚清上海工部局市政管理的演进》一文，则从考察"妨害"（nui-sance）一词入手，分析了"妨害"的含义在英国的演变及其对工部局环境卫生管理的影响，认为在治理不同内涵的"妨害"的过程中，工部局逐渐完善其卫生行政管理制度并最终形成了近代意义上的卫生机构。同时，作者亦指出工部局对"妨害"的管理实际上是对华民的一种规训，反映了华洋的不平等。该文从词义辨析入手，厘清了以往研究中存在的诸多误区，对本书启发颇大。③

《公厕变迁与都市文明——以近代上海为例》④ 和《商办抑或市办：近代上海城市粪秽处理》⑤ 两文则从更为微观的视角——公厕运营与粪秽处理出发，阐幽发微，揭示了近代上海环境卫生管理的发展及其与近代都市文明发展的关系。但两文均不是专门研究公共租界公厕及粪秽处理的专论，而是在追溯华界公厕变迁和粪秽管理史时，稍稍提及了租界的情况。

牟振宇的《开埠初期上海租界的水环境治理》一文，考察了工部局对上海水环境的治理，如清除水潭、水塘与死水河浜，疏通潮汐河浜和挖掘新河浜，认为租界早期排水道容易堵塞的原因并不是思路不正确，而是在施工过程中处置不当。在结论中作者特别指出，以往研究认为开

---

① 朱德明：《20 世纪 30 年代上海公共租界环境卫生治理概况》，《中华医史杂志》2000 年第 4 期。
② 刘岸冰：《近代上海城市环境卫生管理初探》，《史林》2006 年第 2 期。
③ 刘文楠：《治理"妨害"：晚清上海工部局市政管理的演进》，《近代史研究》2014 年第 1 期。
④ 苏智良、彭善民：《公厕变迁与都市文明——以近代上海为例》，《史林》2006 年第 3 期。
⑤ 彭善民：《商办抑或市办：近代上海城市粪秽处理》，《中国社会经济史研究》2007 年第 3 期。

埠之初租界当局就采用了西方城市规划的理念这一看法是错误的，强调对于租界制度的研究不应只集中于对制度本身的研究，而忽略对制度的运作及实施情况的研究。①

（三）食品卫生管理研究

在食品卫生管理方面，朱德明和陆文雪是 20 世纪末较早进入公共租界食品卫生管理研究的学者。朱德明在其《上海公共租界食品检疫初探》一文中，考察了公共租界食品检疫条例和食品检疫工作的开展状况，初步探讨了公共租界食品检疫对防止疾病传染的意义，并认为其开启了中国近代食品检疫的先河。② 陆文雪的《上海工部局食品卫生管理研究（1898～1943）》是现有的比较全面而完整地对公共租界食品卫生进行研究的文章，不过其关注的是 1898 年之后的时段，对公共租界早期的食品卫生管理并未加以系统研究。③

曹艾达的硕士学位论文《上海公共租界肉类供应卫生管理》专门论述了工部局如何在租界内通过修建屠宰场和实施检查制度，较为成功地保证了租界内供应给外国人的肉类的卫生。④ 该文较多展示了在屠宰场修建及工部局对肉类卫生的监管过程中所发生的华洋冲突，对工部局如何成功达到对肉类的管制的分析反而不够。

严娜的《工部局与英商上海自来水股份有限公司的成立》一文简单介绍了公共租界早期的水源状况，工部局卫生官、海关医官詹美生（Alexander R. Jamieson）为成立自来水厂所做的努力以及英商上海自来水公司（以下简称自来水公司）的筹设过程。⑤ 作者认为自来水公司得以成功在上海站稳脚跟的一个关键原因在于工部局向其颁发了"开掘马路许可证"，同时，作者认为工部局在自来水问题上所采取的公用事业私营化策略对权责不明的工部局来说是非常明智的一招。但该文在资料的运用上以二手资料居多。

---

① 牟振宇：《开埠初期上海租界的水环境治理》，《安徽史学》2010 年第 2 期。
② 朱德明：《上海公共租界食品检疫初探》，《历史教学问题》1995 年第 6 期。
③ 陆文雪：《上海工部局食品卫生管理研究（1898～1943）》，《史林》1999 年第 1 期。
④ 曹艾达：《上海公共租界肉类供应卫生管理》，硕士学位论文，华东师范大学，2013。
⑤ 严娜：《工部局与英商上海自来水股份有限公司的成立》，中华医学会医史学分会第 12 届 2 次学术年会，北京，2009 年 8 月。

此外，尚有褚晓琦的《近代上海菜场研究》一文，主要对上海租界近代菜场的兴起、管理及运作，以及与市民的关系做了初步探讨，① 该文并未将菜场的兴起纳入公共卫生范畴进行考察，而是将其看作一种新的市民生活方式及活动场所。其所使用的材料主要是《申报》等杂志，对于工部局档案利用较少。

（四）医疗卫生管理研究

医疗卫生直接关涉民众健康，是工部局公共卫生管理的重点，主要包括对医疗资源的管理和对传染病的防治。学界对于工部局的医疗卫生管理也从不同的角度进行了考察。

朱德明的《三十年代上海公共租界警政机构的医疗状况》② 和《20世纪30年代上海公共租界医疗救护概况》③ 两文，利用工部局20世纪30年代的年度报告，分别简要介绍了20世纪30年代工部局对巡捕的医疗救护及总体医疗救护情况。

陆明的《上海近代西医医院概述》④ 和严娜的《近代上海西医院的发展：以工部局局属医院为主的探讨》⑤ 是两篇专门介绍上海西式医院发展状况的文章，其中，严文专门介绍了工部局局属的几所医院并谈及了工部局对租界内非局属医院的资助。王尔敏也利用伦敦大学亚非学院保存的伦敦会档案及时人回忆录，考订了位于公共租界的上海仁济医院的发展历史及运营状况，其文对仁济医院的创办时间、人物、组织管理方式、财政状况等做了详细的梳理，是一篇不可多得的研究仁济医院的专门文章。⑥ 但该文未对工部局与仁济医院之间的关系给予必要的关注。

除此之外，另有李佳策的《上海租界的医疗卫生统计》一文专门探

---

① 褚晓琦：《近代上海菜场研究》，《史林》2005年第5期。
② 朱德明：《三十年代上海公共租界警政机构的医疗状况》，《华东师范大学学报》1996年第3期。
③ 朱德明：《20世纪30年代上海公共租界医疗救护概况》，《中华医史杂志》2001年第2期。
④ 陆明：《上海近代西医医院概述》，《中华医史杂志》1996年第1期。
⑤ 严娜：《近代上海西医院的发展：以工部局局属医院为主的探讨》，《中华医史杂志》2013年第1期。
⑥ 王尔敏：《上海仁济医院史略》，《近代上海科技先驱之仁济医院与格致书院》，广西师范大学出版社，2011。

讨租界百年的医疗统计事业，包括生死统计、传染病统计、卫生检验统计、医疗统计、卫生防疫统计和食品检验统计六大类，并用租界的统计数据做了简要列举，具有较强的资料性；① 朱德明的《30 年代上海部分学校卫生状况考述》，对公共租界学校的卫生工作有初步描述。②

　　针对工部局传染病防治的研究成果则远远多于前者。除了总体研究传染病防治外，大多数的研究重点集中在霍乱、鼠疫、性病几种传染病的预防上。

　　胡勇的《传染病与近代上海社会（1910～1949）——以和平时期的鼠疫、霍乱和麻风病为例》，主要通过对传染病流行状况及其对上海政治、经济、社会结构的影响的考察，指出传染病在给近代上海社会带来消极后果的同时，也促进了公共卫生体系的构建。③ 但是该文点到即止，并未对传染病的暴发如何促进公共卫生体系的构建这一命题进行深入探讨。刘岸冰在《民国时期上海传染病的流行与防治》一文中，介绍了民国时期流行于上海的疫病及其成因，同时分别考察了租界和华界疫病防控机构的成立、其实行的防治措施以及社会对疾病的反应和影响等。④但是，较少涉及疫病防治对上海公共卫生事业发展的影响。而在其与马长林合著的另一篇论文《民国时期上海传染病防治的社会环境》中，或许是为了弥补前文中的不足，该文专门在第三节中探讨了"社会反应对公共卫生体系建立与发展的影响"，指出社会对于疫病发生做出的反应将促进防疫体制的建立、卫生法规的出台以及影响民众接受和确立公共卫生观念。⑤ 李婷娴《近代上海公共租界防疫工作考察——以 1908 年～1910 年鼠疫为中心》主要是以传染病防治为考察对象，该文虽以 1908～1910 年的鼠疫为切入点，然而"醉翁之意不在酒"，其意在考察鼠疫发生前所进行的防疫方面的准备和制度建设。⑥ 总的来说，以上论文的论

① 李佳策：《上海租界的医疗卫生统计》，《上海统计》2003 年第 10 期。
② 朱德明：《30 年代上海部分学校卫生状况考述》，《中国学校卫生》1997 年第 6 期。
③ 胡勇：《传染病与近代上海社会（1910～1949）——以和平时期的鼠疫、霍乱和麻风病为例》，博士学位论文，浙江大学，2005。
④ 刘岸冰：《民国时期上海传染病的流行与防治》，硕士学位论文，东华大学，2005。
⑤ 马长林、刘岸冰：《民国时期上海传染病防治的社会环境》，《民国档案》2006 年第 1 期。
⑥ 李婷娴：《近代上海公共租界防疫工作考察——以 1908 年～1910 年鼠疫为中心》，硕士学位论文，华东师范大学，2008。

证虽各有侧重，但几乎都认同疫病给近代上海社会带来灾难的同时，也促进了包括防疫体系在内的上海公共卫生管理的发展和进步。

除了肯定疫病暴发所带来的公共卫生管理的进步以外，亦有学者看到了上海租界当局在传染病防治中的无奈与挫折。中岛知惠子在其博士学位论文中，则通过对上海租界和华界中的医疗服务提供者（包括医院、药店、售药者）及其活动的考察，在肯定西方卫生、医疗措施的传入促进了上海社会公共卫生事业发展的同时，也向我们阐释了20世纪上半叶上海公共卫生事业遭到的挫折，向我们呈现了一幅近代上海公共卫生管理更为复杂的图景。[①]

除了整体论述传染病的防治外，也有学者选择某一种影响甚大的传染病的防治来进行考察论述。其中，鼠疫、霍乱、性病和狂犬病是受学者关注较多的几种传染病。班凯乐在其有关鼠疫的专著中，论及了1894年香港、广东暴发鼠疫时上海工部局所参与的海关检疫。[②] 曹树基教授的《1894年鼠疫大流行中的广州、香港与上海》一文，根据《申报》的有关报道，梳理了广州、香港和上海三地在不同防疫方式下的公共卫生状况，指出后两地采取了与前者的传统鼠疫应对方式不同的检疫手段，不仅促进了其港口检疫事业的发展，也促进了两地公共卫生事业的进步。[③] 与前面的立论不同，胡成通过考察1910年发生在上海公共租界的"鼠疫风潮"，以翔实的资料向我们讲述了鼠疫暴发后，由于租界当局的强制检疫引发了华洋冲突，华界精英与租界当局展开谈判以争取自主检疫权，随后华界如何尽职尽责地进行自主检疫的过程。[④] 该文并未正面肯定租界当局防疫机制的优越性，反而向我们展示了其种族偏见的一面。同时，作者还认为，此次华界精英对自主检疫的抗争，亦是英帝国威权在上海租界渐次崩衰的重要一环。该文不仅论证严密，而且为我们考察

① Chieko Nakajima, Health, Medicine and Nation in Shanghai, China, 1900—1945, Ph. D. diss. , University of Michigan, 2004.

② 〔美〕班凯乐：《十九世纪中国的鼠疫》，朱慧颖译，余新忠校，中国人民大学出版社，2015。

③ 曹树基：《1894年鼠疫大流行中的广州、香港和上海》，《上海交通大学学报》2005年第4期。

④ 胡成：《检疫、种族与租界政治——1910年上海鼠疫病例发现后的华洋冲突》，《近代史研究》2007年第4期。

租界的疫病防治机制提供了一个全新的视角和思路。此外，傅怀锋的《清末上海公共租界的鼠疫风潮》是另一篇专门研究上海鼠疫防治的文章，该文通过对鼠疫暴发后华洋冲突的考察，揭示了工部局这种更为现代的卫生管理机制与传统中国的隐形秩序之间的矛盾。①

日本学者饭岛涉在其《霍乱流行与东亚的防疫体制》一文中，通过对三地防疫体制的分别考察，认为上海租界地区与香港和横滨一样，在20世纪初已建立了初步的公共卫生制度，有效地减轻了霍乱的危害程度。② 郑泽青和伇俏对近代上海霍乱流行时期工部局的防疫宣传和救治措施的考察，也证明和肯定了租界所实行的不同于传统的新公共卫生政策的有效性。③

宋忠民的《上海公共租界的狂犬病防治》④ 和杨威、李志平的《上海巴斯德研究所的研究工作》⑤ 是两篇关于工部局防治租界内狂犬病的介绍性文章。前者谈及工部局通过管理野狗、家犬以及发展巴斯德研究院来防治狂犬病，后者则是一篇专门介绍公共租界和法租界巴斯德研究院工作情况的文章。

法国学者安克强的研究则注意到了租界当局公共卫生管理政策所体现的"殖民性"特征。在其《公共卫生政策与殖民主义放任政策的对立——上海租界的性病与卖淫》一文中，通过考察性病在上海的蔓延，作者不仅批判了华界当局在性病防治上的长期不作为，更指出了租界当局性病防治措施的局限性。⑥ 贺萧在其《危险的愉悦：20世纪上海的娼妓问题与现代性》一书中，也论及了工部局为了预防性病而对妓女进行的管理，并对工部局妓女管理措施的有效性提出了质疑。比如

---

① 傅怀锋：《清末上海公共租界的鼠疫风潮》，《二十一世纪》2003年6月号。
② 〔日〕饭岛涉：《霍乱流行与东亚的防疫体制》，载《上海和横滨》联合编辑委员会、上海市档案馆《上海和横滨——近代亚洲两个开放城市》，华东师范大学出版社，1997，第444~445页。
③ 郑泽青：《昨天的抗争——近代上海防疫掠影》，《上海档案》2003年第4期；伇俏：《回眸近代上海霍乱大流行》，《档案与史学》2004年第3期。
④ 宋忠民：《上海公共租界的狂犬病防治》，《档案与史学》2001年第5期。
⑤ 杨威、李志平：《上海巴斯德研究所的研究工作》，《中华医史杂志》2008年第2期。
⑥ 〔法〕安克强：《公共卫生政策与殖民主义放任政策的对立——上海租界的性病与卖淫》，上海市档案馆编《租界里的上海》，上海社会科学院出版社，2003，第155~166页。

她认为工部局颁发给妓女的健康执照却成为妓女招揽生意时证明自己优势的工具。①

（五） 简单评述及可努力的方向

综观目前对上海公共租界公共卫生管理的研究，其特点有二。第一，无论是整体性研究还是局部考察，均已有相当数量的成果涌现。如前文所列，这些研究已经涵盖了工部局公共卫生管理的很多方面，某些研究内容，无论是在资料的使用还是在史料的解读上，都达到了很高的水平，这些研究，为我们勾勒了工部局公共卫生管理的基本框架，甚或在部分领域为我们呈现了精细的图景。尽管如此，有关上海公共租界公共卫生管理的档案史料非常丰富，对这一问题的研究仍有继续深化的空间。第二，从时段上来说，自1854年工部局成立起，其公共卫生管理便开始起步，直至1943年租界收回方告终止。但目前的研究均集中于对某个时段进行考察，缺乏对公共租界公共卫生管理全部发展过程的长时段系统考察。基于此，本书认为，上海公共租界公共卫生管理的研究，仍可从以下几个方面做进一步努力。

首先，从研究内容来说，已有研究虽已关涉了环境、食品、医疗等公共卫生管理的多个方面，但仍没有长时段系统完整研究上海公共租界卫生管理的研究成果问世。例如，对租界内专门负责公共卫生管理的行政部门的发展历史、组织架构及职责，仍然缺乏清晰明了的梳理；租界内的垃圾清扫和粪便清运情况我们仍然不甚清楚；此外，工部局对租界内已有医疗资源的整合以及经营局属医疗服务机构，也是其公共卫生管理的重要组成部分，学界对这些仍缺乏足够的关注。笔者以为，工部局在租界内推行的公共卫生管理，不仅对当时当地居民的身体健康及居住环境影响甚大，进一步看，它最早引入了不同于传统的近代意义上的公共卫生管理制度和模式，进而刺激了中国其他城市公共卫生管理走向近代化。因此，对上海公共租界公共卫生行政管理做一种全景式的研究和展示，才能更为深刻地理解近代公共卫生管理制度的运作及其对中国社会产生的深远影响。

---

① 〔美〕贺萧：《危险的愉悦：20世纪上海的娼妓问题与现代性》，韩敏中、盛宁译，江苏人民出版社，2010。

其次，从资料利用来说，当前已经开放的工部局档案，涉及公共卫生管理的有好几千卷。由于这批档案以英文为主，且有较多手写体，较难辨认，故以往的研究对这部分材料的利用还不及 1/10，且多集中于对工部局董事会会议录、某些年份的工部局年度报告的使用。笔者以为，对上海公共租界公共卫生管理的进一步研究，需要以更多的档案资料的利用和解读为基础。因此，本书致力于深挖包括租界纳税人会议记录、工部局警备委员会及卫生委员会会议记录、工部局公共卫生处档案等在内的工部局档案，尝试厘清工部局公共卫生管理的议事和决策过程，由此呈现更为细节化的公共租界公共卫生管理图景。

最后，从研究视角来说，已有研究多从城市管理近代化的角度考察公共租界公共卫生管理，将其作为城市市政管理近代化的表现之一；还从社会文化史的角度出发，分析近代的公共卫生管理模式进入中国本土后引发的国人文化心理变化及社会现象的改变。这些无疑都拓宽了研究的视域。然而，笔者以为，制度是政治运作的基础，不弄清上海公共租界公共卫生管理体系的形成过程、制度设计及其实施，就无法真正客观评价其成效和影响。更进一步讲，工部局作为近代上海公共租界的实际管理者，扮演着地方"自治政府"的角色，公共卫生管理是其政府职能的一部分，因此，以公共卫生管理作为考察对象，将有助于探讨西方近代政府管理制度及管理模式如何在 19 世纪被引入中国，这一近代"市政机构"又是如何在中国当时的特殊环境中通过适度的变更和调适，"因地制宜"履行其公共事务管理职能的。

三　本书的侧重与史料说明

（一）本书侧重　　·

近代意义上的"公共卫生"概念颇为庞杂，举凡与生命健康有关的各种事务，诸如居住环境的改造、食品卫生的监管、传染病的防治、个人养生和心理调节等，都可归入其名下。现有研究已涉及这一课题的诸多方面，本书并不打算对如此丰富的内容进行面面俱到的论述。与此前的研究相比，本书侧重于以下几个方面。

第一，重新对工部局公共卫生行政管理机构及其演进发展进行梳理。1854～1937 年，在上海公共租界内先后出现或同时存在过多个主管公共卫生事务的行政机构，它们有的是行政执行机构，有的是咨询机构，有的是决策机构。对于行政执行机构，虽已有较多的研究和介绍，但仍有不少论述不甚准确之处。本书将利用更为翔实的工部局档案资料，纠正这些谬误。同时，本书将着力考察公共卫生咨询机构的演变，并论述公共卫生决策、咨询和执行机构三者之间的相互关系以及关系的演变，以展示工部局这一近代"自治政府"的公共管理模式。

第二，本书并不孤立地看待工部局的公共卫生管理，而是将其置于整个西方近代生物医学和公共卫生管理不断变化发展的历史大背景之中，试图对工部局公共卫生行政管理进行动态的、长时段的呈现，并分析和解释公共卫生行政管理制度演进的"内在理路"。

第三，本书不仅关注工部局公共卫生行政管理制度本身的确立、发展及演变，同时也注重分析工部局所实行的各类公共卫生管理措施在实际操作层面的具体执行情况，并总结其得失，分析其原因。

总而言之，本书将工部局视作一个最早在传统中国大地上出现的"自治政府"，从政府履行公共管理职能的角度，梳理工部局公共卫生行政管理机构和制度的确立及发展演变历程，揭示其之所以如此发展的原因，同时，考察工部局公共卫生管理职能的具体执行情况，总结其在管理职能履行过程中的利害得失，进一步探究现代政府究竟应如何更好地履行公共管理职能。

（二）史料说明

现有关于上海工部局公共卫生行政管理的研究已经颇为丰富，但笔者仍将这一选题进行下去，一方面是因为本书主要侧重于从政府公共事务管理职能的角度来考察分析工部局的公共卫生行政管理；另一方面则是因为关于这一课题，实在有更多值得挖掘利用的档案史料。

本书所使用的史料，以档案资料占绝大多数，尤其公共租界工部局存续期间所形成的公文档案，是支撑本研究的主体史料。目前工部局的档案，除部分工部局警务委员会的文书流落海外，几乎都收藏于上海市档案馆，其数量多达3万多卷，除极个别外，均被制成缩微胶片供读者公开查询使用。其中，与公共卫生管理有关的档案达5000多卷，主要分布于卷宗 U1－16（工部局公共卫生处档案）、U1－1 和 U1－2（均为工部局总办处档案），此外还有一些散见于卷宗 U1－14（工部局工务处档案）之中。此外，上海市图书馆徐家汇藏书楼亦藏有纸质版的《工部局年报》（*Municipal Annual Report*）和《工部局公报》（*Municipal Gazette*）。

史实的重建需要充足的史料的支撑。以往的研究较多使用的是《工部局董事会会议录》（全 24 册，已由上海市档案馆于 2001 年组织人力翻译出版）[①]、个别年份的《工部局年报》以及少量公共卫生处档案。本书在以上这些已利用史料的基础上，亦致力于全面深入挖掘工部局公共卫生管理档案。这些资料包括 1861～1937 年的所有《工部局年报》、《工部局公报》、《警备委员会会议录》、《卫生委员会会议录》、1898 年成立的公共卫生处的档案以及公共卫生处与总办处、工务处的往来文书、文件等。

在工部局档案之外，本书还利用了部分现存的仁济医院和公济医院年度报告、《海关医疗报告》。仁济医院和公济医院的年度报告记载了两所医院的年度经营状况，可以与工部局档案相互参照，更好地展示工部局对租界内医疗机构的管理。《海关医疗报告》从 1871 年开始出版，至 1910 年截止，为各通商口岸（包括上海）海关医官关于当地公共卫生状况的集结出版物，从中亦可以了解 1871～1910 年上海的公共卫生状况以及海关医官对上海公共卫生及管理措施的评论。

报刊是本书的另一大资料来源。1850 年创刊的《北华捷报》（*The North-China Herald*）和 1864 年开始发行的《字林西报》（*The North-China Daily News*），几乎伴随了工部局存续的始终，是中国近代出版时间最长、发行量最大、最具影响力的英文报纸，其对公共租界的公共卫生状况以及工部局的公共卫生管理政策有很多报道和评论。稍晚创办的《申报》是本书主要使用的中文报纸，其中也有大量关于租界公共卫生及工部局公共卫生管理的报道。

此外，本书还利用了一些时人的著述、回忆录等，英文文献包括工部局首任卫生官爱德华·亨德森（Edward Henderson）、仁济医院创办者雒魏林（William Lockhart）和医生韩雅各（James Henderson）、洋行职员戴义思（Charles M. Dyce）等人所撰的回忆录等；中文方面则有旅居于租界的华人知识分子如王韬、胡祥翰、葛元煦等人，他们的著述，忠实

[①]　上海市档案馆编《工部局董事会会议录》，上海古籍出版社，2001。

记载了他们对于租界公共卫生状况及公共卫生管理的体验和观感。

四　关于行文的一些说明

（一）论述范围的界定

1. 上海公共租界

上海公共租界（Shanghai International Settlement 或 The International Settlement of Shanghai）主要由原上海英租界和美租界合并而成。"上海公共租界"之名并非始于两租界合并之时，而是至 1899 年方才出现。其形成也经历了较长时间的发展演进。

上海英租界于 1845 年辟设，最初的范围为：东至黄浦江，西至界路（今河南中路），南至洋泾浜（今延安东路），北至李家厂（今北京东路）。1848 年借青浦教案之机，英租界进行了第一次扩界，向西扩展至泥城浜（今西藏中路），北面从李家厂推进至苏州河，面积增至 2820 亩。1860～1862 年太平军进攻上海期间，租界当局自行组织武装力量以"保卫"租界安全，为方便兵丁、车辆的来往，英国人在租界外泥城浜西侧先后开筑多条军路。战事结束后，租界当局将这些军路加以修理，辟为马路，自行管理、征税，这些即为租界外筑路。美租界于 1848 年辟设，设立之初虽没有划定范围，但大致为苏州河以北的虹口地区。

1862 年，为共同防御太平军，美租界并入英租界。次年，定美租界范围为自壕沟（即西人与官军在泥滩之战时所掘者）起，沿苏州河至黄浦江，过杨树浦三里之地，再由此一线直至壕沟，面积为 7856 亩。合并后的英美租界被称为"洋泾浜北首外人租界"（Foreign Settlement of Shanghai North of the Yang-King-Pang）。

此后洋泾浜北首外人租界又分别于 1893 年和 1899 年两次扩张，其四至定为："北自小沙渡起，沿苏州河至接连泥城浜之西约七十码之处，由此处朝北至上海、宝山两线之交界线（即今海宁路西端），循此界线至连接虹口河地方，朝东直至顾家浜口（今军工路南端）；东自黄浦江顾家浜口至洋泾浜口（今延安东路外滩）；南自洋泾浜口至接连泥城浜处（今西藏路），由此向西循大西路北首支路及大西路（今延安西路）至静安寺镇后面之五圣庙（今延安西路东端）；西自五圣庙朝北至苏州河小沙渡。"①

经此次扩张，公共租界面积增加了 22827 亩，总计 33503 亩。为了防止以后他国再行请求辟设租界，遂将租界名称改为"上海国际公共租界"，以后无论何国侨民均可在租界内享受租地的权利。

以上即上海公共租界形成的过程。尽管早期并未出现"上海公共租界"之名，但本书为行文论述的方便，在提及 1899 年之前的英租界、美租界或洋泾浜北首外人租界之时，一律以"上海公共租界"（后文简称租界）名之。

2. 工部局

上海小刀会起义期间，县城秩序混乱，大量居民逃入租界避难。1854 年，英、法、美三国领事以租界"自卫"以及加强租界管理为借口，重新订立了《上海英法美租界租地章程》，依据该新章程，选举设立了一个多人委员会来管理租界事务。这一委员会的英文表述为 Executive Committee，直译为"行政委员会"，此为工部局的前身。至 1869 年租界《上海洋泾浜北首租界章程》修订时，这一委员会改称为 Shanghai Municipal Council。因其早期所管理的诸如筑路、排水等事务类似于传统中国政府六部中的工部的职责范围，因此被华人称为"工部局"。

同样，本书为行文论述的方便，不论时段，在文中一律名之为"工部局"。

（二）论述时段的说明

本书以 1854 年上海工部局成立为论述的起点，止于 1937 年抗日战争全面爆发。之所以从工部局成立之时开始论述，原因有二：其一，工部局的设立正式拉开了中国大地近代意义上的公共卫生行政管理发展的序幕；其二，可资信赖的有关工部局日常工作的文书记录始于此时。

本书以 1937 年为论述时间的下限，而非 1943 年上海公共租界被日本接管之时，是因为经过前后 80 多年的发展，截至 1937 年，工部局公共卫生行政管理模式已趋于稳定，通过考察这一时间段内该管理制度的发展演进历程，足以清晰展示作为一个"自治政府"的工部局，其公共

---

① 上海文史馆、上海市人民政府参事室文史资料工作委员会编《上海地方史资料》（2），上海社会科学院出版社，1983，第 47 页。

卫生管理职能的履行及发展变迁过程。同时，从工部局档案中亦可看出，1937 年日军进攻上海之后，工部局公共卫生管理的重心已转向战时疾病应对和伤员救济，常规状态下的诸多日常卫生行政管理工作已湮没其中。

（三）章节设计安排

本书遵循工部局公共卫生行政管理本身的发展脉络，以时间为纵轴，分为上、下两篇，分别对这两个时段内工部局公共卫生行政管理的几个重要面向加以考察。实际上，工部局所施行的某些公共卫生管理措施，诸如垃圾粪便处理、下水道建设和维护、自来水供应等，在时间上往往具有相当长的延续性，本书之所以以 1898 年工部局公共卫生处的设立为分界点，将其分为前后两个阶段来进行论述，主要是为了凸显前后两个时段工部局公共卫生管理施政重点的不同：前一个阶段着力于通过清除环境中的"秽物"（nuisance）来防止疫病出现，后一个阶段则更为注重通过对抗致病病菌来对抗疫病。这一思路也影响了本书上、下两篇论述对象的选取和章节的安排。

具体来说，上篇主要论述 1898 年之前，即工部局公共卫生管理起步阶段的情况。受当时流行的医学思想——"瘴气致病论"（miasmatic theory of diseases）和欧洲（主要是英国）正在进行的公共卫生运动的影响，工部局意识到政府有责任承担保卫公众健康之责，采取消除居住环境中的"秽物"和改善环境的方式来防止"瘴气"（miasma）的出现，希望由此达到保卫公众健康的目的。按照这一时期工部局主要关注的公共卫生的领域，上篇主要选取了工部局早期的环境、食品和医疗卫生管理三个方面加以考察，并厘清早期公共卫生行政管理人员、机构的设置和变迁。此外，为了让本书论述内容更加完整，在介绍工部局早期公共卫生行政管理之前，还专门增加了一章，介绍传统中国已经存在的公共卫生管理实践。

下篇则主要论述 1898 年公共卫生处改组之后工部局的公共卫生行政管理。这一阶段，由于近代西方生物医学的发展以及"细菌致病论"（germ theory of diseases）被广为接受，工部局的公共卫生管理理念也从"消除秽物"逐渐转变为"消灭病菌"。具体来说，即把工部局公共卫生管理的关注点从环境和病人转移至显微镜下的各种微生物，采取各种预防措施对抗致病病菌，更加注重对疫病的预防。为了体现这一阶段公共卫生管理的转型，本书第六章专章论述工部局公共卫生行政管理机构的改组、发展以及新的公共卫生事业的兴办和经营。在其后的第七、八、九三章中，本书也分别选取了这一时段工部局公共卫生管理中几个新出现的、重要的方面加以考察论述。

需要特别指出的是，正如前文所说，由于某些公共卫生管理措施的实行在时间上具有相当长的延续性，若按照 1898 年这一时间节点强行将其切割开来，将会影响论述的完整性，因此，本书在对工部局某些方面的公共卫生管理进行论述时，并不严格遵循时间的划分。

（四）写作说明

首先是数据和表格。为更为直观地展示工部局公共卫生管理事业的发展情况，以及满足支撑论述的需要，本书较多地以表格的形式展示各类公共卫生事业的统计数据。由于本研究时间跨度较大，故大篇幅表格亦较多。

其次是人名翻译。书中使用的西人的译名，以西人自取的中文名或当时中文档案中的记载为准。但除少数几位领事官、卫生处官员外，文中所提及的大多为当时名不见经传的人物，他们并未在当时的中文档案中出现过。对于这类人物，本书则依据《世界人名翻译大辞典》（新华社译名室编，中国对外翻译出版公司，1993）进行翻译，并在其后附上英文名。

再次，在工部局 19 世纪下半叶的公共卫生处档案中，nuisance 一词出现的频率非常高，该词在不同的语境下具有不同的含义。据刘文楠的研究，英文 nuisance 一词内涵极广，有"令人讨厌的事情""有碍公益的事""城市公害"等多种含义。在近代早期，英国的卫生管理制度正处于起步和尚不成熟阶段，医学界对于流行病病因的解释众说纷纭，应对措施也五花八门，因此，nuisance 这一内涵相当模糊宽泛的词语，就被用来指称一切致人不快、被视为关涉"公共卫生"的事物，成为当时公共卫生立法最为合适的词语。① 本书借鉴刘文的研究成果，如该词为总称时，则译为"秽物"；单独指称时，在不同的语境下，则分别译为

---

① 刘文楠：《治理"妨害"：晚清上海工部局市政管理的演进》，《近代史研究》2014 年第 1 期。在该文中，刘文楠将 nuisance 译为"妨害"。

"粪便""垃圾""污水""公害"等；当涉及公共卫生行政管理人员和机构时，则一律译为"粪秽"。

此外，需要特别说明的是，本书认为，现代意义上的公共卫生管理是以公共卫生行政机构的产生和公共卫生建制的确立为基础的，因此，在行文中，通常将"公共卫生管理"与"公共卫生行政管理"视为含义相同的两词而不加区分地混用。

公共卫生行政管理的起步（1854～1898）

第一章 传统中国的公共卫生管理实践

中国现代意义上的公共卫生行政管理制度是西洋及东洋的舶来品，但这并不意味着在传统中国社会中政府毫无卫生管理实践。相反，在传统中国，虽然公共卫生问题始终未成为政府施政的重点，但在诸多领域，已存在事实上的公共卫生管理实践。本章立足中国传统社会内部，拟对传统中国社会的公共卫生管理实践做一简要梳理，以便从时间脉络上解决现代意义上的公共卫生管理发展变迁过程中传统与近代接榫的问题。据余新忠的研究，近代意义上的"卫生"一词语义颇为复杂，举凡与生命、健康相关的种种事项，诸如生存环境的维护改造、疫病的治疗和管理、国家与社会护卫民众健康的行为和政策、个人养生和心理的调节以及体育锻炼等，都可以归于"卫生"名下。[①] 在传统社会中，以上内容的管理实践都有迹可循，本章显然不可能对内容如此丰富的卫生管理实践做全面论述，因此，只就其中与民生密切相关，而政府又着力较多的环境卫生管理和医疗卫生管理做一简要考察。

第一节 传统中国的环境卫生管理

一般认为，在传统中国社会，似乎相当缺乏公共卫生方面的观念和行为。著有《中国预防医学思想史》一书的范行准认为，在传统中国社会中，"比较可以当得上公共卫生历史条件的，似乎只有二点：一为饮料，一为死人的安置；此外则为垃圾粪便等的清洁而已。大体来说，这几件事对于预防医学是很重要的。即在今日公共卫生方面而言，依然归于要政之类"。[②] 从保留下来的文献资料及已有研究来看，恰如范氏所

---

① 关于近代意义上的卫生概念在中国的形成，参见余新忠「清末における『衛生』概念の展開」『東洋史研究』第 64 卷第 3 号、2005 年 12 月、104～140 页。

② 范行准：《中国预防医学思想史》，华东医务生活社，1953，第 40 页。

言，传统中国政府对于环境卫生的关注主要聚焦在街道清洁、垃圾处理以及饮水卫生等方面，下面分别进行论述。

一　环境卫生法律法规的制定

随着城市人口聚集，垃圾和粪便的处理在很长一段时间里困扰着西方社会，也是造成前近代欧洲城市环境肮脏、疾病丛生的重要原因。但在传统中国，由于城市大多河系发达，水体有较强的自净能力，此外，生活粪便有专人收集以用作农业肥料，城市环境卫生问题在很长一段时间内反而并不十分突出。因此，中唐以前，在法律法规中鲜少有关于城市清洁卫生的相关规定。中唐以后，随着经济迅速发展，特别是北宋中叶以后商品经济的兴起，城市规模扩大，人口增多，城市公共卫生才逐渐纳入法律法规的建制之中。唐玄宗开元十九年（731）发布敕令称：

> 京雒两都，是唯第宅，街衢坊市，固须修整，比闻取土穿掘，因作秽污坑堑，四方远近，何以瞻瞩？顷虽处分，仍或有违，宜令所司申明前敕，更不得于街巷穿坑及取土，其旧沟渠，令当界乘闲整顿疏决，墙宇桥道，亦当界渐修，不得广有劳役。①

这表明当时长安、洛阳城中不少居民随意取土穿掘导致街道秽坑沟堑遍布，不仅严重影响市容市貌，也使城市沟渠淤塞积堵，引起了政府的重视。

元朝时，颁布了保护水源的法令。《都水监事记》载："金水入大内，敢有浴者、浣衣者、弃土石瓴甋其中、驱牛马往饮者，皆执而笞之。"②《元史·河渠志》中也记载："昔世祖时，金水河濯手有禁。"③ 当时，金水河汇集玉泉山诸泉之水，流经宫苑，注入太液池，作为皇城的生活水源，在法律上受到极为严格的保护。

---

① 董诰辑《全唐文》卷30，中华书局，1983，第1082～1083页。
② 苏天爵编《元文类》卷31《都水监事记》，王云五主编《万有文库》第2辑第700种，商务印书馆，1936，第407页。
③ 宋濂等撰《元史》第6册，中华书局，1976，第1591～1592页。

《明律》规定："凡侵占街巷道路，而起盖房屋，及为园圃者，杖六十。各令复旧。其穿墙而出秽污之物于街巷者，笞四十。出水者勿论。"①《清律》完全沿袭《明律》。相较于唐宋时期，惩罚有所减轻，随意在街道倾倒污秽之物的处罚由杖六十改为笞四十，并删去了"主司不禁，与同罪"的条款。

以上条款，在实际操作层面究竟得到多大程度的执行我们不得而知。值得注意的是，《清律》中有关的条例注解称："在京内外街道，若有作践掘成坑坎，淤塞沟渠，盖房侵占，或傍城使车，撒放牲口，损坏城脚，及大清门前御道、基盘并护门栅栏、正阳门外御桥南北本门月城、将军楼、观音堂、关王庙等处，作践损坏者，俱问罪，枷号一个月发落。"②这表明，当时的国家律法似乎只关注京城的街道是否整洁干净，对于地方社会并无严格规定。而考察清代的机构设置亦可发现，国家设置的负责管理街道整洁的机构主要是工部的街道厅和步军统领衙门。其负责的区域也仅限于京城，主要职责为：

> 凡洁除之制，大清门、天安门、端门，并以步军司洒扫，遇朝会之期，拨步军于午门外御道左右扫除。其大城内各街道，恭遇车驾出入，令八旗步军修垫扫除。大城外街道为京营所辖，令步军及巡捕营兵修垫扫除，乘舆经由内外城，均由步军统领率所属官兵先时清道，设帐衢巷，以跸行人。③

由此可见，其时尽管设置了负责管理城市街道卫生的行政机构，但这些机构的关注重心在于皇帝和官员出行的方便和雅观，而非城市街道的整洁和民众的健康。而对于地方而言，法律典章中则规定："直省坊衢之政，各由地方有司掌之。禁侵占，时修理，其工要而费巨者，并准动帑

---

① 黄彰健编著《明代律例汇编》卷30《工律二·河防·侵占街道》，中研院历史语言研究所，1979，第1024页。
② 《大清律例》卷39《河防·侵占街道》，张荣铮等点校，天津古籍出版社，1993，第665页。
③ 《皇朝通典》卷69《兵二·八旗兵制下》，《文渊阁四库全书》第643册，上海古籍出版社，2003，第465~466页。

修造，报部核销。"① 这是对地方街道畅通而作的规定，但对于街道的清洁，并未有明确规定。同时，从上文条款亦可以看出，在地方上，对这类事务并未设置专门的机构和官员进行管理，而是统归于地方"有司"。

综上，似可推断，虽然传统中国自唐代以来已存在关于城市环境卫生方面的法规，但很多监管仅限于京城或极个别大城市，对于大多数地方而言，公共卫生管理既未成为地方政府的主要职责，国家亦未在地方设置专门的职能部门和纠察人员，因此法律条文的落实与执行程度殊可怀疑。但是，我们不能据此断定这些条文规定毫无意义，其至少在理论上表明，公共环境卫生这一关乎民生的事业仍是标榜"仁政"的传统政府职责范围内的事，只要具备足够的道德心和财力，地方官过问这类事务也是应该的。在传统中国的江南地区，我们可以看到地方政府和官员的诸多这类实践。②

二 城市河道的疏浚及饮水卫生的维护

河道的疏浚是一项非常古老的事业，它是国家水利事业的重要组成部分，历朝历代对此都非常重视，历代典籍中有关河道疏浚的记载可谓不计其数。从当时各种方志的"水利志"中，经常能看到各地有关疏浚城河的记载。但实际上，从现代卫生的角度来看，城市中河道的疏浚，尤其是对那些作为城市饮用水源的河道，也是一项关乎城市公共卫生的工作。这一点，在南宋时期已有所认知。梁庚尧对南宋城市卫生的考察显示，当时官府已经注意到了城市河渠、街道的肮脏，缘于污秽、垃圾的任意弃置，而政府亦开始致力于解决这一问题。但梁氏也注意到，当时的记事者仍然是从防洪的观点来论述这一问题的。③ 也即是说，时人虽已将城市河道的肮脏与公共卫生相联系，但总体上说，要求疏浚河道

① 允裪等奉敕撰《乾隆朝钦定大清会典》卷74《工部·都水清吏司》，《文渊阁四库全书》第619册，台北：台湾商务印书馆，1986，第684页。

② 余新忠：《清代江南的卫生观念与行为及其近代变迁初探——以环境和用水卫生为中心》，《清史研究》2006年第2期；《中国近世的粪秽处置及其近代变动：兼论近代公共卫生观念的形成》，载本书编辑组编《传统中国社会与明清时代：冯尔康先生八十华诞纪念论文集》，天津人民出版社，2013，第57～89页。

③ 梁庚尧：《南宋城市的公共卫生问题》，《中央研究院历史语言研究所集刊》第70本第1分。

仍然是基于水利、交通和防洪方面的考虑。这种局面，一直持续到清代中期，几无明显变化。例如，乾隆时期的陈祖范提到：

> 琴川古迹，湮久难复，昭文县境有渠纵贯其中，东西水道皆属焉。民居日稠，旁占下里，上架板为阁道，通往来，宅券相授受，忘其为官河也……夫川渠者，人身之血脉，血脉不流，则生疾，川渠壅竭，邑乃贫。①

这类论调将城河与人体的血管相类比，认为城河的壅塞一如人身体血管的不畅，必将导致人体之病、地方之贫。这类观点在传统中国非常具有普遍性和代表性。但无论如何，河道疏浚后，秽浊清除，河水澄清，卫生状况的改善也是不言自明的。"今者城内河道日就淤塞……以致省城之中，遇旱魃则污秽不堪，逢雨雪则街道成河，使穷民感蒸湿，成疫痢，若河道开通，万民乐业，利赖无穷矣。"② 故而，无论时人是否已经真正意识到浚河与公共卫生之间的关系，这类政府行为在事实上对公共卫生大有裨益，可将其视作早期公共卫生管理实践。

虽然在传统中国，国家颇为重视河流的疏浚，每年会有相当多的国帑被用于水利事业，但即便如此，我们也很难看到传统政府设置常项经费和专门职掌者来主管此类事业，也未能形成一项常设的行政管理制度。河流的淤塞是否能得到及时疏浚，完全要视地方和国家的财力、当政者的道德心和行政能力以及地方士绅的热心参与程度等多种因素而定。

就饮水的公共卫生来说，城河的疏浚属于维护水源水质的行为之一。除了浚河以外，传统国家内部也出现一些旨在专门保护饮水水质的管理行为。被广为征引的乾隆二年（1737）《苏州府永禁虎丘开设染坊污染河道碑》就记载了这类事迹。从染坊排出的污水造成禾苗受损，花园胜景遭到破坏，饮用水源受到污染。由于这种污水有害肠胃，市民深受其害，许多傍山茶棚也因水质变差而使茶无法饮啜。更有甚者，名山景观也随之黯然失色，昔日之清流，变成满是"青红黑紫"、散发使人窒息

---

① 陈祖范：《司业文集》卷2《昭文县浚河记》，四库全书存目丛书编纂委员会编《四库全书存目丛书·集部》第274册，齐鲁书社，1997，第161页。
② 雍正《浙江通志》卷52《水利》，上海古籍出版社，1991，第4762页。

的臭气的污水沟，严重影响了当地的饮水安全和环境卫生，以致"各图居民，无不报愤兴嗟"。最终在徐彦卿、吴裕明等120余位士民联合控诉请求下，苏州府会同长、元、吴三县共同出面干预，勒令"将置备染作等物，迁移他处开张"，并勒石用禁。①

　　从碑刻的记录可以看到，尽管政府出面进行了行政干预和管理，但这是在120余位士民联合控诉下的被动行为，并非一种主动的常规性的监管行为，其处理的效果是否切实有效也值得怀疑。但无论如何，我们从中看到了传统地方政府在公共卫生事务管理上的身影。在更大多数的日常时间中，民众的饮水卫生安全则依赖民间自身的一些行为，如在城中开凿水井、出现了专门为居民提供洁净饮用水的职业——水夫、将水煮沸再饮用等。此外，资料显示，清代时人们已经开始使用明矾来沉淀水中的浊物，这一做法具体何时出现尚不清楚，但18世纪末期访华的马戛尔尼使团注意到中国其时已经广泛存在这一用水习惯。②

三　垃圾、粪便的处置

　　中国很早就出现了上百万人口的大城市，在这样的人口稠密的大城市中，垃圾和粪便的处置就显得十分重要。较早的记载尚不清楚，但至少在宋代，南宋都城临安就已出现专门清除垃圾和粪便的行业。《梦粱录》记载，城中有"每日扫街盘垃圾者"，"载垃圾粪土之船，成群搬运而去"，"每遇新春，街道巷陌，官府差雇淘渠人沿门通渠；道路污泥，差雇船只搬载乡落空闲处"。③ 在其后的史籍中，关于城市环境卫生的记载较少，我们只能通过一些零散的乃至近代的记载来一窥传统中国的环境卫生管理实践。

---

① 苏州博物馆等合编《明清苏州工商业碑刻集》，江苏人民出版社，1981，第71～73页。

② 〔英〕斯当东：《英使谒见乾隆纪实》，叶笃义译，香港：三联书店（香港）有限公司，1994。书中记载："来往船只从这条河的河底带上来的，从两岸掉下来的，以及从山上飘荡下来的大量泥土，悬浮在水里，以致河水浑浊几乎无法饮用。中国人用了一个相当简便的办法使它立刻变成可以食用的水。方法是把河水取上来之后，用一些明矾放在一个穿孔的竹筒内，然后把这个竹筒放在水里搅动。水里面的泥沙遇到明矾立刻沉淀到水底，三四分钟之后，全部泥沙都沉下去，整桶水完全清洁了。"（第249页）

③ 吴自牧：《梦粱录》卷12、13，中国商业出版社，1982，第103、110、112页。转引自梁庚尧《南宋城市的公共卫生问题》，《中央研究院历史语言研究所集刊》第70本第1分，1999年。

邱仲麟的研究显示，明代北京城的厕所很少，所以往往满街粪秽。[①]
前文述及，京师作为首善之区，设有专门的管理人员和机构负责街道清洁，与邱仲麟的研究对应起来看，我们似可推测，这些管理人员和机构关注的大概只是皇帝和官员途经之处，也即有碍市容观瞻的部分和区域，并不真正致力于城市的环境卫生清洁。

不过在江南地区，情况则截然相反。"五步一池（粪池），十步一楼（厕所被俗称为一步楼）"，是苏州人流传已久的说法。[②] 光绪七年（1881），上海地方官府因为城壕一带厕所太多，秽恶太甚，下令一概拆毁，矫枉过正，致使情形更坏。[③] 粪厕在江南地区的大量设置，应该与售粪可以盈利有关。粪便一直是中国农业生产的重要肥料来源。明清时期，特别是清代，随着农业的发展和桑、棉等经济作物种植业的扩展，对肥料的需求急剧增长，收集粪便也就成了有利可图的事。到清代，在苏州等地已成为一种专门的产业——壅业。这说明，在传统中国社会，城市自有一套消化粪便的办法。

至于垃圾，由于其并不似粪便那样可以借以取利，所以多由城市居民集资雇人清除。光绪初年的一则材料里提到：

> 后世郡县之制不如古者都鄙乡遂之法，设官较少于三代，以故门径闾巷，无有专司之人，而乡民之散处与城市之聚居，地殊而势即不同，因而民居市廛，所在往往失于辟除，而地方遂以恶浊。大城之中，必有通衢数处，所集店户，生意清高，雇人粪扫，挨户醵资，尤不碍手，故官无辟除之令，而民有清理之劳。坦途涉足，意旷心怡，不待掩鼻而过也。所不堪者，市梢城角，出入往来，不少于大街，徒以居者行者，一则托业猥琐，不嫌秽浊，一则一过即去，是以无人为之。[④]

---

① 邱仲麟：《明代北京的瘟疫与帝国医疗体系的应变》，《中央研究院历史语言研究所集刊》第 75 本第 2 分，2004 年。

② 《苏州解放前公共卫生概况》，载苏州市卫生局编志组编《苏州市志·卫生分志》第 2 卷第 4 篇，1988，第 6 页。

③ 《城壕建厕说》，《申报》1881 年 1 月 2 日，第 1 版。

④ 《城壕建厕说》，《申报》1881 年 1 月 2 日，第 1 版。

这样的垃圾清除方式出现于何时尚不清楚，不过至少在同治年间已经较为普遍地在苏杭这样的城市中实行。在苏州，"街巷居铺出垃圾捐，皆地保收捐修治，而宪官出入通道，略为清洁，且挹彼注兹，因此小街更多，而地保惟奉行收拾垃圾之钱，吞食最为稳妥，最为大注财项，而历来所役此等者，未有如此好差事也"。① 在杭州，"杭城道路窄狭，各家扫出砖灰泥土，水洗鸡鱼菜等，泼堆墙角路侧，行人有碍，秽污浊气熏蒸。是以刘镇祥胜每日遣勇丁多人，往各处爬扫，挑至城外，弃于空野，免滩积半街路，清除街道，亦极好大善事。刘军升任他去，虽经户捐、铺捐，地保经管，雇夫扫除，有名无实，中保肥己，事难长久。今之义井巷口，水浊垃圾盖地，脚踏秽水污泥之上，行人不便，妇女更难。各处街巷倒积如旧碍路"。② 从苏州、杭州的情况可以看到，地保往往是城市垃圾清运的直接经办人，负责居民捐费的征收和管理。他们虽不属于政府行政官员，但在一定程度上也代表官府。地方政府和军队有时也会介入垃圾清运之事。由此可见，地方政府虽然不直接管理此事，但也与此有一定关系。但是，由于缺乏常规性的监督和管理，民众所筹措的经费经常被中饱私囊，使这一方式的效果大打折扣。

概而言之，这种主要由社会和市场主导运作的城市粪秽处置办法，虽然可以起到"故官无辟出之令，而民有清理之劳"的效果，但由于官府在其中参与较少，并未辟出专门的资金以及设置专门的机构和人员进行监管，这项工作必然无法做到经常化、普及化和制度化。其施行效果的好坏，往往视为政者、地方乡贤善士、各地经济和环境状况的好坏等具体情况而定，也必然出现前述那种大街通衢卫生尚可保证，而市梢城角不免臭秽不堪的状况。

第二节　传统中国的医疗卫生管理

除了生存环境的维护和改造以外，疫病的防治是传统国家和政府在公共卫生领域所关注的另一重要问题。保持健康、延长寿命在传统社会

① 《记苏城求雨情形并街衢宜及早清理事》，《申报》1873 年 8 月 6 日，第 1～2 版。
② 作者不详：《杭俗怡情碎锦》，《中国方志丛书》华中地方第 526 号，台北：成文出版社，1983，第 20～21 页。

被视为个人的私事，因此，最初国家所设置的一些医疗机构，往往与普通民众的医疗事务无涉，主要还是为了保障君主及其臣属的身体健康。

我国医疗机构的雏形，最早可追溯到周代。《逸周书·王会解篇》记载，周成王执政时，就在成周大会的会场旁设立过病坊，"为诸侯有疾病者之医药所居"。[①] 当时的宫廷医生已有食品医、疾医、疡医、兽医之分。此时已经建立起基本的医政组织和制度：医师负责给王室和卿大夫治病，并掌管国家医药的政令，同时负责各地疫情的防治。医师之下，设有士、府、史、徒等专职人员，负责治病、会计、医案、看护等职。年终由医师考察其成绩，确定他们的级别和俸禄。

秦汉时期，中央政府先后在中原一带确立了较为完备的医官制度。秦时的医官有太医令丞、太医令及侍医，侍医即之后的御医。汉在秦的基础上还增设了太医监，并且出现女医。

三国两晋南北朝时期，医政变化不大。隋朝设"太医署"，内分主药、医师、药园师、医博士、助教等职。唐在隋的基础上扩大了"太医署"，由行政、教育、医疗、药工四部分人员组成，使医药教育、医疗、中药与卫生管理密切结合在一起。此外，政府还设置了收容贫民疗病的"养病坊"。

宋金元时期，医政管理有很大进步。尤其是宋代，由于政府关注力度加大，官方和民间的医疗机构都有极大发展。宋代设有较为完备的医事组织，这些机构大致可分为翰林医官院、御药院、太医局和惠民和剂局。翰林医官院的职掌主要是供奉医药，以及秉承皇帝的诏令到各地视察治疗民众疫疾，隶属于翰林院。元丰五年（1082）改称翰林医官局，以翰林医官使与副使主管院事，院内医官人数众多。平时，这个机构主要是为皇家提供医疗服务，在疫病盛行的时期，也应皇帝诏令为百姓服务。翰林医官院有轮差医官前往地方行政单位服务的制度，即驻泊医官制度。一旦疫疾发生，无论中央或地方，政府都可以派遣医官探视病情，对症下药。例如《宋会要辑稿·食货五九·恤灾篇》乾道元年（1165）四月二十二日条记载，两浙因水灾之后"疫气传染，间有死亡"，于是中央令"行在翰林院差医官八员遍诣临安府城内外，每日巡门体问看诊，随证用药"，"在外州

---

① 薛文忠编著《中国医学之最》，中国旅游出版社，1991，第173页。

军，亦仰依法，州委驻泊医官，县镇选差善医之人，多方救治"。① 驻泊医官驻扎于州县，市镇由于没有驻泊医官，就差选善医之人对民众施与救治。除了中央派遣的驻泊医官到地方探疾问药之外，各州府县镇还有善医之人和职医来协助地方官进行救疗。尽管不同地区不同时期的医疗水平和资源不尽相同，但疫情发生时，不论中央还是地方都给予了极大重视。中央选派明脉医官"分坊巷乡保医治"，地方官各司其职，制剂、给药，统计患病人数，逐一医治，由此可见宋代国家职能和地方行政能力的作用。御药院的主要职责在于调制供奉禁中的汤药，是皇帝的御用药房，同时也为少数皇室亲贵服务，与宋代的庶民毫无关联。宋代太医局主要是负责国家医学教育的推动，掌疗官吏军民疾病，以治愈病人多寡为医官之考课，② 其职能的行使范围还局限在中央医学教育的层面上，为庶民所能提供的医疗服务也是十分有限的。此外，还有两宋的惠民和剂局，这是一个能为庶民提供医疗服务的官方组织，其所售之药既真，价格又低，极受民众欢迎。在大疫之年，政府还会设置病坊收治病人。③

到了明代，国家政策开始逐渐转向消极，只有惠民药局的政策沿袭了下来，明中期以后，原始的医事机构更是普遍没落，逐渐由原来的经常性的药政机构变为只在疫病发生时才开启的公共卫生机构。④

进入清代，这一趋势并未随着新王朝的朝纲重整而得到扭转。清朝统治者连在各地设立惠民药局的指令都没有下达，故而江南地区大多数建于明朝年间的惠民药局在清代已废弃不用，⑤ 仅有少数仍在瘟疫之年作为临时施药之所而偶尔发挥作用。⑥ 有清一代，国家对于地方医疗资

---

① 徐松辑《宋会要辑稿·食货五九》第 12 册，刘琳、刁忠民等点校，上海古籍出版社，2014，第 7403 页。

② 徐松辑《宋会要辑稿·职官一九》第 3 册，第 3553 页。

③ 关于两宋的医疗资源，参阅梁其姿《宋元明的地方医疗资源初探》，张国刚主编《中国社会历史评论》第 3 卷，中华书局，2001，第 219～237 页；李良松《略论中国古代对传染病人的安置及传染病院》，《中华医史杂志》1997 年第 1 期。

④ 梁其姿：《宋元明的地方医疗资源初探》，张国刚主编《中国社会历史评论》第 3 卷，第 219～237 页。

⑤ 比如安吉县，"惠民药局，在州治东，明洪武三十一年重建，今废"。同治《安吉县志》卷 2《公署》，同治十三年刊本，第 10 页 b。

⑥ 比如嵊县惠民药局，"康熙六年疫，知县张建欢延医施药，就寅宾馆为药局"。民国《嵊县志》卷 2《建置志·署廨》，《中国方志丛书》华中地方第 212 号，台北：成文出版社，1973，第 108 页。

源的制度性建设，大概只有对地方"医学"的设置。清官制规定，"府正科，州典科，县训科，各一人（具未入流——原注）。由所辖有司遴谙医理者，咨部给札"。① 仅凭一介不入流的小吏就欲对一个州县的医药和救疗起到切实的管理作用，显然不切实际，因此这种设置至多也只有象征意义，况且在事实上也没有得到很好的执行。比如，在德清县，"医学署缺建，但寄治药局而已"。② 而清中后期的一些方志则往往标明"今废"。

由上述可知，传统中国对于民众疫病的救治，到明清时期，在制度上已缺乏常规性的建制和实践，只是在瘟疫发生时，会临时性地采取一些救疗措施。比如，康熙十九年（1680）六月，饥民大量滞留京城，圣祖除命粥厂施粥外，还"遣太医官三十员分治饥民疾疫"。③ 在道光元年（1821）的大疫中，清宣宗就对京城的救疗发出指令："朕闻京城内外，时疫传染，贫民不能自备药剂，多有仓促病毙者，其或无力买棺敛〔殓〕埋，情殊可悯。着步军统领衙门、顺天府、五城，慎选良方，修和药饵，分局施散，广为救治。"④

清代吸取明亡教训，对民生问题颇为重视，是我国历史上对荒政最为重视、制度也最为完备的朝代。⑤ 然而，清代何以对另一与民生直接相关的问题——瘟疫救疗的态度和作为却如此消极呢？究其原因：第一，瘟疫虽有碍民生，但毕竟不像水、旱、蝗等自然灾害会对王朝的统治产生直接的危害；第二，正如梁其姿所指出的，因为官办医疗机构和事业效率低下以及明中期以后地方社会的人力、物力资源充足，社会力量的活跃在很大程度上弥补了政府在这一领域的消极不作为；⑥ 第三，在技术上，瘟疫的救疗要比饥寒的赈济复杂得多，不同地区不同时期的医疗水平和资源不尽一致，中医治疗讲究阴阳、寒热、虚实、表里，若不能对症施药，可能会适得其反，此外，疫情千变万化，延医治疗复杂异常。

① 《清史稿》卷116《职官志三》，中华书局，1977，第3360页。
② 康熙《德清县志》卷3《宫室论·属司》，《中国方志丛书》华中地方第491号，台北：成文出版社，1983，第108页。
③ 《清史稿》卷6《圣祖本纪一》，第203页。
④ 《宣宗实录》卷21，《清实录》第33册，中华书局，1986，第389页。
⑤ 李向军：《清代荒政研究》，中国农业出版社，1995，第28～41页。
⑥ 梁其姿：《施善与教化：明清的慈善组织》，台北：联经出版事业股份有限公司，1997，第96～101页。

在这种情况下，与其统一规定，反而不如听任地方社会相机行事。

当然，国家缺乏常规性的医疗救治制度，并不表明此非国家职责。实际上，养育民众、爱民如子乃是国家一再公开宣扬的教条，其职责在理论上应该是无所不包的，特别是对地方官府来说，长官乃民之父母，所以，子民染病，尽管他们没有这方面明确的责任，但只要有适当的资源可供调配，一般具有儒家道德信念的地方官大抵不会坐视不理。他们采取的管理举措，概括起来主要有以下几点。

第一，设局延医诊治。这是地方官府实施疫病救治的最主要手段。已有资料显示，这些官办的医药局大多出现在江南地区，这也印证了前文所论，一方面，救治疫病很多时候是地方官员的一种个人行为，官员是否采取行动，取决于官员个人的仁心和能力；另一方面，医药局的设立跟当地的人力、物力资源，或者说社会力量直接相关。

第二，制配和分发丸药。相对于延聘医生对症下药，在医疗资源不足的情况下，政府只好退而求其次，采取请人备制丸药的办法，借此扩大救疗面。

第三，建醮祈祷。鬼神司疫是当时的一种普遍认识，所以建醮祈祷以驱避疫气的方法也常常为一些地方官所使用。不论这能否起到实际的效用，至少仪式本身体现了官府的职能和权威。

第四，刊刻医书。在大疫流行之年，官府出面刊刻切中病情的医书，以使更多的人得救，也是当时常见的救疗手段。

此外，官府奉国家之令对灾荒的救济实际上也是一种间接的疾疫救疗行为。在出现瘟疫时，政府对尸体的掩埋、病人的隔离等，也都属于救疗的一部分。

小　结

总而言之，通过爬梳中国古代典籍，我们仍可搜检到诸多存在于传统社会的现代意义的公共卫生管理实践。在环境卫生方面，有诸如国家立法、在京师安排人员和机构清扫街道、疏浚河流等措施。虽然政府并不是出于对普通民众健康的考虑，但在客观上确实起到了保障公共卫生的作用。因此在传统社会中，这类政府行为与民间力量一起，大体维持着自然和社会生态的相对平衡。

在医疗救治方面，传统国家虽然设立了官办医疗机构，但主要是为皇帝及其臣属服务，我们可以称之为"宫廷医疗体系"。对于普通百姓的医疗事务，政府实际上并未建立起常规性的救治和管理制度，但这也并不意味着政府对此完全置之不理。从前文所论，我们可以清晰地看到，在传统中国，在有适当资源可供调配的情况下，一般具有儒家道德信念的地方官大抵也会积极关注民众的医疗救助事务，尤其是在瘟疫流行期间。

但是，这类行为虽然在理论和立法上属于以"仁政"相标榜的传统中国政府的责任，但由于它们大多并不关乎钱粮和社会稳定这样的大事，所以显然不是国家和政府的施政重点，政府施政与否，完全要视当政者的道德责任感和行政能力、地方乡贤力量的活跃程度以及地方财力等多种随机因素而定，具有相当大的偶然性。所以，在民间社会力量相对活跃的江南地区，这类公共卫生事业往往由社会力量来承担，地方政府只予以名义和法理上的支持。但也正是由于政府未能设置常设性的制度、管理人员和机构，所以，尽管民间力量活跃，这类事业和行为始终无法得到有序的管理和监督。故而，传统中国始终未能出现以卫生行政为立足点的现代意义上的公共卫生行政管理制度。

第二章 公共租界公共卫生行政管理
机构的初设与发展

从某种角度看，人类历史是一部与疾病斗争的历史，在漫长的历史长河中，无论是古代欧洲还是传统中国，在事实上均存在诸多公共卫生管理实践，但直到19世纪初期，均未确立起长期有效的管理机制。只有在瘟疫发生时期，政府才会大量涉足公共卫生事务，其主要措施也不外乎加强街道清扫与秽物处理，更甚者也仅止于封锁与隔离染病的个人、家庭或市镇。① 但是，这种状况在19世纪开始出现分流：一方面，晚清政府仍然延续以往的传统，并未实施强有力的公共卫生措施，并将其强加给社会；② 另一方面，在欧洲，随着19世纪中期公共卫生运动渐次开展，以及19世纪八九十年代微生物学革命的兴起，政府对公共卫生的自由放任态度，逐渐让位于干预色彩更浓的政策。政府越来越意识到其负有保护公众健康的基本责任，有权力甚至义务为了公众的福祉而持之以恒地强制实行清洁卫生规章制度。

当1854年工部局成立之时，其可资借鉴的"母国"（主要指英国）的公共卫生管理状况即是新的卫生管理制度尚在萌芽，传统的做法仍具有合理性并在延续。这一时期，理论上包含在传统市政管理的范畴之内的措施，诸如排水设施的修建、街道清扫、垃圾粪便的处理以及洁净水的供应等，是英国地方政府施政的重点。受此影响，工部局也秉持和采用了类似的施政理念和政策，这一理念深刻影响了工部局行政管理人员、机构的设置以及具体的公共卫生管理举措。本章即拟对工部局早期公共卫生行政管理人员和机构的发展变迁历程做一系统梳理。早期的公共卫生行政管理人员和机构频繁变动，所用名称也几经变化，给后世的理解造成了诸多困惑，故本章第一节首先对不同时期出现的公共卫生行政管理的职位名和机构名进行一番厘定和解释，在此基础上进一步梳理工部

---

① 〔美〕班凯乐：《十九世纪中国的鼠疫》，第144页。
② 〔美〕班凯乐：《十九世纪中国的鼠疫》，第3~4页。

局公共卫生行政管理机构的产生、发展和演变历程。

第一节 公共卫生行政管理机构译名的厘定

在上海工部局存续的近九十年时间里，设立有多个类型各异的主管公共卫生事务的行政管理机构。这些机构，有的是具体执行公共卫生行政管理职能的行政部门，有的则是为决策提供咨询建议或对行政机构进行监督的部门。这些机构的正式名称皆以英文形式存在于工部局档案公文中，在当时及今天的翻译中，出现了诸多模糊、谬误，使我们对租界公共卫生行政管理机构的认识更加混乱。为了对租界卫生行政管理制度有清晰的了解，首先有必要厘清这些管理人员和机构的名称、性质和功能。要厘清名称、性质和功能，首要之举就是对各卫生行政管理机构的中文名进行重新翻译、界定。

目前有关上海工部局公共卫生管理的研究，凡涉及公共卫生行政管理机构的中文译名，皆参照 2001 年上海市档案馆编《工部局董事会会议录》及《上海租界志》所附"工部局机构译名对照表"。不过笔者发现，1854～1937 年，由于性质及职掌的变化，工部局各卫生行政管理机构的英文名称发生过多次变化，但这一变化在以上两书的中文译名上却并未得到体现，由此导致已有研究对工部局卫生行政管理机构的功能、职掌以及发展变迁的认知出现了诸多偏差。为澄清谬误，本节首先对工部局卫生行政管理机构的中文译名重新厘定。

Nuisance Department 和 Nuisance Branch

"Nuisance Department"是见于工部局档案中的第一个卫生行政管理机构，工部局档案中并未明确说明其成立时间。1935 年工部局公共卫生处长在一次公开演讲中不太确信地称该机构设立于 1862 年，费唐法官则在其报告中称成立于 1864 年。[①] 该机构首次出现在工部局档案中的时间

---

① 《工部局卫生处长朱尔登博士讲演材料（1928～1937）》，上海市档案馆，U1－16－212，第 57 页；"Brief History of the Public Health Department," Feetham's Report; Various Departmental Matters，上海市档案馆，U1－16－198，p. 20。本书所使用档案，如无特殊说明，均来源于上海市档案馆所藏工部局档案。

为 1865 年 10 月 10 日，它对工部局工务委员会负责。①

由于 nuisance 一词在中文中并无一固定的对等概念，工部局华文处 1931 年译述的《费唐报告》，根据上下文语境将 Nuisance Department 译为"处置粪秽处"。② 在《工部局董事会会议录》以及"工部局机构译名对照表"中，这一部门则被译为"粪秽股"。以上两个译名大致相同，从这两个译名来看，很显然，该部门的主要职责是处置粪便和垃圾。但是，《工部局董事会会议录》及"工部局机构译名对照表"却将该部门的主要负责人的职务译为"卫生稽查员"。诚然，负责租界内粪便和垃圾的处理是该部门最重要的一项工作，但需注意的是，其职责并不仅限于此。以笔者所阅档案来看，该部门主要负责人所负责之事，除了监督苦力处置粪便和垃圾，亦负责纠察诸如违规排水排污、随地大小便等致人感官上不快之事。早期菜场、奶牛场的环境卫生稽查，亦在其职责范围之内。在工部局档案中，举凡涉及此类事务，无论何种，均以 nuisance 一词指称。本书沿用《工部局董事会会议录》译法，将 Nuisance Department 译为"粪秽股"。1870 年后工部局将该部门改称为 Nuisance Branch。其负责人则称为"粪秽稽查员"（Inspector of Nuisance 或 Nuisance Inspector）。

Sanitary Department

《上海租界志》《上海卫生志》均记载工部局"卫生处"成立于 1898 年，现有涉及工部局公共卫生行政管理机构的研究也均持这一说法。③ 实际上，早在 1870 年，就已经出现"卫生处"这一部门，其对应的英文为 Sanitary Department。1870 年，警备委员会向董事会提交了一份备忘录，声称"鉴于公共租界内之需要日渐增加，故需设立一 Sanitary Department，管理关于医疗、菜场和粪秽股。这一建议随后被予以实施"。④ 工部局华文处译述的《费唐报告》将 Sanitary Department 翻译为

---

① 《工部局董事会会议录》第 2 册，1865 年 10 月 10 日，第 520 页。

② 工部局华文处译述《费唐法官研究上海公共租界情形报告书 1～3 卷》第 2 卷，第 105 页。

③ 陈蔚琳：《晚清上海租界公共卫生管理探析（1854～1910）》；陆文雪：《上海工部局食品卫生管理研究（1898～1943）》，《史林》1999 年第 1 期。

④ "Report for the Watch Committee for the Municipal Year Ending 31st March, 1870," *Municipal Council Report for the Year Ending 31st March*, 1870, U1-1-883, p. 83.

"卫生机关"。①《工部局董事会会议录》以及"工部局机构译名对照表"
则将其译为"卫生处"。

尽管工部局在19世纪中叶就成立了Sanitary Department，并试图将其
作为粪秽股、菜场股和医疗股的上级部门，但实际上，Sanitary Depart-
ment并不是一个真正存在的实体机构，故以上三部门同时直接对警备委
员会和董事会负责。正如朱尔登所言："先前的卫生工作由兼职卫生官和
少量的职员负责，并在Sanitary Department的名号下，从1880年起断断
续续地发展着。"② 很可能因为在很长一段时间内Sanitary Department并
未在事实上存在，故至1931年，工部局华文处已不清楚Sanitary Depart-
ment的实际功能，因此只能笼统名之曰"卫生机关"。

从sanitary一词的词义来看，其偏重于环境的卫生与清洁，③ 在英汉
词典中多被译作"有关卫生的""环境卫生的""公共卫生的"等。综观
19世纪下半叶工部局兴办的公共卫生事业，诸如下水道建设、街道清
扫、粪秽的处理、促建自来水厂、营建公共屠宰场和菜场等，总的来说，
其重心都放在通过确保外在环境的洁净来保卫居民的健康。可以说，工
部局以Sanitary Department来命名19世纪下半叶的公共卫生管理部门是
非常恰当的。由此，Sanitary Department似译为"环境卫生处"更为贴
切。但考虑到其负责的业务并不仅仅是环境卫生，还包括食品卫生监管、
公共医疗服务，故本书仍遵从已有翻译惯例，译为"卫生处"。

Public Health Department

1898年，阿瑟·史丹莱（Arthur Stanley）出任工部局卫生官，对原
有各卫生管理部门进行了整合，成立了一个由他本人担任首脑、事权统
一的公共卫生行政管理部门。工部局档案中称这一新的部门为Public

---

① 工部局华文处译述《费唐法官研究上海公共租界情形报告书1~3卷》第2卷，第
105页。

② 《工部局卫生处长朱尔登博士讲演材料（1928~1937）》，U1-16-212，第14页。

③ 柯林斯英汉双解大辞典中对sanitary的解释是：Sanitary means concerned with keeping
things clean and hygienic，especially by providing a sewage system and a clean water supply。
见英国柯林斯公司编《柯林斯高阶英汉双解词典》，姚乃强等审译，商务印书馆，
2008，第1413页。

Health Department，原来的 Sanitary Department 不再使用。① 这一新名称自此被固定下来，一直使用到 1943 年工部局结束。就笔者目力所及，无论在当时还是今日的中文报刊及著述中，这个新部门均被称为"卫生处"。它的出现，被认为是现代公共卫生机构的开端。②

在英文中，health 意指人的身体健康，public health 则指一群人的身体健康。英文名称的变更，预示着 1898 年后工部局卫生官及其掌管的新部门关注的重点，逐渐由外在环境的清洁，转向居民的身体健康。工部局在 20 世纪前 30 年所实施的公共卫生管理，清晰地显示了其公共卫生管理的转型。对于 Public Health Department 的中文译名，如按文意似应为"公共健康部"，但翻阅通行译法，public health 一般被译为"公共卫生"。因此，虽然当时的中文报刊著述中均称其为"卫生处"，但为与前文所述及的 1870～1898 年存在的"卫生处"相区别，故本书将 Public Health Department 译为"公共卫生处"。

Sanitary Board

Sanitary Board 存续的时间为 1893 年至 1896 年 6 月。1892 年一场天花突袭上海，租界内华人感染者甚众，外侨也受到波及。③ 工部局苦于此时并无一个统一的部门集中统计租界的卫生状况，遂决定设立一临时的统一机构。④ 这个作为应急措施出现的机构，即 Sanitary Board，它的成员包括卫生官、粪秽稽查员、工程师和捕房督察长，每月第一周的星期三下午三时半在董事会会议室开会议事。⑤ 严格来说，这个部门并非真正的行政管理部门，而是类似于一个临时工作小组，它由几个与卫生事务有关的部门负责人组成，定期开会协调处理租界内公共卫生事务。这个工作小组在 1896 年 6 月 24 日新的卫生官泰勒·格兰特（Taylor Grant）

---

① 在工部局档案中，有时记作 Department of Public Health 或 Public Health Department。
② Public Health Department Historical Data，《卫生处为报刊所撰有关租界卫生史的文章（1928～1944）》，U1－16－2227，第 4 页。
③ 根据 1893 年 1 月上海公济医院递交的统计表，从 1892 年 9 月至 1893 年 1 月，该院收治了 20 名患天花的外侨，其中 3 人死亡。而华人仅 1892 年 12 月份就有 21 人死于天花。参见《工部局董事会会议录》第 11 册，1893 年 1 月 10 日，第 523 页。
④ 《工部局董事会会议录》第 11 册，1893 年 1 月 10 日，第 523 页。
⑤ Historical Data on Public Health Matters etc.，1865－1928，U1－16－4696，p. 36.

上任后即被解散。①

Sanitary Committee

警备委员会负责的事务日繁，不堪重负。工部局在 1896 年 7 月 7 日就打算仿照警备委员会的组建方式，选任 3 名工部局董事组成一单独委员会，处理公共卫生事务。② 但不知何故，这一委员会直至 1897 年 6 月才正式设立起来，③ 英文名称为 Sanitary Committee，④ 由警备委员会主席、工务委员会主席、工部局工程师、捕房督察长和卫生官组成，同时还邀请了亨德森诊所的麦克劳德医生（Dr. Macleod）参加该委员会。⑤ 1898 年 3 月，董事会对该委员会进行了改组，参加该委员会的工部局董事会成员人数增加至 3 人。3 月 23 日，兽医盖西克也加入这一委员会。⑥ 该委员会于 1900 年 3 月解散。

从其组成来看，这个委员会，一方面是为统一租界内公共卫生管理权所做的又一次尝试；另一方面，也是为了分担董事会和警备委员会的工作压力，作为公共卫生事务的预处理机构而设。值得注意的是，该委员会不仅包括工部局董事以及几个与卫生事务有关的部门负责人，更邀请了两名非工部局成员的专业医生参加，这是工部局吸纳社会专业人士"参政"的一次尝试。很遗憾的是，不知何故，这一尝试并未持续太久，工部局在 1900 年 3 月宣布，"决定不重新组建委员会但在将来要通过卫生官而不依赖外来帮助来管理租界的卫生工作"。⑦

Public Health Committee

1918 年，在不堪重负的警备委员会的强烈要求下，工部局设立 Public Health Committee。在已有的资料中，均称其为"卫生委员会"。本书

① Historical Data on Public Health Matters etc., 1865—1928, U1 - 16 - 4696, p. 36.
② 《工部局董事会会议录》第 12 册，1896 年 7 月 7 日，第 547 页。
③ Health Committee Minute Book, 1893—1899, U1 - 1 - 122, p. 314.
④ 《工部局董事会会议录》第 13 册，1898 年 3 月 11 日，第 567 页。
⑤ 《工部局董事会会议录》第 13 册，1897 年 6 月 8 日，第 507 页。又见 Historical Data on Public Health Matters etc., 1865—1928, U1 - 16 - 4696, p. 36。
⑥ 《工部局董事会会议录》第 13 册，1898 年 3 月 23 日，第 569 页。
⑦ 《工部局董事会会议录》第 14 册，1900 年 3 月 15 日，第 533 页。

遵照已有的翻译惯例，亦名之为"卫生委员会"。其组成人员为 2 名工部局董事及 3 名由工部局任命的纳税人。① 一般情况下，这 3 名纳税人都是租界内的专业医生。工部局规定，委员会仅有咨询建议的权力，其研究结果只有在董事会会议上通过才可以被执行。② 这一委员会自设立起，便一直作为工部局董事会的卫生事务咨询机构而存在，直至 1943 年租界被接收。

第二节　卫生行政管理人员和机构的初设与发展

20 世纪 30 年代初，为了宣传工部局公共卫生管理的成效，时任工部局公共卫生处长的朱尔登在不同时间、多个场合，针对公共卫生处的历史沿革和现有工作进行了多场公开演讲。在这些演讲中，除了吹嘘租界卫生管理工作起步早（朱氏认为甚至可与其"母国"英国比肩）以及成效显著外，在谈及租界早期卫生工作时，朱尔登归纳道：1898 年以前的公共卫生管理始自环境卫生管理，同时，也在尝试对房屋污水排放和食品供应进行初级管理。③ 首任兼职卫生官亨德森所实施的一系列医疗服务管理，尤其受到朱尔登的推崇。后者曾在一次演讲中说："公共卫生工作的确立，也许可以说始于 1871 年——当一名兼职卫生官，即亨德森医生被任命之时。"④ 根据工部局早期档案来看，朱尔登对早期租界卫生管理工作的这一梳理基本符合史实。

一　早期公共卫生行政管理人员

在 19 世纪初期的英国，鉴于霍乱病的流行，1847 年，利物浦市政当

---

① 《工部局董事会会议录》第 13 册，1918 年 1 月 23 日，第 669～670 页。《工部局卫生处关于出粪承包人所遇问题以及免费种牛痘之通告、成立卫生委员会与总办处的通信》，U1 - 2 - 807（6），第 63 页。

② 《上海工部局诸委员会议事规则》，U1 - 16 - 1，第 4 页。

③ 《工部局卫生处长朱尔登博士讲演材料（1928～1937）》，U1 - 16 - 212，第 14 页。朱尔登的系列演讲亦参见该卷。

④ 《工部局卫生处长朱尔登博士讲演材料（1928～1937）》，U1 - 16 - 212，第 73 页。此处朱尔登所说的时间有误，亨德森担任工部局兼职卫生官的具体时间在工部局档案中未见，但据《工部局董事会会议录》1869 年和 1870 年的相关记录推测，大致在 1869 年底或 1870 年初。

局率先出台《卫生法案》，指派卫生官和卫生稽查员负责检查各公共场所甚至居民室内有损公共卫生或形成"公害"（nuisance）的事物。随后伦敦、曼彻斯特等城市相继出台类似立法。1848 年英国《公共卫生法案》的出台，使这一地方性的制度推及全国。①

工部局设立初期，租界人口和规模都较小，税收制度尚未完备，财政基本属于量入为出，故无力设置类似的专门的卫生稽查员，因而，监管和纠察有损公共卫生和健康的行为这一任务，只得由其时工部局唯一的一批雇员——巡捕来承担。

1854 年 7 月 8 日，《上海英法美租界租地章程》公布，依据新发布的章程，7 月 11 日，租地人大会通过了招募巡捕、组建捕房的决议。② 当月 17 日，工部局董事会召开第一次会议，决定聘请 30 名巡捕。随后制定的捕房规则第 17 条规定：巡捕的职责除了警务之外，"举凡道路的整洁和燃灯、有碍公众的事物的取缔，以及奉领事命令搜查军器的输入和解除华人武装、协助征税、筑路，都在其内"。③ 这一条款，明确了巡捕在租界早期公共卫生管理中的职责和权限。

1855 年 3 月，工部局迫于财政紧张，不得不裁撤巡捕。在留任的 9 名巡捕中，工部局任命一名巡长（Sergeant）担任助理路监（Assistant Road Overseer）兼粪秽稽查员，④ 月薪 40 元。⑤ 即使在警力缩减的状况下，工部局也没有放弃对租界公共卫生的管理。之后，又有巡长詹姆斯·卡莱尔（James Carlisle）和迈克尔·里根（Michael Regan）先后继任这一职务。⑥ 从工部局董事会会议记录来看，粪秽稽查员此时的职责主要

①　Rosen George, *A History of Public Health*, The John Hopkins University Press, 1993, pp. 219–221.

②　"Public Meeting at H. B. M.'s Consulate," *The North-China Herald*, July 15, 1854. 租界的巡捕是由更夫（Watchman）演变而来的。在租界辟设之初，当局即根据 1845 年《土地章程》，雇募数名华人为更夫，由领事管辖，其职能仅限于夜间鸣警报更。但是，1854 年颁布的《上海英法美租界租地章程》，则有将更夫与警察混为一谈。其提交给清政府的中文版仍称"更夫"，但英文本为"establishing a watch or police force"，工部局据此获得了招募巡捕、设立捕房的法律依据。参见熊月之《上海通史》第 3 卷，第 84 ～ 85 页。

③　蒯世勋编著《上海公共租界史稿》，上海人民出版社，1980，第 347 页。

④　《工部局董事会会议录》第 1 册，1855 年 3 月 27 日，第 580 页。

⑤　本书所说的银元、元，如无特别说明，均指墨西哥银元。关于墨西哥银元的介绍，参见张国辉《晚清货币制度演变述要》，《近代史研究》1997 年第 5 期。

⑥　《工部局董事会会议录》第 1 册，1861 年 10 月 9 日，第 626 页。

是监督苦力清理租界内垃圾，同时，他还协助道路检查员纠察租界内违规排水排污的行为。

1862年，工部局任命巡长约翰·豪斯（John Howes）出任首位专职粪秽稽查员，[①] 随后成立粪秽股。豪斯是当时粪秽股唯一的行政管理人员，其职责"似乎在很大程度上与房屋垃圾清除、监管代人养马的马房以及日常的街道清洁有关"。[②] 1866年，粪秽股又增设一名助理稽查员（Assistant Overseer），协助豪斯开展工作。[③] 粪秽稽查员及其助理稽查员的年薪分别为720两和390两。[④] 1892年豪斯去世后，捕房正巡官卡梅伦（J. B. Cameron）继任其职，此时粪秽稽查员的月薪已升至每月250两。[⑤] 截至1898年全职卫生官史丹莱接管公共卫生处前，工部局共有公共卫生类行政管理人员8名，包括1名粪秽稽查员和7名助理粪秽稽查员。[⑥] 鉴于粪秽稽查员的双重身份（既为巡捕亦是卫生管理人员），董事会于1897年3月对其归属明确认定："卫生稽查员（引者：粪秽稽查员）应受董事会总办的直接领导。"[⑦]

19世纪60年代，随着租界人口的增多以及食品供应的扩展，食品及其销售场所的卫生也开始进入工部局的监管范围。1868年，上海及其周边地区暴发严重的牛疫，为防止病牛肉进入租界外侨餐桌，工部局任命巡捕米尔斯（E. Mills）担任临时肉类稽查员，负责"对供应西人食用的肉每天都作检验，凡劣质肉一律予以没收并销毁"。同时，还委托当时在上海开业行医的亨德森医生协助其进行畜体化验工作。[⑧]

1869年1月，临时肉类稽查员结束其使命，董事会议决设立菜场稽查员（Inspector of Markets）一职，委任巡捕基尔（O. R. Keele）为首任菜场稽查员，负责巡查菜场、肉铺、屠宰场等处，定期向董事会提交稽

① 《工部局董事会会议录》第1册，1862年3月26日，第634页；《工部局卫生处长朱尔登博士讲演材料（1928～1937）》，U1－16－212，第76页。

② 《工部局卫生处长朱尔登博士讲演材料（1928～1937）》，U1－16－212，第76页。

③ 《工部局董事会会议录》第2册，1866年2月10日，第547页。

④ 《工部局董事会会议录》第3册，1867年5月2日，第573页。

⑤ 《工部局董事会会议录》第10册，1892年12月6日，第846页。

⑥ Historical Data on Public Health Matters etc., U1－16－4695, p. 200.

⑦ 《工部局董事会会议录》第13册，1897年3月30日，第489页。

⑧ 《工部局董事会会议录》第3册，1868年11月11日，第689页。

查报告。① 此外，菜场稽查员还兼管马房供出租的马匹，并担任兽医工作，负责检查奶牛场的奶牛，月薪 100 两。② 因此，其全称应为菜场、奶场及马房稽查员，不过在工部局档案中，一般都简称其为菜场稽查员。由此，"小菜"稽查从原来粪秽稽查员的职责中分离出来，"卫生部门首次分成了所谓的食品部门和环境卫生部门"。③

尽管单独设立了菜场稽查员一职，但实际上工部局常将其视为粪秽稽查员的助理或副手，基尔并不能直接向董事会提交日常报告，其报告必须先交粪秽稽查员过目后，再转呈董事会。这主要是因为食品及其销售场所的不卫生状况，被工部局笼统视为一种"公害"。

1870 年，菜场股（Market Branch）正式设立，基尔理所当然地成为该部门的负责人。与粪秽股设立之初类似，其时基尔亦是该部门唯一的行政管理人员。

1874 年基尔辞职，由于"当时没有别的人负责此事"，董事会便指派粪秽稽查员豪斯兼任菜场稽查员一职，食品稽查和卫生检查事务又复归于一人。④

及至 1883 年，鉴于粪秽股工作已大大增加，豪斯遂向董事会建议"任命一位菜场、牛奶场等的稽查员，专门负责这个部门（引者：指菜场股）"，⑤ 并推荐具有相关经验的詹姆斯·威德（James A. Weed）出任。10 月，董事会聘用威德担任菜场助理稽查员，其报告需经由豪斯提交给董事会。于是，食品检查与卫生检查事务再次分属两人。菜场稽查员此后固定由专人担任。不过，从工部局将威德的级别定为"助理稽查员"可以看出，菜场稽查员此时仍是作为粪秽稽查员的助理和副手而存在的。在工部局看来，食品的不卫生状况仍只是"公害"之一种。

随着 19 世纪 90 年代工部局屠宰场的修建以及租界内私人菜场的增多，菜场股职员人数亦在增加。通过相关资料，我们可以列出 1868 ~

① 《上海租界志》编纂委员会编《上海租界志》，第 495 页。

② 《工部局董事会会议录》第 3 册，1869 年 8 月 3 日，第 719 页。

③ Notes on Lectures for Staff Circles，《工部局卫生处长朱尔登博士讲演材料（1928 ~ 1937）》，U1 - 16 - 212，第 77 页。

④ "Market Branch," *Municipal Report for the Year Ended 31st March, 1874*，U1 - 1 - 887，p. 10.

⑤ 《工部局董事会会议录》第 8 册，1883 年 9 月 3 日，第 530 页。

1898 年担任过工部局菜场稽查员（最初为肉类稽查员）的人员名单及其身份背景。

表 2 - 1　1868～1898 年菜场稽查员一览

人名	任职时间	身份背景	去职原因	备注
米尔斯 （E. Mills）	1868.11～ 1869.1	工部局巡捕	卸任	临时肉类稽查员
基尔 （O. R. Keele）	1869.1～ 1874.4	工部局巡捕	辞职	菜场稽查员
豪斯 （John Howes）	1874.4～ 1883.10	工部局巡捕、粪秽稽查员，曾在一家农场受训，研究过家畜疾病	事务繁重，无法兼任	兼任菜场稽查员
威德 （James A. Weed）	1883.10～ 1888.1	工部局巡捕，曾在日本一家牛奶场工作 6 年	去世	威德去世后，由豪斯暂时监理菜场股事务
卡梅伦 （G. Cameron）	1888.4～ 1895.11	工部局巡捕，在英国当过 3 年屠夫，时任香港捕房巡长，并在香港当过 1 年牲口稽查员	辞职前往天津任职	1892 年豪斯去世后，由菜场助理稽查员升任菜场稽查员
盖尔 （S. R. Gale）	1893～？	不详	不详	菜场助理稽查员
克里斯蒂 （J. Christie）	1896～1899	工部局巡捕，曾在英国爱丁堡屠宰场担任 3 年助理督察	被解雇	菜场稽查员

资料来源：《工部局董事会会议录》第 3、6、8、9、11、12 册。

　　由表 2 - 1 可以看出，一方面，与环境卫生稽查一样，早期租界内的食品卫生检查也主要由巡捕操办，至 19 世纪 70 年代后，才开始聘用具备相关经验的专门行政人员负责；另一方面，早期负责稽查菜场的人员及行政机构设置不甚稳定，其与环境卫生管理部门——粪秽股两度分合，直至 1883 年威德出任菜场稽查员之后，专人专任的制度才最终确定并得以延续，但菜场稽查员在相当长时期内仍被当作粪秽稽查员的副手而存在。

　　以我们今天的知识结构来看，公共卫生管理应该操之于具备专业医学和公共卫生知识的人员之手。可是检视早期工部局的卫生行政管理人员，他们无一具备"合格"的资质。那么我们是否就此断定早期工部局的管理制度很落后呢？

　　实际上，欧洲自中世纪以来，卫生行政管理多操之于"门外汉"之手，虽然地方市政当局亦会聘请一两位外科医生，但他们的职责仅限于为贫者或犯人治病，诊断麻风病或类似疾病，以及在瘟疫暴发时为市政当局提供咨询或验尸服务。这种由"外行"负责公共卫生事务的制度一直持续到 19 世纪欧洲公共卫生运动的兴起才得以改变。[①]

与欧洲地方市政当局类似，工部局在成立之初亦聘用了专业医生，但在很长时间里，这位开业医生只负责为工部局雇员提供医疗服务，并向工部局收取诊疗金。在工部局档案中，这位医生被称为工部局外科医生（Municipal Surgeon）或工部局医官（Municipal Medical Officer）。他并非工部局的行政人员，其与工部局的关系乃是商业合作而非从属关系。不过，这一状况随着 1869 年 9 月《上海洋泾浜北首租界章程》及其附律的正式颁布实施而得以改变。

该章程附律第 29、30、31 条首次在卫生管理中写入了"卫生官"一职，赋予卫生官（卫生官不在时由两名医生负责）查视"地方污秽"和"房屋污秽"以及生产制造业引起的"污染"的权力，由其判断某处堆积的污水、粪便、垃圾或其他秽物是否有害居民健康，如经他们认定有害，则工部局有权下令该地产所有者移除这些有害健康之物。[②] 大约在 1869 年底或 1870 年初，已继任工部局外科医生的亨德森被董事会任命为工部局首任兼职卫生官。[③]

亨德森出生于爱丁堡，1864 年，他在爱丁堡大学获得皇家学院外科医生和内科医师双重资格，并获得医学博士学位。1868 年他来到上海，同米尔斯医生和麦克劳德医生一起在租界内开办私人诊所行医，并多年担任虹口医院的主治外科医师。开办诊所不久，他便成为上海最受人尊敬的租界医师之一。[④] 1868 年上海发生牛疫时，亨德森应工部局之请，协助对菜场肉类进行检验。同时，还对其他公共卫生事务诸如排水排污、垃圾移运、厕所等提供医学上的意见，以备董事会参考。[⑤] 尽管亨德森

---

① Rosen George, *A History of Public Health*, pp. 72, 130.
② 《上海洋泾浜北首租界章程》，载王铁崖编《中外旧约章汇编》第 1 册，生活·读书·新知三联书店，1957，第 305～306 页。
③ 《工部局董事会会议录》第 3 册，1869 年 7 月 6 日，第 714 页；《工部局董事会会议录》第 4 册，1870 年 5 月 16 日，第 705 页。
④ Kerrie MacPherson, *A Wilderness of Marshes: The Origins of Public Health in Shanghai, 1843-1893*, p. 84.
⑤ 《工部局董事会会议录》第 3 册，1868 年 11 月 11 日，第 689 页。

出任了工部局卫生官，但其尚不是工部局的"全职"行政管理人员，他依然是诊所的合伙人之一，在租界内开业行医，仅利用其业余时间为工部局的卫生事业服务。因此，亨德森实际上应是工部局首任"兼职"卫生官。

对于卫生官的具体职责，笔者并未在工部局档案见到明确规定。从亨德森在任期间的实际作为来看，他所承担的工作远不止《上海洋泾浜北首租界章程》附律所规定的"查视秽物"。概括起来，其职责包括：密切注意和报告租界、上海县城以及周边地区的卫生状况；严格监管下水道和河道，报告供水情况；管理牛痘疫苗接种；接收并整理有关此地卫生历史的数据；监管食物销售；负责妓院检查；化验领照商店售卖的酒水；仔细记录气象观察数据。[1] 正是在卫生官亨德森的统筹规划之下，租界内各项早期公共医疗卫生事务次第兴办起来，公共卫生管理才开始逐渐逾出传统市政管理的范畴。

以上即是 1898 年以前工部局卫生行政管理人员的设置与变迁。接下来，笔者将论述各卫生行政管理机构的发展变化及相互关系。

二 早期公共卫生行政管理机构

前文已述，工部局于 1862 年成立粪秽股，粪秽稽查员直接向董事会递交报告。1865 年，鉴于租界内事务增多，为了减轻董事会的负担，工部局对租界内事务增加了一道预处理程序。具体做法是设三个专管委员会：财政、捐税及上诉委员会[2]，工务委员会，警备委员会。这三个委员会分别由两到三名董事会成员组成，各自负责相关方面的事务，帮助董事会进行预处理、预决策。设立之初，粪秽股的事务提交至工务委员会进行预处理。[3] 除了垃圾和粪便处理事务外，街道清扫和洒水、排水沟及下水道事务也归工务委员会负责。[4] 粪秽股事务由工务委员会负责，这一制度设计显示，工部局最初的想法是通过基础设施建设和常规公共

---

① "Memo. on the Sanitary Condition of the Yang-King-Pang," *The North-China Herald and Supreme Court & Consular Gazette*, March 22, 1870.

② 1865 年 5 月设立，负责帮助董事会处理工部局的财务事宜，由工部局两名董事组成，第一届委员为董事霍锦士和汉璧礼。

③ 《工部局董事会会议录》第 2 册，1865 年 5 月 1 日，第 503 页。

④ 《工部局董事会会议录》第 2 册，1865 年 10 月 10 日，第 520 页。

服务来改善外在居住环境，从而达到消除卫生隐患的目的。

随着市政建设的大范围开展，工务委员会亦不堪重负。1867年，经董事会议决，与环境卫生有关的一应事务被移交给警备委员会负责。[①] 粪秽稽查员遂定期向警备委员会递交报告，汇报其主持的租界日常清扫与洒水工作、垃圾与粪便处理以及违规行为纠察情况。

随着1869年《上海洋泾浜北首租界章程》及其附律的实施，以及兼职卫生官的设置，工部局的卫生行政管理机构再次进行调整。1870年，警备委员会向工部局董事会递交了一份备忘录，提议设立一个卫生部门，管理公共租界内医疗、菜场及粪秽等项事宜。[②] 经过讨论，董事会通过了该建议，增设菜场股和医疗股（Medical Branch），隶属于卫生处，并打算由亨德森医生来掌管卫生处。[③] 陈蔚琳的研究据此认为，卫生官此时对租界内卫生事务的管理权居于粪秽稽查员和菜场稽查员之上。[④] 但从具体实施过程来看，此时的卫生处仅仅是一个虚拟的行政建制，其既无相应的行政办事人员，也没有年度行政预算。粪秽股、菜场股和医疗股同时直接对警备委员会和董事会负责，互不统属。此时卫生官负责的事务虽然包括粪秽、菜场、医疗等所有与卫生有关的事务，但很可能由于其并非工部局正式雇员，所以未成为"新部门"的负责人，"他与上文所述的部门相互配合工作，此外又增加了相当一部分"。[⑤] 所谓的"配合"，即是利用专业医学知识帮助稽查员确认他们所发现的"不洁之物"是否有害健康。[⑥] 而"增加了相当一部分"则指其所负责的与公共卫生相关的医学问题，诸如水质检验、流行病检疫防疫、预防接种等。至此，工部局的早

---

① 《工部局董事会会议录》第3册，1867年11月12日，第620页。

② "Report for the Watch Committee for the Municipal Year Ending 31st March, 1870," *Municipal Council Report for the Year Ending 31st March*, *1870*, U1 – 1 – 883, p. 83.

③ "Brief History of the Public Health Department," Feethams' Report: Various Departmental Matters, U1 – 16 – 198, p. 20.

④ 陈蔚琳：《晚清上海租界公共卫生管理探析（1854～1910）》，硕士学位论文，华东师范大学，2005。

⑤ 《工部局卫生处长朱尔登博士讲演材料（1928～1937）》，U1 – 16 – 212，第73页。

⑥ 1871年上海发生牛瘟，亨德森配合菜场稽查员检查，并向董事会提出预防建议，参见《工部局董事会会议录》第4册，1871年5月1日，第792页。除此之外，亨德森亦对兴建公厕、粪便移运等事务提出了自己的建议。分别参见《工部局董事会会议录》第5册，1873年8月4日，第650～651页；《工部局董事会会议录》第6册，1876年9月4日，第753页。

期的卫生行政管理机构组织体系可谓初步确立，其组织架构如图2－1。

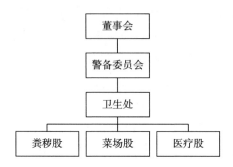

图 2 - 1　1870～1898 年工部局早期卫生管理机构组织体系
图片来源：笔者自制。

尽管此时尚未能确立起一个统一的卫生行政管理部门，但卫生官的设置和卫生处在形式上的设立，依然标志着工部局的卫生管理出现了变化。这种变化主要体现在以下两方面。第一，公共卫生事务的管理有了专业医学人士的参与。在卫生官设立之前，公共租界内的卫生行政管理人员均只从巡捕中选任。工部局医官只负责工部局雇员的健康，并不参与公共卫生事务。亨德森作为卫生官上任后，对于粪秽股和菜场股的工作都给予了积极的配合和指导，并从医学角度提出专业见解。第二，卫生官设立之后，在其统筹规划和推动下，各部门相互配合，更多的公共卫生事业次第兴办，受益群体也逐渐逾出工部局雇员，惠及更多的租界普通居民。1870 年，工部局在体仁医院开设了种痘医疗站；[①] 1877 年，工部局性病医院（Lock Hospital）开业；1891 年，兴建了公共屠宰场；1892 年，第一家公共菜场在虹口建立。[②] 这些事业的次第兴办，为公共租界公共卫生管理的进一步发展打下了基石。

1892 年，供职 30 年的粪秽稽查员豪斯去世。在其供职期间，除了由其掌管的粪秽股所承担的环境卫生工作外，诸如饮用水质稽查、防疫免疫、食品监管等其他方面的卫生工作也得到了极大的发展。但是，管理这些事务的人员和机构却没有相应地得到扩充，它们仅仅由三个人负责："兼职"卫生官亨德森、粪秽稽查员及其"助手"——菜场稽查员。由

---

① 《工部局董事会会议录》第 3 册，1869 年 11 月 4 日，第 737 页。

② 《工部局卫生处长朱尔登博士讲演材料（1928～1937）》，U1－16－212，第 73 页。

于粪秽股、菜场股和医疗股各自均对警备委员会和董事会负责，这种状况势必加重警备委员会和董事会的负担，因此，借由豪斯去世之机，董事会提议从英国物色一名合格的卫生官来掌管工部局的卫生管理部门。①经与现任卫生官亨德森的反复商讨，1896 年 7 月，工部局委托亨德森诊所聘请的专职卫生官泰勒·格兰特正式上任。作为首任专职卫生官，工部局将其视为工部局自己的雇员，并规定"卫生官应是卫生处的处长。卫生稽查员（引者：即本书前文所称的粪秽稽查员）、菜场和牛奶场稽查员的报告均应直接呈交给他。这些官员的一切报告都应经他的手呈办"。②

可是，董事会的意图在格兰特在任期间并未得到实现，格兰特的任职从一开始就埋下了失败的伏笔。格兰特任职不到一年便被解雇，造成其去职的原因是多方面的，最主要的一点是当 1895 年工部局与亨德森商议从欧洲雇请一名医务人员担任工部局外科医生兼卫生官时，为了保证自己的经济利益不受损，亨德森及其诊所提出愿意以年薪 8000 两向工部局提供这样一位职员，并以辞去工部局医官相要挟。而工部局一方，亦因担心直接从英国聘请人员可能遭遇种种风险而妥协。最终，双方商定以年薪 7000 两由亨德森诊所向工部局提供一名合格的医务人员充任卫生官。③ 但是，双方的协议中并未明确新的卫生官的人事归属问题。工部局一方按照其最初的意图，默认格兰特为工部局职员，应以其全部精力为工部局服务；而亨德森一方则沿袭以往的做法，将格兰特视为其诊所的雇员。因此，格兰特除了担任工部局卫生官外，还须在亨德森诊所开业行医。从事双份工作却只从亨德森诊所领取一份薪酬，这导致了格兰特的不满。工部局很快意识到了这一疏漏，正当其与亨德森诊所商讨试图修正弥补之际，1897 年 7 月，任职不到一年的格兰特被工部局会计指控私自保留太古洋行支付的卫生费用作为自己的额外津贴。最终，工部局董事会解雇了他。④

---

① 《工部局董事会会议录》第 10 册，1892 年 12 月 6 日，第 846 页。
② 《工部局董事会会议录》第 12 册，1896 年 7 月 7 日，第 547 页。
③ 董事会与亨德森及其诊所的商讨，参见《工部局董事会会议录》第 12 册，1895 年 12 月 17 日、1895 年 12 月 24 日、1896 年 1 月 7 日，第 511、514、516 页。
④ 相关讨论过程，参见《工部局董事会会议录》第 13 册，1897 年 6 月 8 日、6 月 15 日、7 月 6 日、7 月 13 日、7 月 20 日、7 月 27 日、8 月 3 日、8 月 10 日、8 月 17 日、8 月 24 日、8 月 26 日，第 508、513、514 ~ 515、516 ~ 517、518 ~ 519、520 ~ 521、522、524、525、527 ~ 528 页。

　　经过这一事件，工部局也对卫生官的聘任制度进行了反思和修正：
"工部局应直接同新的卫生官签订聘约，并且他应该是工部局的一名雇
员，从工部局接受指示，领取薪俸等等。"并在 12 月 8 日又补充规定，
卫生官不得私自开业行医。① 1898 年，工部局委托其在伦敦的代理人再
次聘任了一位新的卫生官来沪，这位"全职"卫生官上任后，逐步对原
有卫生行政管理人员和机构进行改组归并，统一的卫生行政管理机构在
其任期内最终形成。

小　结

　　工部局最初并未设立专门的公共卫生行政管理人员和机构，公共卫
生事务分属多个部门，且管理人员和机构一直处于不断变动之中。一开
始，工部局主要从巡捕中挑选人员来充任粪秽稽查员和菜场稽查员，分
别负责管理环境卫生和食品卫生。早期成立的卫生行政管理机构无论是
粪秽股还是菜场股，都规模小、人员少，且无专门固定的主管卫生的上
级指导部门。有关公共卫生的事务，要么被直接提交董事会讨论，要么
由工务委员会或警备委员会来预处理。在医疗卫生方面，工部局甚至并
未委派专门的行政管理人员，而是与一租界内开业医生亨德森合作，将
业务"外包"，由他来充当工部局兼职卫生官。这种"政出多门"的状
态一直持续到 1898 年公共卫生处的成立。

　　工部局早期的卫生行政管理之所以呈现如此特点，一方面，自然是
受"母国"经验的影响。19 世纪上半叶的英国乃至欧洲，公共卫生管理
制度亦处于继往与开新之间，这一时期欧洲公共卫生管理的施政重点，
也主要放在环境卫生管理和食品卫生管理上，公共卫生行政管理人员和
机构建制并不完备。另一方面，则是受制于租界财政规模较小和专业人
才的缺乏。在很长一段时间，工部局的财政都是量入为出，有限的财政
收入被主要用于租界内基础设施和警务力量的建设，导致租界当局很难
腾挪出大量资金投入公共卫生事业。同时，租界作为一个开埠的通商口

---

① 《工部局董事会会议录》第 13 册，1897 年 8 月 31 日、1897 年 12 月 8 日，第 528、
　550 页。

岸，很长时间里被外侨视为一个短暂经商发财之处而非永久居留之地，早期来此侨居者主要为商人和传教士，导致工部局很难以合适的薪俸聘请到专业的公共卫生管理人才，前面提及的格兰特医生事件即是佐证。但无论如何，在为数不多也不那么专业的人员的苦心孤诣之下，工部局的公共卫生管理在 19 世纪中叶开始蹒跚起步，并得到了一定程度的发展，为后来 20 世纪建立较为完备的公共卫生管理体系打下了基础。

第三章　早期环境卫生管理

工部局早期的公共卫生管理往往寓于传统市政管理之中，首先注重对环境卫生的监管，其次及于食品卫生及公共医疗。本章即拟首先对公共租界的早期市政建设和管理中关涉环境卫生的部分做一梳理和考察，以明晰租界公共卫生管理的起步过程。

第一节　排水排污

1843 年上海开埠后不久，外国洋行陆续开始在县城以北的黄浦江边租地建屋。随后，经英国领事乔治·巴富尔与上海道台宫慕久议定，洋泾浜以北、苏州河以南的外滩一带被正式辟为租界。不过，此时的黄浦滩头仍是一片泥滩之地，河汊纵横，坟冢累累，租界内居住环境很差。尽管英国领事阿礼国于 1846 年设立了一个道路码头委员会负责早期的道路和码头建设，但是，其时租界内大部分路面均用泥沙铺成，一到雨天，泥泞难行。"（外滩）这里土地高低不平，积水排不出去，一下大雨，地上全是一道道的水沟。……夏天，太阳一晒，散发着有害健康的气味。"[①]一位署名 Ways & Means 的外侨致信《北华捷报》称，由于排水不畅，居民们的院子变成了马路的污水坑，花园变成了淤泥地，这让侨民们不得不承受额外的开支。[②] 租界内侨民深受排水不畅之苦，迫切需要改善租界内的居住环境。

一　下水道建设

1853 年小刀会起义及 19 世纪 60 年代太平军在江浙一带引发的战事，

---

① 《自租界产生起关于公共道路、下水道和粪便处理的工作报告》，U38 - 5 - 1186，转引自牟振宇《开埠初期上海租界的水环境治理》，《安徽史学》2010 年第 2 期，第 12 页。

② "Letter to the Editor 3," *The North-China Herald*, October 5, 1850; "Letter to the Editor 1," *The North-China Herald*, February 14, 1852.

导致上海及其周边地区的华人纷纷涌入租界避难。[①] 尽管战事平息后大批难民重返家园，但仍有近10万华人留居租界。众多难民滞留租界居住，引发了包括英国领事阿礼国在内的部分租界外侨对租界内卫生状况的诸多忧虑。单就排水问题来说，《北华捷报》上的一篇评论文章颇能代表这批外侨对华人入居租界的态度：华人房屋的不良排水以及华人习惯将污水排至街道，使臭气弥漫，如果在热天来临前不采取措施，将引发疾病流行。[②]

但事实上，外侨将租界排水问题日益严重归咎于华人是毫无道理可言的。黄浦滩头有着大量的潮汐河流，在租界所在地区被开发之前，通过这些大型潮汐河沟，该地可以进行有效的排水。随着外侨在租界内填浜筑路建屋，原有的河浜被切断，由此形成了许多死水塘，引发了许多排水不畅或死水问题。[③] 华人大量涌入租界后，更加剧了这种状况。同时，为了获取更多的利益，外商加紧筑路建屋，以便出租给涌入租界的华人居住。在建屋过程中，他们随意填没河浜，既不考虑河浜的用途，也未修建任何替代物。[④] 在此，私人利益和公共利益发生了严重的冲突。一位外国地产商曾直言不讳地对领事阿礼国说：

> 您是女王陛下的领事官，职责所在，自然不得不为国家谋求永久的利益。可是我所关心的，却是如何不失丝毫时机发财致富；我的钱如果没有更有利的运用方法，自然只得将地皮租给中国人，或造房子租给他们，以取得三到四分的利益。我希望在两三年内发一笔横财就离开此地，日后上海要是被火烧了或者水淹了，对我有什么关系。您不能希望处在我这样地位的人为了后代的利益把自己长

---

① 据《北华捷报》事后统计，来沪难民最多时，市区人口达300万人左右。这或许在一定程度上夸大了。时人所做的另一种统计可能更接近事实：1853年小刀会起义期间，租界人口增至2万余人；1860年太平军第一次攻打上海期间人口骤增至30万人；1862年又增至50万人，一度还达到70万人。参见于醒民《上海，1862年》，上海人民出版社，1991，第13、15页；上海通社编辑《上海研究资料》，上海书店，1984，第138页；蒯世勋编著《上海公共租界史稿》，第359页。

② "Editorial Article 2," *The North-China Herald*, May 24, 1856.

③ 参见牟振宇《开埠初期上海租界的水环境治理》，《安徽史学》2010年第2期。

④ "Minutes: Report upon Drainage and Water Supply Drainage," *The North-China Herald*, April 5, 1862.

期流放在这气候恶劣的地方。①

这番话代表了当时许多来沪外侨的心声，他们在当时只是将上海当作一个临时发财之地，而非长久居留之所，因此经常为了追逐私利而无视公共卫生。但是，私人地产主可以只专注于私人利益而对租界的环境卫生不管不顾，领事官和租界当局却因"职责所在"，不能对这类"公害"置之不理，因为，政府应当承担保卫民众健康的主要责任此时正逐渐成为西方社会的共识，同时，糟糕的公共卫生从长远来说势必影响上海的商业贸易。正如《北华捷报》上的一篇文章所说："当社区的环境卫生由于人口的增多而遭受威胁时，政府或当局应当立即采取措施保卫公共健康。尤其是在城镇或大城市里，不仅仅要采取预防措施消除或缓解地方性疾病或流行病的危害，更为重要的是，应建造公共工程来防止疾病的种子生根萌芽。其中，主要的卫生措施即是适宜的下水道系统。"②

外国侨民如此在意租界内排水状况是否良好以及后文将要涉及的街道垃圾和人类粪便是否得到及时处理，和当时欧洲所流行的医学理论有关。19世纪中叶，"瘴气致病论"和"污物致病说"（filth theory of diseases）仍然风靡欧洲。③ 医学家普遍认为，腐败的物质会散发出有毒气体，人类吸入漂浮于空气中的毒素就会罹患疾病。因此，政府应该注重垃圾粪便清运和处理、建立污水下水道系统，不让污水、粪便在人群附近堆积、腐败，以致散发毒气。④

《工部局董事会会议录》以及《北华捷报》所刊发的一些读者来信表明，其时哪怕是不具备医学背景的外侨，也深受这一理论的影响。1859年，一位外侨致信《北华捷报》，表达了对路面排水不畅容易产生瘴气，从而威胁居民健康的担忧。⑤ 在1862年的租地人大会上，驻沪领

① 姚贤镐编《中国近代对外贸易史资料（1840～1895）》第1册，中华书局，1962，第446页。

② "Article 1," *The North-China Herald*, April 12, 1862.

③ W. M. Frazer, *A History of English Public Health, 1834—1939*, Baillière, Tindall and Cox, 1997, p. 22.

④ Christopher Hamlin, "Providence and Putrefaction: Victorian Sanitarians and the Natural Theology of Health and Disease," *Victorian Studies*, Vol. 28, No. 3, 1985, pp. 381—411.

⑤ "Drainage," *The North-China Herald*, February 12, 1859.

事兼租界租地人大会主席麦华陀（W. H. Medhurst）说道："显然（租界排水问题的）过错是租地人而不是华人的，由租地人来修复排水道是很公允的。如果他们不这么做，很显然他们就必须承担相应的后果，这一后果在热天来临之际是相当可怕的。"①

实际上，早在 1852 年 6 月，租界道路码头委员会就向租地人大会提交了一份《关于在租界内建造沟渠系统的报告》，建议在租界内修建一套系统的地下排水管道。据估算，这套下水道系统的预计成本为 8500 银元，道路码头委员会要求有 1 万银元的经费的保证。由于建筑成本在当时超出了租界财政的支付能力，这一建议未能得到租地人大会的批准。②随着新的市政当局——工部局的成立，新的筑路计划出炉，③修建系统的道路排水管道随之被再次提及。1855 年 4 月，董事会即向租界内私人业主发函征询"租界内属于不同产权的排水管位置，以便为全面的便利取得一个沟渠系统管线计划"，亦未得到回应。④从这一时期的董事会会议记录来看，很可能受财务状况所限，工部局主要致力于敦促私人业主出资修建或维护其私人地产内的排水管道。

进入 19 世纪 60 年代，情况终于有所变化。1861 年，董事会再一次开始向租界内外侨征集系统排水管道建设计划。⑤1862 年初，为了缓解租界内积水所造成的灾害、改善租界内居住环境，租地人大会设立防务和改善特别委员会（The Special Committee of Defence and Improvement）。3 月，该委员会向租地人大会提交了一份全面的下水道建设计划。鉴于夏天即将来临，且此时受太平天国运动影响，无法从海外获得建筑下水道的砖块，该计划分为两个部分：临时措施和永久性措施。临时措施为暂时在三条南北走向的道路——石路（今福建路）、锡克路（今广西路）

---

① "Minutes: Report upon Drainage and Water Supply Drainage," *The North-China Herald*, April 5, 1862.

② 《道路码头委员会通函》，1852 年 6 月 21 日，《上海英租界租地人大会会议记录》，1852 年 7 月 3 日，载上海市档案馆编《上海英租界道路码头委员会史料》（续），《上海档案》1992 年第 6 期。

③ G. Lanning, S. Couling, *The History of Shanghai*, Kelly & Walsh, Limited, 1921, pp. 449 - 450.

④ 《工部局董事会会议录》第 1 册，1855 年 4 月 2 日、10 日，第 580、581 页。

⑤ 《工部局董事会会议录》第 1 册，1861 年 8 月 21 日、11 月 27 日，第 622、630 页。

和苏州路（今浙江路）用打桩法加固明沟，再在上面加盖石板。任何东西向的沟渠或者路边排水沟均须排入以上三条明沟中。委员会指出，这些敞开式的沟渠在一定程度上是我们目前唯一可用来立即清除租界里正在让空气变得有毒的死水的方法，但是，一俟时间和条件允许，则应立即着手实施永久性排水管道计划。永久性排水管道计划包括如下几点。

第一，沿苏州路、石路、界路和桥路修筑最大尺寸的深下水管道，即3英尺×5英尺椭圆形管道，从洋泾浜至苏州河依次倾斜，所埋深度最高处离地面为5英尺。

第二，沿锡克路、坟山路和教堂路修筑中等的第二大下水管道，即1.5英尺×2.5英尺椭圆形管道，从洋泾浜至苏州河依次倾斜，所埋深度最高处离地面为2英尺。

第三，沿着所有从东至西街道修筑同样尺寸的下水管道，即1.5英尺×2.5英尺椭圆形管道，以如下方式修筑：从外线开始，从泥城浜向苏州路，下水道依次倾斜并在那儿排空。接下来，从锡克路开始向苏州路，下水道依次倾斜，同样在那里排空。再接下来从锡克路开始向东倾斜直至石路。再接下来从坟山路开始倾斜至石路下水道。再接下来从坟山路开始向东倾斜至界路。再接下来由教会街开始向东倾斜直至桥街。再接下来倾斜至桥街或者黄浦江。

第四，位于苏州路、石路、界路和桥街的四条大型下水道将向洋泾浜敞开，并修建凹槽。

第五，在洋泾浜应安装潮汐闸门，修建一个蓄存清水的水池，在春季低水位时期冲洗整个主管道系统。

这一规划旨在利用上海已有的河浜体系和潮汐来冲洗下水道并排出管道中的污物。[①] 根据估算，修建整个租界下水道的开支为132800两，修建蓄水池以及相应的水管等的开支为43000两，总开支将达到175800两。庞大的开支让与会的租地人代表犹豫不决，以致竟无一人提议接受防务委员会的计划。最终，租地人大会议决，令防务委员会和董事会尽

---

① 参见牟振宇《开埠初期上海租界的水环境治理》，《安徽史学》2010年第2期，第11～17页。

快开会，确定一些筹集资金的办法。①

　　1862年4月7日，董事会与防务委员会经过商讨，在评估了委员会提出的计划和自身的财政状况之后，最终决定，只采纳防务委员会推荐的临时性下水道系统。由于当前工部局的财政状况是收支相抵、略有结余，因此，董事会决定以税收作为偿债基金，发行年利率为10%的债券，分10年偿还，每年偿还10%。② 年利率10%，这一利率在当时来说，是非常高的收益率，这一方面彰显了工部局的财政信心；另一方面也表明了其作为租界"政府"，保卫居民生命健康的决心。5月20日，租地人大会一致通过了该下水道建筑计划以及工部局所拟定的公债计划。③

　　通过发行债券，工部局筹集到78267两白银。尽管尚未达到预计款项，工部局依然开始实施其计划。至1862年8月，工部局顺利完成了石路和大马路（今南京东路）临时排水管道的修筑。随后，工部局决定将这一计划推广至租界内其他道路。

　　从效果来看，新修筑的下水道确实在一定程度上改善了租界排水不畅的问题。一位工程师评论说："这种新的带有排水沟的人行道，可以使水不费力地通过下水道淌出，我们不再在下雨天陷入困境。"④ 但是，与预期效果相比，仍然相差甚远。

　　按照最初的设计理念，理论上讲，"当这些下水道建成之时，……潮水将冲洗它们，并防止通过的污物沉积下来发生阻塞"。实际情况却是"连中等的潮水也未曾上升到足以通过它（引者：指下水道）的高度……经过详细调查证明下水道的这些部分已经缩小，又发现下水道斜坡有缺陷，在很多情况下，它的这种波浪形的坡度抵消了它的效用"。⑤ 同时，

---

① "Minutes：Report upon Drainage and Water Supply Drainage," *The North-China Herald*，April 5，1862.

② 《工部局董事会会议录》第1册，1862年4月7日，第635~636页；"Display Ad 1：Shanghai Ten Percent Drainage Loan of 1862 and Sinking Fund," *The North-China Herald*，A-pril 12，1862.

③ "Meeting of Shanghai Land-Renters," *The North-China Herald*，May 12，1862.

④ 《自租界产生起关于公共道路、下水道和粪便处理的工作报告》，U38–5–1186，转引自牟振宇《开埠初期上海租界的水环境治理》，《安徽史学》2010年第2期，第16页。

⑤ 《工部局董事会会议录》第3册，1868年4月17日，第659页。

由于这些下水道为砖结构，一遇大水或暴雨，极易塌陷。从1863年起，《工部局董事会会议录》中就频频出现有关下水道淤塞或损坏的讨论。此外，这一时期旅居租界的文人葛元煦还观察到另一个问题："马路叠经修筑，十数年间高几二尺，阴沟亦随之而高。矮巷旧屋愈形洼下，小沟积水竟无出路。……必得产主将房屋垫高，阴沟重砌方妙。"①

关于租界下水道的缺陷的原因，时人和后来的研究者均有不少的讨论。一些观点将其归结为下水道的设计违背了潮汐进出的规律，另一些则认为是工程实施建设不善所致。② 根据笔者所接触的材料来看，后一种观点似更为合理。而工程实施不善，主要有两方面的原因。

其一，工程缺乏专业人员的指导。1855年，董事会任命了一名捕房巡长兼任助理路监，③ 负责监督租界内公共工程的修建和日常监管。至1864年前，这一职位均由巡捕充任。他们都是一些退役士兵，并无专业知识。其时《北华捷报》上的一篇文章指出：正是由于缺乏专业工程师的帮助，现有的下水道在设计和实施上都有缺陷。④

其二，缺乏足够的经济能力的支撑。1852年道路码头委员会提出的下水道计划即因资金不足而被搁置。而1862年的下水道计划本来还包括建造一个蓄水池和潮汐闸门等相应的配套设施，可是由于资金不足，其统统被迫束之高阁，仅保留了下水道的修筑这一措施。

1864年，工部局从欧洲聘请了一位专业人员充任工部局工程师，由其全权负责租界内公共工程的设计和建造。次年4月，工程师约翰·克拉克（John Clark）向工部局提出了由其拟定的新的下水道建筑计划。但是，这项计划须将原来的排水管道全部废弃，且预计耗资达25万两，未得到工部局董事会的批准。⑤

---

① 葛元煦：《沪游杂记》，上海古籍出版社，1989，第2页。
② 如牟振宇认为，实际建成的下水道与最初设计的下水道方案存在很大出入。其既没有建成足够的坡度以保证水速进行冲刷，也没有建成能让潮汐顺利进入下水道的高度。参见牟振宇《开埠初期上海租界的水环境治理》，《安徽史学》2010年第2期，第17页。
③ 《工部局董事会会议录》第1册，1855年3月27日，第580页。
④ "Shanghai," *The North-China Herald*, February 19, 1868.
⑤ 约翰·克拉克提出的下水道建设计划，详见 "Engineer's Department: Report of Municipal Engineer," *The North-China Herald*, April 8, 1865。

1868 年，工部局新任工程师奥利弗（E. H. Oliver）提出一个仅重建部分下水道的解决方案，主要包括两点：第一，修建一座大型水库，以提供充足的水来冲洗排水管道；第二，重建湖北、福建、河南、江西、四川路下水管道，使有缺陷的坡度得以改进。据奥利弗估计，新的下水道一旦铺就，由租界中心有规则地向下倾斜直至出水口，再定期用水加以冲洗以保持其清洁将不会有什么困难。预计重建下水道需花费 2.8 万两。[①]

相较于克拉克的方案，这一方案无疑将成本降低了许多。而对比之前的设计理念，可以看出，该方案已不再一味坚持利用潮汐来冲洗下水道，而选择以人工方式定期冲洗下水道。最终，董事会毫不犹豫地通过了奥利弗的建议。同时，按照工程师的建议，工部局舍弃了原来的建筑材料——砖块，改从香港购买陶制排水管（1870 年改从英国本土订购）。

此后，随着租界道路的扩增，按照奥利弗的规划，下水道网络也随之延伸。[②] 自 1871 年起，虹口租界（原美租界地区）也开始修筑下水道。[③] 至 19 世纪 70 年代末，租界初步建成了较为实用的下水管道系统。

回溯租界下水管道系统的商讨和修筑过程，可以看到，经费和专业人员的缺乏，在很长时间内制约着租界内下水管道系统的修建，而这两个因素，也影响着早期工部局公共卫生管理的其他领域。

二　日常监管

租界内下水道由工部局招请承包人负责修筑或维修，工部局道路检查员则负责规划和督察工程的实施。然而，工部局的排水管道仅铺设于公共区域，私人地产上的排水管道，则由私人业主自行出资修建，并将私人排水管道接入公共排水管道。为了避免死水积聚或无序排水，须将私人筑沟排水事务也纳入工部局的管控范围。

1861 年 5 月，董事会向租界内西人租地人发出通知，要求凡是进入院子有一条斜坡通道的，须把陷窝填平或开挖一条渠道，因为这样的通

---

① 《工部局董事会会议录》第 3 册，1868 年 4 月 17 日，第 659 页。
② 《工部局董事会会议录》第 4 册，1870 年 11 月 23 日，第 750 页。
③ 《工部局董事会会议录》第 4 册，1871 年 5 月 15 日，第 795 页。

道会阻碍暴风雨时雨水的流动，从而造成污水淤积。[①] 1861 年 9 月，工部局又委任专门的粪秽稽查员，负责纠察租界内包括排水在内的不卫生现象。[②] 从粪秽稽查员给董事会的报告来看，1862 年、1863 年，其纠察到的私人地产积水或排水不当事件达数十起，这些事件大多由稽查员劝令业主改正而了事。

在具体的日常管理中，无论是工部局董事会还是粪秽稽查员都深感掣肘，租地人亦经常置董事会的指令于不顾。例如，1864 年 3 月 2 日，粪秽稽查员向董事会报告跑马场有几条排水沟排水不当，担心在夏季引发疾病。但由于无权贯彻卫生措施，因而提请将此事提交租地人大会处理。[③] 在董事会的会议录中，也总会看到董事会多次敦促同一业主执行其指令的记录。这主要是因为，1854 年成立的工部局，并未得到"母国"政府的承认和支持，这在很大程度上损害了这一"自治政府"的权威。不少西人拒绝服从工部局的政令，认为它的发布者是"一个没有明确的合法根据的团体"。[④] 尽管 1854 年《上海英法美租界租地章程》第 10 款规定，起造、修整道路、码头、沟渠、桥梁的费用从租界公共税收中支取。[⑤] 但不少西人不愿缴纳未经他们个人赞同的捐税，因为在他们的眼里，"构成租界特许状的《地皮章程》（引者：即《上海英法美租界租地章程》）的颁布并不是由他们应当服从的一个权力机关所作的"。[⑥]

不过，这种状况很快就得到改善。19 世纪五六十年代，租界寡头大亨们一直在致力于为工部局寻找一个"合法"的地位。在将租界变为"独立共和国"的企图失败之后，他们遂决定修改现有《上海英法美租界租地章程》，力图造成一个事实上的"自治政府"。在各国领事的参与下，经过近一年的商讨，新的章程于 1866 年 3 月拟定，并交租地人大会讨论通过。新的章程全称为《上海洋泾浜北首租界章程》，1869 年 9 月

---

① 《工部局董事会会议录》第 1 册，1861 年 5 月 22 日，第 617 页。
② 《工部局董事会会议录》第 1 册，1861 年 9 月 4 日，第 623 页。
③ 《工部局董事会会议录》第 2 册，1864 年 3 月 2 日，第 471 页。
④ *Municipal Report for the Year Ended 31st March, 1864*, U1-1-877, p.42.
⑤ 《上海英法美租界租地章程》，载王铁崖编《中外旧约章汇编》第 1 册，第 81 页。
⑥ 〔美〕马士：《中华帝国对外关系史》第 2 卷，张汇文等合译，上海书店出版社，1957，第 145～146 页。

24 日得到驻京公使团的批准，自该年 11 月 1 日生效，成为公共租界真正的"根本大法"。该章程共 29 款，另增加了 42 条附律（Bye-Laws）。①附律赋予了工部局更多的市政管理权，其中第 1～8 条对租界内排水沟渠的修筑和管理做了详细规定，兹将相关条款节录于下。

第一条　管理沟渠　凡照以上章程所定租界之内一切公用之沟，或系阴、阳沟，或在街道上、下面，以及需用工程物料，无论系在此章颁行之时已成之沟及将来拟造之沟、造沟经费是否出自公局或出自他人等情，均专归公局一体管理。

第二条　造沟之权　公局随时查勘应行筑造街衢下面之总、分沟道，或挖水池，或立水闸，或淘修深通，或安设机器等工程，以便将租界内各处积水、污秽妥实疏泄。倘有将沟应接通别条街道者，不拘是何街道，均可穿过，务须小心酌度，庶不致损及产业。若果与人家私产有碍，即自行照数赔偿；应赔多少之数，请公正人断理，或由受损之人照章控追。凡因完全上载各工程，堪有必得穿通人家已经圈进之地或另项之地，皆属可行，但须由公局酌定一合宜日期，将此事（欲造各沟工程穿通此家地基之事）预先知照地主；损及地主或租主产业，照例偿银。公局可将沟逐段通接直到各河内，以畅出水，或将沟中污秽各物，妥为设法运出，就便堆积，售与种田人，或另行销用，但不得碍及地方，与取人憎恶。

第三条　推广沟渠　凡归公局管辖一切大小之沟，随时可往勘办、增大、修改及用全、半圈式各做法，倘查有无用应废之沟，便可拆去，或竟行填塞，但此做法总不得碍及地方，取人憎恶。

第四条　擅通公沟　凡人私造之沟，未经奉有公局准据，擅行接通于公局管辖之一切地沟者，即应致罚，不得过一百元。而此沟应行重造等处，悉听公局所指示之做法而行，需用工料费用，仍由本人（私造沟擅通公沟之人）照付；不付，即照控追偿银例行。

第五条　造屋于沟面必有公局准据　凡欲造房、开沟，其基地之下如有公局管辖之大小各沟，必奉有公局所给准据，方可在沟面

---

① 参见熊月之主编《上海通史》第 3 卷，第 137～144 页。

上造房砌沟。如有在此租界章程已经批准颁行之后犯此例者，即由公局将犯例人所造之房、沟拆去，其拆去工费仍向该犯例造作之人索取；不付，即照控追偿款之章办理。

第六条　各沟做盖　租界内一切大小之沟，无论公、私，均要做盖及各项妥善之法，勿使秽恶气味四散溢出；所做沟盖，应由公局做，或由地主自做。

第七条　支应造沟工费　公局造沟、通沟、常年修沟等项工费，均由第九款章程所抽捐项内开支。

第八条　造屋必先筑沟照局示而行　凡有人在租界内盖造房屋或旧屋翻新，必须先筑泄去污水之沟（一条或数条沟），并报知公局，由勘工人（即打样西人）将应用何法筑造、需用何项料物、沟身之大小宽窄、与地面相距之深浅、以及高低平侧之势，逐一声明，以便将屋下积水妥为宣泄之处，呈报公局，饬知该业户（即造屋人）遵办。若业主已将盖房屋及翻造之事报知公局，而勘工人不即据呈转报，过十四天定限，准由该业户任便开工，一如无此通知公局之定例者。凡新造翻造各屋所砌泄水之沟，若于该屋基地周围一百尺（英尺）以内有公局砌造及合理而用之沟，应如何接通之处，全听公局指示。……须适中合宜之处。倘造屋翻新砌沟之人不遵此例，每罚镪不得过二百五十元。凡租界内房屋，无论系在此例颁行以前所造、以后所造，若无地沟及通至公沟之沟不足与该屋及附近地方宣泄污水，如房屋四周一百尺（英尺）内，有公局所造与合理可用之沟，一经公局勘工人呈报，公局即行函示该业户、租主，酌定限期，令其速砌地沟（一条或数条沟），以资宣泄，所有需用料物、如何做法及其大小、深浅、宽窄、平侧等处，均照勘工人原呈而办。接受局示，延置不理，即由公局酌量订期，将此项工程自行砌作；该业户租主如不付出所用工费，即照章向索，按控追偿银例行。[①]

前三条明确了工部局对租界内所有公、私沟渠管道的管理权，工部

<hr />

① 《上海洋泾浜北首租界章程》，载王铁崖编《中外旧约章汇编》第1册，第299～301页。

局可以根据需要在租界内任何地方建造、修理、清理以及废弃任何排水管道。第七条再次重申公共下水道由工部局全权负责，管理费用从公共税收中支取。第四、五、六、八条则对于私人修造排水管道做了具体的规定：第四条规定，私人业主不得随意将自建排水管道接至公共排水管道，而须事先征得工部局同意，并在工部局的指示和监督下进行工程施工，以免私人造屋损及公共管道；第五条规定，如地基之下有公共管道，私人业主在造屋前须经工部局批准；第六条要求所有排水管道均须加盖，以防秽气溢出；第八条则强制规定私人地产上必须修造排水管道，且费用由私人业主自付，但工部局须派人进行技术指导和监管。以上条款显示，工部局作为"市政当局"，已经取得了对私人排水管道的"合法"监管权。同时，尽管工部局有权对租界内所有沟渠进行管理，但对于公共排水管道和私人排水管道，其仍然区别对待：对"公共工程"一手包办、全权负责；对"私人工程"只负监管之责。

有了"法律权限"之后，工部局即可按章纠察违规排水行为。1869年，工部局又委派工部局卫生官协助粪秽稽查员稽查租界内妨害居民健康的现象。一旦经卫生官确认某处排水不畅有碍居民健康，粪秽稽查员即可立即采取措施进行干预。此后，工部局一面继续修筑和维护下水道，一面按照上述办法监管租界内的私人排水事务，以此避免污水产生秽气而危及居民的健康。

第二节　垃圾、粪便处理

在19世纪的西方人眼中，除了污水、死水之外，垃圾和粪便是危害人体健康的另一类污物。虽然18世纪，英国就已经形成了由各教区当局招聘承包人负责清除城市废弃物的制度，在城市中亦有一大批苦力依靠收集和出售废弃物获利，但是，对于城市废弃物之一的垃圾和粪便，依然没有很好的处理之法。Dean T. Ferguson 的研究显示，16~18世纪的大多数欧洲城市，垃圾和粪便不仅被认为是无用之物，更被视为一种秽物，其要么被随意倾倒在街上，要么排入私人厕所或粪坑，而它们最终被堆积在垃圾堆或者排入附近的河流中。虽然从16世纪文艺复兴时期起，欧洲某些城镇开始重新采用罗马人的做法，将人粪用作农业肥料，但直到

18 世纪中叶，使用这种方法的地区仍然很少。[①]

　　同一时期，诸如中国、日本、印度等亚洲国家，则将人粪视为珍贵的农业肥料，颇受农人的青睐。中国迟至明代，已经出现了集收集、处理及销售为一体的粪便处理团体。这类团体雇请掏粪工免费为居民掏粪，所得粪便由他们售卖。[②] 由于粪便的可营利性，在晚明江南地区，集中的粪便交易已在快速城市化的过程中发展起来，尤其在苏州、杭州、北京这样的大城市，非农业人口集中居住，产生了大量可供出售的人粪。[③]

　　至于垃圾，由于大多数不能用于出售，其处理相较粪便来说则较为麻烦。不过，至少在南宋时期，都城临安已出现专门清扫街道和搬运垃圾的苦力。[④] 但是，城市垃圾的清理多为民间自发行为。据余新忠的研究，至清代，除了北京对街道清洁和垃圾清运设有专门的管理人员之外，在其他城镇，街道清扫和垃圾的处理则由"街巷居铺出垃圾捐，皆地保收捐修治"，也即是说，主要由城市居民自行出资雇人清扫处理垃圾，政府几乎不参与。[⑤]

　　总的来说，传统中国城镇已经形成了一套处理城市垃圾、粪便的方法。这套方法虽然在一定程度上能够达到"官无辟除之令，而民有清理之劳"的效果，但由于缺乏专门的政府部门和人员的监督管理，无法保证垃圾粪便处理的制度化和规范化。例如：交由地保经管的垃圾捐经常被中饱私囊，事难长久；苏州城中心玄妙观，因"恰在城之中，离有水

① Dean T. Ferguson, "Nightsoil and the 'Great Divergence': Human Waste, the Urban Economy, and Economic Productivity, 1500－1900," *Journal of Global History*, Vol. 9, No. 3, 2014, pp. 379－402.

② Dean T. Ferguson, "Nightsoil and the 'Great Divergence': Human Waste, the Urban Economy, and Economic Productivity, 1500－1900," *Journal of Global History*, Vol. 9, No. 3, 2014, pp. 379－402. 中国传统社会粪便的处理方式详见 Yu Xinzhong, "The Treatment of Night soil and Waste in Modern China," Angela Ki Che Leung and Charlotte Furth, eds., *Health and Hygiene in Chinese East Asia: Policies and Publics in the Long Twentieth Century*, Duke University Press, 2010, pp. 52－58。

③ Xue Yong, "'Treasure Nightsoil as if It Were Gold': Economic and Ecological Links between Urban and Rural Areas in Late Imperial Jiangnan," *Late Imperial China*, Vol. 26, No. 1, 2005, pp. 41－71.

④ 梁庚尧：《南宋城市的公共卫生问题》，《中央研究院历史语言研究所集刊》第 70 本第 1 分，1999 年。

⑤ 余新忠：《清代江南的卫生观念与行为及其近代变迁初探——以环境和用水卫生为中心》，《清史研究》2006 年第 2 期。

之河过远，故皆不来出粪，所有厕坑，尽行倾满，泛溢街衢"。①

当租界在黄浦滩辟设之时，寓沪外侨所面对的正是传统中国的这种垃圾和粪便处理方式。那么，经历了"母国"公共卫生运动的洗礼、秉持完全不同的公共卫生理念的外侨，他们将如何推行符合他们心目中"卫生"要求的垃圾、粪便处理措施呢？

一　以粪养政

19 世纪 50 年代，租界内的市政道路设施已经初见雏形。1855 年，英租界已建成南北向道路 4 条，东西向道路 5 条。虹口美租界建成 2 条道路。② 同时，由于 1853 年小刀会起义的影响，1854 年租界内居民由上一年的 500 人猛增至 20243 人。③ 人口的急剧增长，给城市管理带来诸多治安和公共卫生方面的麻烦。新成立的工部局道路、码头及警务委员会④报告说："我们这里现在住有一大批杂乱的中国人，他们白天堵塞了道路，在路上撒满垃圾，晚上则酗酒吵闹，影响我们休息，并且引起无穷的骚乱。"⑤ 为了维护租界内的公共卫生，垃圾和粪便的处理很快被提上了租界当局的议事日程。

从现存档案来看，最初几年工部局只关注垃圾的清除。与粪便不同的是，垃圾很少能赢利，故垃圾清除对工部局来说属于纯开支项目。1855 年 5 月，在资金和人员都较为支绌的情况下，⑥ 工部局与道路承包人签订了一份合约，令其负责清除码头的垃圾并保持码头清洁，每月酬金 12 元。⑦ 此后，合约每年一订，所付报酬也时有变动。其时清运垃圾往往与道路修理、路灯照明等事务一起承包出去，故我们难以得知工部

---

① 《记苏城求雨情形并街衢宜及早清理事》，《申报》1873 年 8 月 6 日，第 1 版。

② F. L. Hawks Pott, *A Short History of Shanghai*, Appendix Map.

③ 邹依仁：《旧上海人口变迁的研究》，上海人民出版社，1980，附录表 1，第 90 页。

④ 道路、码头及警务委员会于 1854 年 7 月 17 日设立，其职责之一即是采取措施清除沿江全部垃圾。《工部局董事会会议录》第 1 册，1854 年 7 月 26 日，第 570 页。

⑤ 〔法〕梅朋、傅立德：《上海法租界史》，倪静兰译，上海译文出版社，1983，第 134 页。

⑥ 工部局成立仅半年，财务员便向董事会报告称手头已无资金可用，且透支额已超过 1200 元，请求领事立即向中国政府索取答应承付的每月 500 元津贴，以用于捕房的维持。两个月后，捕房也被迫裁员，只留用 9 名巡捕。《工部局董事会会议录》第 1 册，1855 年 1 月 4 日、1855 年 3 月 27 日，第 578、580 页。

⑦ 《工部局董事会会议录》第 1 册，1855 年 5 月 4 日，第 581 页。

局每年单独花在垃圾处理上的经费数额。

19 世纪 60 年代，江浙一带的战乱使租界人口进一步暴增，租界市政管理范围和规模亦随之扩大。工部局遂决定将垃圾和粪便清除事务独立出来，由专门的承包人负责。1863 年初，工部局命令粪秽稽查员为"清除租界内的粪便和垃圾订立一些合约"。①次年 8 月 31 日，这一临时合约到期后，工部局与一个"华人委员会"（即各片区的挑夫）签订了一份正式的合同，兹将合同内容节录于下。

　　　　工部局同挑夫头奚国林、张瑞卿、陆万春、杨雨亭、张骏发、张锡卿等将所定条规开后。

　　　一、该挑夫头讲定收挑英租界及内外虹口一带地方粪秽、垃圾，务须一律清净，自一千八百六十四年九月初一日起，言明一年为期。

　　　二、该挑夫头自行雇用船只及挑扫各夫，并有盖粪桶均须够用，其收挑垃圾夫数约七十名，照筹办各路洋人指点。

　　　…………

　　　五、看管垃圾洋人一名，并通事一名，由该挑夫头分给每月工资约银一百两，其挑夫等自需各费，即谕收各夜桶钱抵用。

　　　六、本局准该挑夫头每月每个夜桶收钱一百八十文。

　　　七、本局准该挑夫头雇用各夫收倒夜桶，不准别人挑取。

　　　…………

　　　九、运卸粪秽垃圾须远离英商租界，照本局所指地方，不得随路抛倒。

　　　十、粪船、垃圾船停泊之处须照本局指点。

　　　十一、该挑夫头所置粪桶须各加记号。

　　　十二、该挑夫头除收每月每个夜桶钱一百八十文外，不许另索别项钱文，惟大小各坑，准来局声明定价另取。

　　　十三、收取各月夜桶钱文，常在中国月十五之后。

　　　十四、该挑夫头等，倘本局有事问话，不论人数时候，必须即至。

　　　十五、该挑夫头须自觅诚实保人保到本局，□银三千两，并保

---

① 《工部局董事会会议录》第 1 册，1863 年 1 月 14 日，第 668～669 页。

承办各项时常勤慎。

十六、倘本局查出各挑夫情弊，该挑夫头即将其人停止。

十七、该挑夫头倘欲雇用洋人，须来局问查来历可否。

十八、该挑夫头所写每月收付各账，倘本局欲查，必须呈核。

十九、本局所有船只家伙，该挑夫头可照值估买。

二十、本局前置各路小便之处，须每日用水洗净，照筹办各路洋人所指。

二十一、本局所给挑扫各夫执照，无论中外人等，若要查看，必须呈核。①

概而论之，合约主要有四方面内容：第一，工部局将租界内挑运粪便、清除垃圾事务交由承包人负责，由承包人提供苦力和相关器具，并负担所有苦力的工钱；第二，作为回报，工部局授予承包人收集租界内粪便的特许权，并允许其向租界内居民收取出粪的劳务费——每只夜桶180文（1866年劳务费价格下调为每只夜桶120文）；② 第三，工部局并非全然对此事放手不管，而是委派"筹办各路洋人"，负责监督承包人及其所雇苦力恰当地履行合同；第四，作为保障，承包人须由保人作保，并交纳一定的保证金。与之前所订合同相比，这份合同不同之处在于，通过授予租界出粪特许权，工部局免去了向承包人及相关人员支付任何费用。由此看出，工部局此时已经意识到粪便的经济价值，并开始利用这项东西来减少工部局的卫生支出。

在1865年6月7日的董事会会议上，工部局财政、捐税及上诉委员会提出，"这种收入在将来某一天能使直接征税的负担多少有所减轻。……工部局书信馆和污水粪便管理机构有可能产生所需的收入"，建议董事会可以适当准备，以便制定相关措施。③ 董事会很快将这一提议付诸实施。在该年9月与华人邓坤和重行订立的合同中，董事会经仔细考虑，对合同内容进行了修改：承包人不必提供清洁苦力，但须每年

---

① 《Jamieson〈租界卫生状况备忘录〉及工部局为挑运粪秽、清除垃圾所签各项合同》，U1-2-601，第120页。

② 《工部局董事会会议录》第2册，1866年10月12日，第586页。

③ 《工部局董事会会议录》第2册，1865年6月7日，第505页。

向工部局支付 505 元大洋。① 也即是说，从此时起，租界街道由工部局自己雇用苦力清扫，承包人只负责收集粪便和运送垃圾。除去支付清洁苦力的工钱，工部局每月实际剩余 435 元大洋。再加上每月对违背合同行为的罚款约 15 元，工部局每月实际收入大约可以达到 450 元。②

此外，早在 1862 年，工部局已着手在租界内修建公厕，并将所有对公众开放的厕所，无论是否私人修建，均纳入捕房和警备委员会的管理。③ 这样做一方面固然是为了避免居民随地大小便，维护环境卫生；而另一方面，亦借机将厕所的出粪权收归己手。很显然，工部局希望用"招人承包这一垄断工作所得的金额……支付粪秽股的工作费用"，④ 实现"以粪养政"。不过，事情并未按工部局希望的那样顺利进行。

华人早有自行雇人出粪的习惯，租界内的西人房产业主此时也意识到粪便的经济价值。他们将自家房产内的粪便看作私有财产，不认可工部局擅自将租界出粪权特许给承包商并以此换取收益充作公共资金的做法。于是，一些私人地产主开始自行与私人承包商签订除粪合同。

私人地产主自行雇人出粪，直接导致了工部局承包人售粪收入的减少。从 1867 年起，警备委员会在提交董事会的报告中一再提及这一问题，担心如果收入继续减少，工部局与承包人的合约将难以为继，并建议"为了弥补因废除这一制度而造成的损失"，"征收少量的'清扫捐'"，⑤ 作为工部局提供清除粪便和垃圾服务的报酬。

"清扫捐"的开征，立即遭到了租界内大房地产主的反对，其反对理由有四：第一，这种捐税并未得到《上海英法美租界租地章程》授权；第二，这是对私有财产的一种侵犯；第三，这是一种专门收费，与正常税收并不相同，应该允许不使用工部局服务的业主不缴纳这种捐税；第四，房产主缴纳的房捐已经包括了用于公共开支的费用，无须另行征税。

---

① 《工部局董事会会议录》第 2 册，1865 年 9 月 5 日，第 515 页。
② "Report for the Public Works Committee for the Municipal Year Ending 31st March, 1866," *Municipal Council Report for the Year Ending 31st March*, 1866, U1 - 1 - 879, p. 86.
③ 《工部局董事会会议录》第 3 册，1868 年 7 月 7 日，第 679 页。
④ 《工部局董事会会议录》第 3 册，1867 年 8 月 2 日，第 613 页。
⑤ 《工部局董事会会议录》第 3 册，1867 年 8 月 2 日，第 613 页；"Memorandum with Respect to Police Requirements for the Municipal Year 1869—1870," *Municipal Council of Shanghai Report for the Year Ended 31st March*, 1869, U1 - 1 - 882, pp. 12—13。

而工部局一方则认为，现在所征收的税款并不足以抵偿他们所做的工作，"租界内的卫生需要他们经常的监督，并且经常干预私人方面的事务，从而防止疾病的传染和蔓延……为了从事清扫工作，他们拥有大量车辆、马匹和人员"，因此收取"清扫捐"用于支付这些开支是具有正当性的。[①] 双方争执不下，该问题遂被提交大英按察使司衙门（British Supreme Court for China，又称英国在华最高法院）予以仲裁。

按察使埃德蒙·霍恩比（Edmund Hornby）在研究了双方的材料后，尽管同情工部局维护公共卫生的立场，但仍选择支持私人地产主的请求。最终，工部局不得不允许未享受出粪服务的业主不用支付"清扫捐"。[②] 工部局年度财政报告显示，"清扫捐"最终于1871年4月起不再征收。[③] 这也充分说明了西方政府对私人财产权的尊重，不允许公权力侵犯丝毫。

先例一开，越来越多的私人业主向工部局申请自行出粪，直接导致承包人收入减少，进而威胁到工部局的收入。1871年，粪秽稽查员豪斯向警务委员会报告称去年承包人失去了从大约2800所房屋出粪的权力。[④] 1874～1875年度财政报告中，他又担忧地写道："与承包人的合同可能不久将失效，出粪这件事将由收入逐渐变为纯粹的开支。"[⑤] 尽管工部局一再阻止租界内华人房产主自行除粪，[⑥] 但粪秽稽查员所担心的事最终还是发生了。从1880年工部局与承包人签订的垃圾与粪便清运合同来看，承包人仍负责出运租界内粪便和垃圾，但已不需要每月向工部局缴纳任何费用。相反，由于承包人的售粪收入减少，此时工部局反而要每月向承包人支付250元。[⑦] 之后，随着垃圾搬运费用的上涨以及售粪收入

---

① 《工部局董事会会议录》第3册，1869年8月3日，第716～717页。

② 《工部局董事会会议录》第3册，1869年8月31日，第726页。

③ "Finance Statement," *Municipal Council of Shanghai Report for the Year Ended 31st March, 1872*, U1-1-885, p. 114.

④ "Report for the Watch Committee for the Municipal Year Ending 31st March, 1871," *Municipal Council of Shanghai Report for the Year Ended 31st March, 1871*, U1-1-884, p. 112.

⑤ "Annual Report of Inspector of Nuisance," *Municipal Council of Shanghai Report for the Year Ended 31st March, 1875*, U1-1-888, p. 63.

⑥ 按察使仲裁之后，西人地产主可以向工部局申请自行出粪，但华人的申请大多数时候被工部局拒绝，理由是担心华人出粪达不到工部局的卫生要求。

⑦ 《工部局董事会会议录》第7册，1880年8月27日，第717页。工部局的招标广告参见《工部局示》，《申报》1880年8月3日，第6版。

的持续减少，工部局每月支付给承包人的经费逐年增加。至 1894 年，工部局每月付给承包人的金额已达到 1306 元。①

垃圾和粪便捆绑承包的方式越来越无法适应新的形势发展，1898 年，工部局遂决定将垃圾和粪便的移运工作分别承包给两名承包人：岳庆元负责将堆积在苏州河边上垃圾场的垃圾运出租界，所有苦力和相关器具由其自备，工部局每月向其支付 600 元报酬；宋元记负责提供苦力和粪船，出运租界内厕所和私人住户的粪便，其每月向工部局支付 320 元。② 与捆绑承包相比，工部局所支付的费用大大降低。虽然由于形势的变化，工部局最终未能达到"以粪养政"的目的，但在很长一段时间内，以出粪权换取收入的方式，仍然在一定程度上减少了工部局的人力和财力支出。尽管这项事业最终成为纯粹的支出项，但工部局依然坚持将其进行下去，因为正如董事会所宣称的那样："租界的清洁工作显然是工部局义不容辞的责任。"③

二　纠察违规

好的制度设计需要严格贯彻执行才能取得预期的效果，如若没有相应的监管措施加以保障，再好的制度也将沦为一纸空文。除了引入商业模式"以粪养政"之外，工部局同时还委派专人监督合同的执行并负责纠察违规行为。1869 年，相关条款被正式写入新草拟的《上海洋泾浜北首租界章程》④ 附律中，明确了工部局监管租界内垃圾、粪便处理的权责。《上海洋泾浜北首租界章程》附律第 18、19 条明确了工部局须介入公共街道清扫、垃圾和粪便移除等公共事务；第 25、26、27 条明确了私人业主有责任保持私人地产洁净，并对其垃圾、粪便清除方式和时间等

---

① 《工部局董事会会议录》第 11 册，1894 年 7 月 3 日，第 637 页。
② 工部局与岳庆元和宋元记签订的垃圾移运和出粪合同，参见 "Sanitary Reorganisation," *Report for the Year 1898*，U1－1－911。工部局董事会年度报告在 1877 年之前的英文名称时有变动，自 1877 年才固定下来（如前）。为行文方便，1877 年（含）之后的报告名称一律简称为 *Report for the Year* ××××（年份）。该合同已由笔者翻译，参见附录第一部分。
③ 《工部局董事会会议录》第 3 册，1867 年 8 月 2 日，第 613 页。
④ 《上海洋泾浜北首租界章程》，载王铁崖编《中外旧约章汇编》第 1 册，第 302～303、304～305 页。

做了详细的规定；第 28、29、30 条则赋予工部局职员稽查私人地产卫生状况的权力，其中尤其强调要重视专业医师的意见。从实际操作层面来看，工部局主要进行以下三种类型的监察。

首先，委派专人监督垃圾和粪便清运合同的执行并纠察违背合同的行为。移运垃圾和粪便的车船不可避免要经过租界公共道路和河道，即便正常运输，也难免引起租界居民视觉和嗅觉上的不快和反感。① 上一节已述，这种在视觉和嗅觉上的不洁之感，尤其是弥漫在空气中的臭气，在其时的西人看来，是致人生病的元凶。为了尽量消弭这些隐患，工部局试图将垃圾和粪便的搬运与租界居民的日常生活在时间和空间上区隔开来。为此，工部局将苦力收倒粪便、垃圾的起讫时间限定在夜间，并规定粪船和垃圾船须停泊于工部局指定之处。② 1869 年，又强制苦力必须使用有盖粪桶。③ 但实际上，这些方法并不能彻底解决臭气四溢的问题，董事会也不断收到粪秽稽查员、卫生官甚至租界内居民对这一问题的抱怨，但除了一再重申粪桶和粪船必须加盖外，工部局亦别无良策。④

正常的垃圾和粪便出运工作本已颇为棘手，而工部局还需应对运输过程中苦力的违规行为。例如，不按规定时间出粪，挑着不加盖的粪桶穿行于闹市，为了省事直接将垃圾乃至粪便倾入河中，等等。一方面，工部局依靠商业契约来间接约束苦力。承包人是联系双方的中间纽带。苦力人数众多，以工部局的人力根本无法实施有效监管。于是，工部局通过向承包人施压，来达到约束苦力的目的。合约规定，"运卸粪秽、垃圾须远离英商租界，照本局所指地方，不得随路抛倒"，如查出违规的苦力，承包商立即将其解聘。⑤ 一旦发现违背合同的事件，工部局即对承

---

① 卢汉超在其著作中详细描述了 20 世纪上半叶上海的收粪工出粪的情景，并指出，这一模式在晚清民国变化不大。参见卢汉超《霓虹灯外——20 世纪初日常生活中的上海》，段炼等译，上海古籍出版社，2004，第 174~179 页。

② 《工部局董事会会议录》第 3 册，1869 年 8 月 31 日，第 726 页。

③ "Report for the Watch Committee for the Year Ended 31st March, 1870," *Municipal Council Report for the Year Ended 31st March, 1870*, U1-1-883, p.13.

④ 工部局也曾考虑使用有盖的铁质粪桶取代木质粪桶，或者要求承包商提供有舱盖的铁壳船只，但由于技术及经费原因，最终都没有实现。《工部局董事会会议录》第 7 册，1882 年 10 月 30 日、11 月 13 日，第 806、807 页。

⑤ 《Jamieson〈租界卫生状况备忘录〉及工部局为挑运粪秽、清除垃圾所签各项合同》，U1-2-601，第 120 页。

包人进行罚款。如果情节严重，工部局可随时终止合同，且蒙受的损失由承包商承担。1864～1865 年年度报告记载，工部局平均每月的罚款约为 15 元。① 另一方面，工部局依靠巡捕来稽查苦力的违规行为。巡捕一直被视为维持租界秩序和清洁的主要力量。前文已述，1855 年 3 月，工部局顶住各方压力保留了工部局巡捕房，在留用的 9 名巡捕中，专门选出 1 名巡长兼任粪秽稽查员，代表董事会监督垃圾清理合同的正常履行。② 1869 年之后，经《上海洋泾浜北首租界章程》确认，租界巡捕得到"根本大法"的承认。随后，巡捕数量迅速增加，这大大有助于对违规行为的日常稽查。

当然，除了严格监管外，在承包商出现资金困难时，工部局也会竭力扶持，以保证这一事业不致中断。例如，在雨季承包商无法将垃圾卖给乡下人时，工部局就另外给承包商一些补贴。③ 1890 年，苏州河因疏浚而封锁，导致承包商开支增加，并且不能像往年一样将垃圾卖给农民而蒙受损失，工部局决定补偿其损失 478 元。④

其次，监管私人业主及其出粪商的行为。公共区域之外，私人地产上的垃圾和粪便则多由业主自行雇人清扫。不过，私人地产主们经常不按规定清除垃圾、粪便。在早期粪秽稽查员的报告中，就能找到很多对于私人地产主不及时清除其地产上的污物的检举和控诉。针对这种情况，工部局一般通过张贴布告等方式谕令私人业主尽快予以清除，或者由工部局代雇苦力进行清除，然后向业主追讨费用。最初，由于缺乏法律权限，私人业主往往无视工部局的谕令，工部局亦无可奈何。1863 年 3 月，总董典题（Henry W. Dent）以无比痛心的口吻说道："董事会在与这种不良现象作斗争中经受了极大的困难，……在所有这些事情中一般

---

① "Report for the Public Works Committee for the Municipal Year Ending 31st March, 1866," *Municipal Council Report for the Year Ending 31st March*, 1866, U1 - 1 - 879, p. 86.
② 《工部局董事会会议录》第 1 册，1856 年 1 月 14 日，第 583 页。1864 年工部局与承包人所订合同的第 2 条，即明确规定承包人的行动须接受"筹办各路洋人指点"，这里的"筹办各路洋人"即指粪秽稽查员以及在街上巡视的巡捕。《Jamieson〈租界卫生状况备忘录〉及工部局为挑运粪秽、清除垃圾所签各项合同》，U1 - 2 - 601，第 120 页。
③ 《工部局董事会会议录》第 9 册，1887 年 10 月 10 日，第 608 页。
④ "Nuisance Branch," *Report for the Year 1890*, U1 - 1 - 903, p. 61；亦见《工部局董事会会议录》第 10 册，1890 年 12 月 30 日，第 716 页。

说来很少得到地产主的帮助。"① 1869 年《上海洋泾浜北首租界章程》生效之后，粪秽稽查员和巡捕的执法有了"权力来源"和"法律依据"。在随后的报告中，粪秽稽查员豪斯欣喜地写道："由于《土地章程》附律的修订，现在可以对它们（引者：指私人业主不按规定清除污物的行为）进行处理了。"②

根据《上海洋泾浜北首租界章程》附律的规定，私人地产主的出粪商须与工部局承包商一样遵守工部局所制定的规章，例如出粪时间、粪桶样式及规格、粪桶须加盖等。对于违背规章的挑粪工，则由巡捕送至会审公廨（The Mixed Courts）起诉。尽管华人精英认同工部局为维护公共卫生所做的诸多规定，但对于因此而重惩挑粪工却不以为然。《申报》上有多起关于会审公廨审判此类案件的报道，对于这些违规的挑粪工，会审公廨谳员仅仅是略施薄惩。在他们看来，"若予责究似乎太过"，略施薄惩，"斯可谓情法两得其平矣"。③ 华洋双方对于除粪问题所秉持的不同的卫生观念，势必将使工部局的公共卫生政策在实际操作中大打折扣。

最后，规训华人的不卫生习惯。在 19 世纪的外侨眼中，华人向来被视为肮脏的种族。无论在私底下还是公开场合，西人向来不吝言辞指责华人将疾病带入了租界。④ 1853 年之后，"华洋杂居"之势既已形成，寓居华人之中的外侨便开始对"肮脏的华人"的不卫生习惯实施"规训"。

---

① 《工部局董事会会议录》第 1 册，1863 年 3 月 4 日，第 673 页。

② "Report for the Watch Committee for the Municipal Year Ending 31st March, 1870," *Municipal Council of Shanghai Report for the Year Ended 31st March, 1870*, U1 - 1 - 883, p. 13.

③ 《粪宜用桶盖》，《申报》1872 年 10 月 26 日，第 2 版；《邑尊奉行查禁粪船粪桶不加紧盖告示》，《申报》1873 年 4 月 5 日，第 3 版。

④ 在《北华捷报》上，能找到许多类似的说法。例如，1862 年 4 月的租地人大会上，时任租界防卫与环境改善委员会主席的金能亨即声称："鉴于他们（引者：华人）的日常习惯，他们的确是肮脏的种族。" "Minutes: Report upon Drainage and Water Supply Drainage," *The North-China Herald*, April 5, 1862. 胡成、李尚仁的研究也提到了这一时期外侨对华人的种族歧视，参见胡成《检疫、种族与租界政治——1910 年上海鼠疫病例发现后的华洋冲突》，《近代史研究》2007 年第 4 期；胡成《"不卫生"的华人形象：中外间的不同讲述——以上海公共卫生为中心的观察（1860～1911）》，《中央研究院近代史研究所集刊》第 56 期，2007 年；李尚仁《腐物与肮脏感：十九世纪西方人对中国环境的体验》，载余舜德主编《体物入微：物与身体感的研究》，新竹：台湾清华大学出版社，2008，第 45～82 页。

在工部局的公共卫生管理政策中，总能发现一些专门针对华人的规训措施。例如，1861 年起，工部局专门印制一些中文告示，张贴于华人聚居区，警告他们随意倾倒垃圾将受到处罚。① 对于乱倒垃圾和污物的华人，董事会指令稽查员将其带至董事会予以处罚。② 1869 年公共租界会审公廨设立之后，所有违规华人则被送至那里予以处罚。不过，如前所述，华官对于乱丢垃圾等不卫生行为并不以为意，因此在处理时往往敷衍了事。为此，董事会大为不满，遂于 1869 年议决，命令巡捕将租界内乱倒垃圾的华人予以逮捕。③ 但是，警力有限，且实际上华人审判权归于会审公廨，因此，华人违反规定的现象屡禁不止。无奈之下，工部局只得加大清扫力度。工部局记录中声称，鉴于华人乱丢垃圾，清扫后的街道卫生得不到保持，自 1875 年起，增雇苦力，增购垃圾车，街道每天清扫两次，小巷每天一次。④ 这一制度一直持续至街道清扫事务被移交给工务处为止。

小　结

从本章的考察可以看到，工部局的公共卫生理念和管理制度，一开始在很大程度上受到了"母国"做法和经验的影响。根据彼时为大多数西人所接受的"瘴气致病论"，工部局从市政建设和管理着手，在租界内修建下水管道系统，对租界内排水排污问题进行日常监管，关注街道的清扫、垃圾和粪便的清运，纠察相关违规行为，试图通过清除可能有损健康的诸如垃圾、粪便、污水、不洁水源等"秽物"，来改善外在居住环境，从而达到保卫公众健康的目的。

在借鉴欧洲现有的公共卫生管理制度的同时，工部局亦根据上海的在地情况和公共卫生意识的发展，有意识地对其公共卫生管理政策进行

---

① 《工部局董事会会议录》第 1 册，1861 年 6 月 26 日、1862 年 6 月 11 日，第 620、641 页。

② 《工部局董事会会议录》第 1 册，1862 年 8 月 6 日，第 646 页。在董事会会议录中，此类案例还有许多。

③ 《工部局董事会会议录》第 3 册，1869 年 12 月 17 日，第 744 页。

④ "Annual Report of Inspector of Nuisance," *Municipal Council of Shanghai Report for the Year Ended 31st March*, 1875, U1－1－888, p. 63.

因地制宜的调整。例如，在粪便处理方面，工部局接受了中国传统社会处理粪便的方式，将粪便视作一种商品，引入商业模式，将租界粪便和垃圾清运外包给专门的商业团队，试图以出售粪便的收入来支付清运垃圾和粪便的开支，达到"以粪养政"。这样的调适，的确一度为工部局带来了不少的利润，在早期工部局卫生行政经费不足的状况下，有效缓解了工部局的部分压力。

第四章 早期食品卫生管理

本章重点介绍工部局对租界内食品卫生的早期管理。值得注意的是，本章虽然名为早期食品卫生管理，但任何制度之消失，绝不是无端忽然地消失，它必有流变，[①] 因此，为保证对某些政策叙述的连贯性，本章所涵盖的时段，实际上并不限于19世纪，有时甚至延续至20世纪30年代。19世纪下半叶，囿于医学知识和实验室条件的缺乏，食品的化学检验尚未在工部局的公共卫生管理中出现，工部局主要关注的是如何确保食品生产和销售场所的清洁，以及防止腐烂变质的食物进入销售环节。关于工部局早期促成租界内实现洁净水——自来水供应的努力，由于已有不少学者有过翔实的研究，本书不再讨论。[②]

第一节 食品定期查访制度

1870年春夏之际，历经约两个月的海上颠簸，洋行职员戴义思（Charles M. Dyce）终于抵达上海。到达当天的大雨让他对于这个正在冉冉升起的远东商埠的印象十分糟糕。不过，这种糟糕的印象很快为第二天早上的一顿美食所冲淡，这顿"家乡的味道"实在令他印象深刻，以

[①] 钱穆：《中国历代政治得失》，九州出版社，2012，第2页。

[②] 程凯礼在其著作中，论述了寓沪外国医生对上海水质的争论以及租界内各方针对设立自来水厂的较量与努力，参见 Kerrie MacPherson, *A Wilderness of Marshes: The Origins of Public Health in Shanghai, 1843–1893*, pp. 86–122。梁春阁考察了19世纪60年代至80年代工部局议建自来水厂的过程，并分析了前几次计划流产的原因以及最终决定由私人公司兴办自来水事业的原因，该文将自来水供应作为公用事业，力图以此说明"政府"在进行公用事业管理时应采取的方式。参见梁春阁《利益的守护人：工部局监管下的近代上海公共租界供水事业的发展（1868~1911）》，硕士学位论文，华东师范大学，2015。此外，严娜、彭聪亦有专文考察自来水公司的筹建过程及工部局在其中的作用，分别参见严娜《工部局与英商上海自来水股份有限公司的成立》，中华医学会医史学分会第12届2次学术年会，北京，2009年8月；彭聪《英商上海自来水股份有限公司研究》，硕士学位论文，厦门大学，2010。

至于 30 多年后他还能准确地回忆起当年的菜式:

> 第一道菜是煮熟的鱼片拌黄瓜,这是种鲱鱼,但在上海的这个
> 季节,它清爽的口味比我在纽约时吃过的要好得多。接着是烤稚鹑,
> 同样比我曾经吃过的任何鹑肉都要可口。最后一道菜是很美味的
> 牛排。①

戴义思的回忆向我们展示了当时寓沪外侨日常饮食的一面,肉是他们餐
桌上必不可少的食物之一,其食用的肉类主要分为三大类:牛羊猪肉、
禽类野味以及海鲜。

20 世纪上半叶居住在上海的美国人欧内斯特·O. 霍塞 (Ernest O.
Hauser) 向我们更为详尽地描述了租界外侨复杂而讲究的饮食习惯:

> 他们吃饭时,最先是一道浓汤,佐以一杯舍利酒;继之以一
> 两道小吃,佐以香槟酒;次是牛肉、羊肉或鸡、鸭和火腿,佐以
> 香槟酒或啤酒;次是咖喱饭或咸肉;次是野味、布丁、糕饼、车
> 厘冻、鸡蛋糕或牛奶冻,香槟酒;次是乳酪饼(即企斯)、冷
> 盆、面包、白塔油和一杯葡萄酒;最后还要加上橘子、枣子、葡
> 萄干、胡桃肉和两三杯红酒或别的酒类,再佐以一杯咖啡,方才
> 完事。②

从霍塞的描述可以看出,到 20 世纪,寓沪外侨的饮食较之 19 世纪 70 年
代已经丰富得多了,不过无论在什么阶段,肉始终是寓沪外侨餐桌上的
主角。还有一样东西,虽在 19 世纪中叶已进入了寓沪外侨的餐桌,但直
至 20 世纪初以后才逐渐流行,即牛奶。

可是,传统中国是一个以素食为主的农业国家,孟子将"七十者可
以食肉矣"作为理想盛世的标准,亦可想见食肉,尤其是食用牛肉,在
传统中国并不是日常的饮食习惯。江南一带素以种植业为主,家禽家畜

① Charles M. Dyce, *Personal Reminiscences of Thirty Years' Residence in the Model Settlement
Shanghai, 1870—1900*, Chapman & Hall, Ltd., 1906, p. 25.
② 〔美〕霍塞:《出卖上海滩》,越裔译,上海书店出版社,2000,第 13 页。

的饲养仅以副业形式存在，牛以役用为主，且多为水牛和黄牛，没有专门的乳用牛种。那么，外侨日常所需的肉类以及牛奶，究竟由何处供应，又是如何在上海销售的呢？

一　食品来源及隐患

曹艾达的研究显示，作为寓沪西人餐桌上主要食物的牛羊肉，主要由上海周边及江浙地区的农村提供。[①] 但是，江南地区素来并无饲养肉牛的条件和习惯，"肉用之牛，多为经过使役多年之牛"。[②] 屠宰耕牛售卖者，主要"缘因此季（引者：指冬季），耕牛大多休闲，空耗饲料，农家受经济之压迫，无容缓，故不得不剐肉医疮，出卖耕牛"。[③] 因此，寓沪外侨可以获得的牛肉大多"过于柴瘦而令人不满意"。[④] 租界开业医师玛高温[⑤]（Daniel Jerome Macgowan）在一份报告中亦指出，"在该省（引者：浙江省）大部分地区内，所有家畜在每年春秋之际，尤其是 10 月份，都易患地方性的疾病。患有这种疫病的家畜绝大多数会突然死亡，因而在上海菜场上不一定会被发现。……除了家畜在春秋季节易患的疫病外，还可以经常发现每年农业季节结束后大批病弱的牲畜被送往上海菜场"。[⑥] 以上即早期租界内供外侨食用的牲畜的来源。

早期租界内牲畜的屠宰加工，主要在位于租界外的八仙桥华人私人屠宰场进行，这些地方的卫生状况堪忧。1867 年，工部局测量员奥利弗对上海租界附近的 11 家私人屠宰场调查走访之后判断："这些屠宰场污秽不堪，条件很差，既没有下水道，也没有供水设备，毫无疑问，在这些地方屠宰的许多牲畜完全不宜食用。"[⑦]

关于肉类的购买，开埠前，上海城厢并没有专设的小菜场，"只有肉

① 曹艾达：《上海公共租界肉类供应卫生管理》，硕士学位论文，华东师范大学，2013。
② 王昌楷：《遂安畜牧之概况》，《浙江畜牧》创刊号，1935 年，第 168~171 页。
③ 研究部：《金华畜牧调查报告》，《浙江畜牧》创刊号，1935 年，第 179~183 页。
④ G. Lanning, S. Couling, *The History of Shanghai*, p. 298.
⑤ 玛高温是美国浸礼会传教士，曾就读于纽约州立大学医学院，1843 年来华，19 世纪 60 年代初期来到上海虹口地区，一边行医一边译书，时常协助工部局在虹口地区的公共卫生管理事业。
⑥ 《工部局董事会会议录》第 3 册，1868 年 11 月 11 日，第 689~690 页。
⑦ 《工部局董事会会议录》第 3 册，1867 年 12 月 13 日，第 622 页。

铺、鱼行和鸡鸭行，买卖蔬菜或者在沿浦码头交易，或者由农夫、小贩肩挑车运，穿街走巷售给居民"。[1] 开埠初期，传统的买菜、卖菜方式没有发生大的变化，"人们从送货上门的商贩那里购买大米和蔬菜，这些商贩大多数是附近的村民。出售肉、鸡、鸭、蛋、鱼和豆制品的商店都在上海县城及其附近的南市"。[2] 至于租界内，尽管 1845 年《土地章程》中即已规定："洋泾浜北首界址内，租主得公同建造市场，使华民将日常用品运来售卖。市场地点及管理规则由地方官宪会同领事官决定。"[3] 但是，由于租界辟设初期人烟稀少，实际上并未形成固定菜场，其"日常供应均到华界牙行批发或由华人挑担供给"。[4] 也即是说，最初居住在租界内的外侨，不得不遵循华人的买菜方式：在华界的露天菜市或者从走街串巷的商贩处购买，来获得其日常所需的食品。街头菜市、私人菜场以及走街串巷的售卖方式固然能满足早期租界居民对日常"小菜"的需求，但缺乏必要的组织和监管也带来了诸多弊端：交通拥堵、街衢污浊、食品卫生质量亦得不到保证。正如一位学者所说："交易场所地方狭窄，蔬菜品种摆放无序，秩序混乱，卫生条件恶劣。若以现在的市场卫生标准来衡量是典型的'脏乱差'。"[5]

　　按照西方当时所奉行的自由主义经济思想，食品买卖是商业行为，理应让买卖双方自由公平地交易，政府应尽可能少地干预。但实际上，英国地方政府一直遵循着古罗马奥古斯都大帝时期就形成的制度，在城镇里设置稽查员，负责稽查市场，禁止销售腐败变质的食物。[6] 这主要是因为，食品与杂货、服装、图书等物品不同，它是关乎每个人的身体

---

① 上海市档案馆编、史梅定主编《追忆——近代上海图史》，上海古籍出版社，1996，第202 页。在时人所写竹枝词中，有不少唱咏买卖小菜情景的句子，例如"乡农入市起中宵，菽自篮提菜自挑"；"山蔬野蕨类纷如，唤卖声喧绕市间"；"一肩蔬菜里中呼，小本营生借口糊"。参见顾炳权编著《上海历代竹枝词》，上海书店出版社，2001，第105 页；顾炳权编《上海洋场竹枝词》，上海书店出版社，1996，第177 页。

② 卢汉超：《霓虹灯外——20 世纪初日常生活中的上海》，第 244 页。

③ 王铁崖编《中外旧约章汇编》第 1 册，第 68 页。

④ 唐艳香、褚晓琦：《近代上海饭店与菜场》，上海辞书出版社，2008，第 272 页。牙行，指其时为买卖双方介绍交易、评定商品质量和价格的居间行商。

⑤ 葛红兵、许峰：《租界时期上海菜场的文化规训与视觉整饬》，载吴亮主编《城市的后面》，上海文化出版社，2011，第 238 页。

⑥ Rosen George, *A History of Public Health*, p. 49.

健康和生命安全的，事关重大，必须纳入政府的严格监管范围之内。因此，"菜场，从一开始就吸引了工部局的注意力"。①

二　常规访查制度的确立及不足

工部局对菜场所售肉类的检查始自 1868 年。这一年，上海及其周边地区暴发严重的牛疫，为防止病牛肉进入租界外侨餐桌，工部局任命巡捕米尔斯为临时肉类稽查员，负责"对供应西人食用的肉每天都作检验，凡劣质肉一律予以没收并销毁"。同时，还委托亨德森医生协助进行畜体化验工作，适当记录死因。② 次年，董事会设菜场稽查员一职，委任基尔为首任菜场稽查员，负责巡查菜场、肉铺、屠宰场、奶牛场等处，定期向董事会提交稽查报告。③ 由此，工部局确立了食品常规检查机制，肉类是早期食品监管的重中之重。

据临时肉类稽查员米尔斯报称，其"对肉店和屠宰场的查看，每天一次，必要时两次，对看上去有毛病的肉或质量差的肉每月没收六次"。④ 在很长一段时间里，工部局董事会及肉商都默认了稽查员没收及销毁不合格肉类的行为。但事实上，菜场稽查员并不具备这一权力。在 1869 年 4 月的月度报告中，菜场稽查员就报称由于对自己的职权不明，未将一头患有疥癣的牛扣留。鉴于此，董事会遂授权巡捕或菜场稽查员有权扣留可疑或患病肉类，并在征得工部局医官意见后可销毁这些肉类。⑤ 很快，工部局的这一决议就遭到了挑战。

1872 年牛疫再次暴发，几乎所有供应上海租界牲畜的货源地都受到了影响。⑥ 为了防止病肉流入租界内的市场，菜场稽查员基尔加大了检查力度，其认为不合格的肉类一律被没收并销毁。7 月 16 日，因没收和销毁了一家华人肉铺售卖的病牛肉，该店店主将基尔告至英国在华最高

---

① Notes on Lectures for Staff Circles，《工部局卫生处长朱尔登博士讲演材料（1928～1937）》，U1-16-212，第 83 页。

② 《工部局董事会会议录》第 3 册，1868 年 11 月 11 日，第 689 页。

③ 《上海租界志》编纂委员会编《上海租界志》，第 495 页。

④ 《工部局董事会会议录》第 3 册，1869 年 1 月 12 日，第 695 页。

⑤ 《工部局董事会会议录》第 3 册，1869 年 6 月 8 日，第 707 页。

⑥ "Market Branch," *Municipal Report for the Year Ended 31st March*, 1873, U1-1-886, p. 46.

法院。① 虽然法官亦认为不合格的肉类应予以没收，但依法审判的结果是基尔败诉，赔偿原告货物成本。② 受此鼓舞，随后又有 16 起类似的控告菜场稽查员的案件发生，均以工部局败诉而告终。③

工部局法律顾问为工部局的败诉给出了恰当的解释：《上海洋泾浜北首租界章程》及其附律并未授予工部局命令菜场稽查员在不使用武力的情况下没收不适宜食用的菜场食品的权力。④ 为此，他建议董事会增订一条相关的附律，而在此项附律得到北京公使团批准之前，应先从中国官府处取得没收中国人财物的某种一般性权力。此外，他还建议菜场稽查员在发现不合格的肉类后，最好直接向会审公廨提出控告，由会审公廨出面予以没收并销毁。⑤

败诉之后，董事会一面指令基尔在会审公廨反控销售病肉的华人肉铺店主，同时立即着手增补相关的附律。1872 年 8 月 5 日，董事会会议批准了经工部局律师修改后的附律条款，拟授予菜场稽查员没收不合格肉类的权力。⑥ 但是，拟定的附律提交驻沪领事团后，并未得到其支持。

---

① 1869 年《上海洋泾浜北首租界章程》第 27 条规定："凡控告公局（引者：指工部局）及其经理人等者，即在西国领事公堂投呈控告，系于公历年首有约各领事会同公议，推出几位，名曰领事公堂，以便专审此等控案。"不过，由于领事公堂直至 1882 年才正式成立，故在此之前，以工部局及其职员为被告的案件均由英国在华最高法院审理。参见杨湘钧《帝国之鞭与寡头之链——上海会审公廨权力关系变迁研究》，北京大学出版社，2006，第 52 页。

② 审判记录详见 "Mixed Court: O. R. Keele, Inspector of Markets, v. Chang-Yuen-Che, Trading under the Name of Tsung-Minkee," *The North-China Herald*, August 3, 1872;《工部局董事会会议录》第 5 册，1872 年 7 月 29 日，第 563～564 页; "Market Branch," *Municipal Report for the Year Ended 31st March, 1873*, U1 - 1 - 886, pp. 48－50。

③ "Market Branch," *Municipal Report for the Year Ended 31st March, 1873*, U1 - 1 - 886, pp. 48－49.

④ 《工部局董事会会议录》第 5 册，1872 年 7 月 29 日，第 563～564 页。

⑤ 《工部局董事会会议录》第 5 册，1872 年 8 月 5 日、26 日，第 567、573 页。

⑥ 条款内容如下：菜场稽查员，或工部局为此目的而任命的其他官员，在任何适宜时间内，不论有无助手陪同，可进入在租界境内开门营业，或用于出售，或准备出售或利用家畜肉、家禽野味、肉类、鱼类、水果、蔬菜、谷类、面包、面粉、奶类或其他食品饮料的任何店铺、摊子场所或屠宰场所视察，并检查安放其中的任何牲畜、家畜肉、兽肉、家禽、肉类、野味、鱼类、水果、蔬菜、谷类、面包、面粉、奶类或其他食品饮料。假如上述官员在任一上述此类店铺、摊子或场所，或在本租界境内任何一条马路或大道上，发现有任何牲畜、家畜肉、野味、肉类、水果、蔬菜、谷类、面包、面粉、奶类，或其他食物饮料，是不宜人们食用的，他可以将其没收充公。而假如卫生主管人员，或由工部局为此目的而任命的其他官员认为此类牲畜、家畜肉、兽肉、家

8月24日，英国驻沪副领事阿查礼回信婉言告知工部局，领事团无意批准增订附律，而愿意"为董事会谋取临时性权力"。①最终，董事会接受了阿查礼的建议，放弃了增订附律的努力。经过交涉，1873年1月上海道台正式授予工部局菜场稽查员没收租界内病肉的权力。②正如《上海史》一书的作者库寿龄所说，这一波折"反映了租界当局的尴尬处境，即租界的外国人如果想要吃到优质的肉，就必须依赖来自上海县城的中国官方文书"。③

尽管这次事件以上海道台的授权而告终，但对工部局来说问题并没有解决。基尔在1874年的报告中写道："这种做法（引者：没收和销毁病肉）确实没有任何来自《上海洋泾浜北首租界章程》的法律依据，执行之所以没有遇到障碍，依靠的是肉店店主和屠宰场主的默认。"④库寿龄则称："一个更严重且现实的问题在第二年出现了，由于没收病肉，农民停止送牛来。如果我们想要对肉的好坏进行挑选，那么我们干脆就什么肉也得不到了。"⑤因此，自1872年牛疫事件后，菜场稽查员在处理售卖病牛肉的肉商时，即已采取将其起诉至会审公廨，由会审公廨出面予以处罚的方式。⑥但是，警备委员会的报告显示："会审公廨处以的罚款并不足以起到威慑作用。"⑦

禽、肉类、野味、鱼类、水果、蔬菜、谷类、面包、面粉、奶类或其他食品饮料等不适于人们食用的话，他应命令将此类食品销毁，或加以处理以防止将其拿来出售或被用来制作上述各类食物。对上述野兽、家畜肉、兽肉、家禽、野味、肉类、鱼类、水果、蔬菜、谷类、面包、面粉、奶类或其他食品饮料之货主，或该类食品之保管者，应对每只野兽、家畜，每块兽肉类或鱼类，每只家禽或野味，每包水果、蔬菜、谷类、面包、面粉、奶类，或其他食品饮料，处以不超过××元之罚款。任何人试图阻挡或妨碍上述稽查员或其他官员进入或视察该类店铺、摊子或场所，或阻挡或妨碍对该类野兽、家畜肉、兽肉、家禽、野味、肉类、水果、蔬菜、谷类、面包、面粉、奶类，或其他食品饮料加以没收充公，或销毁，或以其他方法进行处理者，每犯一次应处以不超过××元之罚款。参见《工部局董事会会议录》第5册，1872年8月5日，第567页。

① 《工部局董事会会议录》第5册，1872年8月26日，第574页。

② 《工部局董事会会议录》第5册，1873年1月14日，第601页。

③ G. Lanning, S. Couling, *The History of Shanghai*, p. 299.

④ "Market Branch," *Municipal Report for the Year Ended 31st March, 1873*, U1‑1‑886, p. 46.

⑤ G. Lanning, S. Couling, *The History of Shanghai*, p. 299.

⑥ 相关的处罚案例，参见《工部局董事会会议录》第5册，1873年6月2日，第632页。

⑦ "The Committee's Report," *Municipal Report for the Year Ended 31st March, 1873*, U1‑1‑886, p. 43.

　　定期访查措施除面临法律权限上的困境外，其实施效果也未尽如人意。检视菜场稽查员历年来的月度报告，在大多数报告中，他们都声称其对屠宰场及菜场供应的肉类的检查结果是令人满意的，但现实情况却并非如此。例如，1883年夏季，上海周边地区再次暴发牛疫。《字林西报》载："经由水路进入上海的旅客们看到水道里塞满了被抛弃的死牛尸体，在松江、苏州和无锡地区，据传已经有一千多头牛死亡……每当农民发现他们的牛出现病症时便将其送入八仙桥，卖给那里的油脂店和屠户，他们赶着病畜穿过租界，这增加了疫情扩散至租界的风险。"① 在报道者看来，疫情已经危及租界侨民的安全，但是，菜场稽查员在8月初提交的报告中仍一如既往地报称："八仙桥的牛都健康无病……丹阳或长江上游各地的牛都没有病，这个菜场的牛，大多数是从上述地区运来的。"②

　　一位在租界内开办奶牛场的纳税人霍尔（H. E. Hall）经过走访发现，稽查员豪斯所谓的每天巡查肉铺和华人屠宰场，其实只是简单地向肉商和屠户询问屠宰数，然后不加判断地予以记录。在致董事会的函中，他写道："如果稽查员上次访问时有10头牛，下次还是10头，那他就无法识别是否有牛因为病死而被替换。"在随后与公董局菜场稽查员的共同调查中，霍尔进一步发现：油脂店的人总是等到菜场稽查员走后才开工。于是他们静候至下午五时半豪斯结束例行巡查后再进行调查。突击检查的结果令人震惊：

　　　　那里的人在极度肮脏的环境里宰杀病畜，其状况已足以引发此地居民的流行病；桥尽头的一个屠宰场也脏乱不堪，两头已经宰好的牲畜挂在那里，地上全是污渍，苍蝇乱飞，空气中弥漫着恶臭。这两头牲畜正准备送往英租界的两个主要肉店，供应外侨的肉就出自此处。但是工部局的菜场稽查员只是每天早上六时和晚上五时或六时来检查一下。……屠户们虽然知道他们屠宰的是病畜，但仍然向肉商提供牛舌以及那些凡是看上去能出售的肉。③

---

①　"Cattle Epidemic," *The North-China Daily News*, August 8, 1883.

②　《工部局董事会会议录》第8册，1883年8月6日，第523页。

③　"The Cattle Plague," *The North-China Daily News*, September 22, 1883.

此外，为了逃避检查，屠宰场常常会按照预定直接将牛肉送至顾客家而并不进入市场流通。① 可以断定，在这种状况下，如果屠户和肉铺店主有意隐瞒的话，那么不合格的肉类很容易就能躲过稽查员的监视进入外侨的餐桌。稽查员的检查结果与霍尔所观察到的现象之间的差异，揭示了一个非常关键性的问题，即工部局菜场稽查员的例行巡查并不能达到确保租界内肉类质量良好的目的，因为屠户和肉商完全可以避开菜场稽查员一天中固定的检查时间来出售不合格肉类。

造成这种状况的原因，一方面固然是华洋卫生观念的差异以及肉商的存心欺诈，另一方面也跟长期以来行政人员的不足有关。自基尔辞职后，豪斯身兼粪秽稽查员和菜场稽查员两职。其仅有一位助理稽查员协助处理粪秽股事宜，本应由菜场稽查员负责的菜场及奶牛场检查事宜，都由豪斯一人全权负责，这让其不堪重负。在报告中他抱怨道："为了能使董事会详细了解关于华人牛奶场、菜场、屠宰场和油脂店的情况，那就需要有一个人整天关心此事，因为油脂店得每天去检查一次，华人牛奶场每星期至少去三次。……最近几年来……他所有的时间都被一些并不完全是粪秽项目的工作占用了。"② 为此，根据豪斯的建议和推荐，董事会任命富有经验的威德担任专门的菜场稽查员。③ 但是，即便如此，霍尔所指出的问题仍未能得到解决。威德也承认，随着肉铺和屠宰场数量的增加，他在一天之内无法走遍所有检查点，只能保证进行隔天检查。④

相较于肉类检查，工部局对菜场销售的其他种类食品的检查则更不加以重视，或者说无力重视。在菜场稽查员的报告中，关于这些食品状况的描述通常很笼统，兹摘录几例如下。

> 这个月各菜场的货源充足，总的来讲，出售的商品质量均属上乘。鱼类很多。蔬菜大量进货而且比较新鲜。

---

① 《工部局董事会会议录》第 9 册，1887 年 9 月 5 日，第 600 页。
② 《工部局董事会会议录》第 8 册，1883 年 9 月 3 日，第 530 页。
③ 《工部局董事会会议录》第 8 册，1883 年 9 月 17 日，第 532 页。
④ "Report of Market Inspector," *The North-China Daily News*, January 23, 1886.

2 月份各菜场都得到了足够的牛羊肉、禽类及蔬菜供应。

6 月份，各菜场都得到了足够的优质与卫生的食物供应。①

翻检 1892 年之前历年菜场稽查员报告，亦可发现，其中多有没收不合格肉类的汇报，却找不到一例没收其他食品的记录。笔者以为，这表明其时稽查重点是肉类，对其他食品的检查并不太重视。

综上所述，定期访查马路菜场、私人屠宰场的制度，固然能在一定程度上遏制不合格的食品流入外侨餐桌，但在具体操作过程中，由于华洋观念的差异、缺乏"法律权限"、稽查人手不够等，并不能达到令人满意的效果，工部局不得不另谋他法。其应对之道则是进行市政设施建设——修建"公立菜场"和"公立屠宰场"，通过对肉类生产加工和销售环境的直接掌控，确保病畜不进入屠宰环节，以及保证肉类加工和销售环境的干净卫生。至于对牛奶品质的监管，则直至 1898 年工部局具备了化学检验技术及设备之后才得以实现。

第二节　营建公立菜场

1853 年上海小刀会起义期间，租界人口骤增，为满足日常饮食需求，一时之间，租界内兴起了数个街头菜市或私人菜场。在租界大马路、虹口美租界北福建路，自发形成了固定的街头菜场，不过光顾者多为华人。② 1855 年，侨民史密斯（E. M. Smith）和海德（C. H. Head）获得租界当局及英国领事的支持，拟在桥街③（Bridge Street）设立一私人菜场，对摊位承租人收取一定费用，以此"保证集市和菜场的良好秩序，及其有效的排水、照明和日常清扫"。④ 次年，该菜场开业，称为"史密斯菜场"，供租界外侨使用。但是，除修建了排水管道外，该菜

---

① 分别参见《工部局董事会会议录》第 4 册，1870 年 1 月 6 日，第 681 页；《工部局董事会会议录》第 7 册，1880 年 3 月 8 日、7 月 2 日，第 701、710 页。

② Notes on Lectures for Staff Circles，《工部局卫生处长朱尔登博士讲演材料（1928 ~ 1937）》，U1 - 16 - 212，第 83 页。

③ 初名 Brokers' Road，1856 年前后更名为桥街，即今四川中路。

④ "Shanghai Public Market," *The North-China Herald*, April 14, 1855.

场与街头菜市相差无几。① 就笔者目力所及，截至 1882 年，租界内有 5 座菜场，分别为南京路菜场、河南路菜场、棋盘街菜场、史密斯菜场及虹口菜场，其中，史密斯菜场专为西人菜场，其余 4 座均为街头华人菜场。②

街头菜市由于多为自发形成，缺乏有效的排水供水，亦无专人清扫，给租界带来了诸多环境卫生问题。1872 年《北华捷报》刊登的一篇评论指出，露天菜场主要存在两个问题：第一，"目前的菜场存在于租界内几乎唯一的大道上"，造成交通不便；第二，卫生状况堪忧且缺乏适当有效的检查。"鱼和蔬菜遭受着日晒雨淋，但是对之却没有可行的稽查制度。……人们有时穿过大马路时，即便是摊位从人行道撤走几小时后，仍能闻到早市遗留下来久未散去的臭味。"该文作者指出，"由于我们身处某种程度上不利于健康的环境中，因此理应消除所有疾病的外部诱因"。③ 除露天菜场外，史密斯菜场虽为私人所有，但卫生状况亦不容乐观。菜场稽查员就多次在递交给董事会的报告中提及了该菜场的环境卫生问题。此外，虽然工部局于 19 世纪 60 年代末即已确立了定期访查制度，但正如工部局总董所说："菜场属私人所有，工部局无权干预。"因此，董事会只能增聘苦力在菜市结束后清扫菜场所在的街道。④ "公权力"对私人菜场或马路菜场的监管总是受到颇多掣肘、困难重重，难以达到良好的食品卫生管控效果。

---

① 《工部局董事会会议录》第 1 册，1856 年 11 月 10 日，第 592 页。

② 据《上海小志》记载：1870 年，富商杨子京怜悯盆汤弄一带菜贩"既受风雨之苦，复时遭拘罚之痛"，遂捐资建一菜场于五福弄（今南京东路五福弄）中，当时称为"东荒场菜场"，免费供菜贩设摊营业。1872 年，杨子京将东荒场对面的一块土地捐赠出来，工部局"乃就其地以木板盖成一菜场，每摊开收月捐一元"。这座菜场位于今南京东路贵州路附近，时人称之为"西荒场菜场"。五年后，改建为石柱铅皮棚，俗称铁房子菜场，每摊征收月捐两元，继又增为三元，后则从未增加。参见胡祥翰《上海小志》，上海古籍出版社，1989，第 46 页。胡祥翰亦即胡寄凡，为胡适族叔。《近代上海饭店与菜场》一书及《租界时期上海菜场的文化规训与视觉整饬》一文均引用此条史料，但笔者未在其他史料中见到有此说法，是为孤证，且与朱尔登回忆亦有所出入。参照《工部局董事会会议录》中历年对菜场的讨论记录，亦从未出现过《上海小志》中所提及的菜场，笔者以为朱尔登的说法更为准确。

③ "A Market," *The North-China Herald*, April 11, 1872.

④ 参见《工部局董事会会议录》第 10 册，1891 年 9 月 1 日、8 日，第 762、763 页；《工部局董事会会议录》第 11 册，1893 年 8 月 29 日、1894 年 1 月 9 日，第 573、598 页。

一　筹建公立菜场

19 世纪中期，英国本土及诸如香港等殖民统治地区，均已出现由政府出资兴建公立菜场，以便对食品售卖行为进行集中管理的情形。《北华捷报》对此种方式的评论可谓一语中的："一个完善的稽查，其覆盖的范围越少越好。"① 但是，作为大型市政设施，现代公立菜场除了需要宽敞的场地、建筑外，还应配备相应的供水、照明、排污系统及管理人员。因此，要营建和经营公共菜场，不仅需要合适的地皮，更要有足够的资金支持，而正是这两个问题，导致公立菜场在上海的兴建迁延多年。

1872 年 2 月和 10 月虽先后有人向董事会提出此议，但均不见有下文。这一搁置，即是十年。1882 年，鉴于南京路交通日益拥挤，街头菜场的存在已严重影响到正常交通秩序及街道清洁，工部局于是打算在附近修建一室内菜场。3 月 17 日，根据工务委员会的建议，董事会登报征求合适的地皮。② 经过一番比较，最终确定以 2.5 万两的价格购买戴利位于南京路和九江路之间的第 1305 号册地。③ 为了让菜场布局更加合理，董事会甚至以有奖征集的形式公开向社会征求设计图。最终，董事会选定了一份署名为"作为一个穷人"的设计图。据估算，修建新菜场需花费约 5 万两。④ 该年的纳税人会议认为耗资庞大，因而否决了这一计划。⑤

为减小损失，董事会遂改变策略，将该地皮上的建筑拆除并清理为一块空地，拟将南京路马路菜场搬迁至此。⑥ 同时，工务委员会在空地上加盖了几个临时棚屋，供肉铺和鱼肆使用，蔬菜瓜果仍在露天销售。⑦ 华人小贩担心迁至新菜场后，工部局会向他们征收额外的捐税，

①　"A Market," *The North-China Herald*, April 11, 1872.

②　《工部局董事会会议录》第 7 册，1882 年 3 月 17 日，第 774 页。

③　相关过程参见《工部局董事会会议录》第 7 册，1882 年 7 月 31 日、8 月 14 日、8 月 21 日，第 792、794、795 页。

④　《工部局董事会会议录》第 8 册，1883 年 2 月 12 日，第 494 页。

⑤　"Annual Meeting of Ratepayers," *The North-China Daily News*, March 22, 1883.

⑥　《工部局董事会会议录》第 8 册，1883 年 3 月 6 日，第 498 页。这样董事会不仅能通过售卖拆除的废料赚一笔钱，也不至于让所购地皮闲置，最大限度减少了损失。参见《工部局董事会会议录》第 8 册，1883 年 3 月 19 日、4 月 9 日，第 500、503 页。

⑦　Some Aspects of Public Health Work in Shanghai，《工部局卫生处长朱尔登博士讲演材料（1928～1937）》，U1 - 16 - 212，第 65 页。

一致拒绝离开马路菜场。虽然搬迁计划遭到了华人小贩的坚决抵制，甚至酿成了一场骚乱，但在工部局的坚持以及领袖领事和会审公廨谳员的协调之下，搬迁计划最终得以实现。工部局一方亦做出让步，承诺"在一个正规的菜场建成之前，不应该收取任何租金"。①此后，工部局又逐渐完善该菜场设施，1884年5月安装了自来水管，1887年增建大棚，1888年为菜场地面铺设宁波石并增建排水沟。总的来说，1884年开市的南京路临时棚屋菜场，已经初步达到了将菜贩集中到一个固定区域的目的，但对工部局来说，这还远远不够，因为"在租界里除了街头集市之外，这个菜场是唯一的菜场"。②

　　1891年初，华人王云五等人在虹口吴淞路又建成一小型私人菜场。虽然该菜场能分流天潼路（即早期虹口露天菜场）的一部分摊贩，但依然未能缓解天潼路马路菜场的拥挤和肮脏状况。③董事会一面命警备委员会商议解决道路拥堵之法，另一面也加紧寻找可供修建新菜场的地皮。4月7日，工务委员会报告称选中汉璧礼位于虹口的一块地皮，该地皮是一块三角形空地，位于汉璧礼路（今汉阳路）、蓬路（又名文监师路，今塘沽路）和密勒路（今峨眉路）交叉地带，共12亩7分7毫。工务委员会提出了两种方案：一种是购买4亩地，总共造价为1.6万两，可为200名商贩提供有棚摊位，另200名可在棚外经营；另一种是购买6亩地，总共造价为2.5万两，其设施可供700人使用。④考虑到今后几年内虹口地区人口会继续增长，最终工部局决定采纳第二种方案，以1.2万两买下了这块地皮。⑤随后，工部局在此地搭建了一个大型木结构室内菜场，其内部布局为一格一格的空间，用于出租给卖菜者设摊。因这幢木结构建筑系循着汉璧礼路、蓬路、密勒路三条交叉路而建，其形状呈

---

① 交涉过程参见《工部局董事会会议录》第8册，1883年6月4日、6月18日、6月25日、7月3日、7月9日、10月15日、10月29日、11月26日、12月10日、12月17日、12月24日，第511、513、514、515～516、517、537～539、540、543～544、546、547页。

② Notes on Lectures for Staff Circles，《工部局卫生处长朱尔登博士讲演材料（1928～1937）》，U1-16-212，第84页。

③《工部局董事会会议录》第10册，1891年3月10日，729～730页。

④《工部局董事会会议录》第10册，1891年4月7日、14日，第734～736页。

⑤ "Annual Meeting of Ratepayers," *The North-China Daily News*, March 22, 1892.

三角形，故又被称为"三角地菜场"，有时民间干脆以"三角地"唤之。这也是在上海建成时间最早，规模最大的室内菜市场。

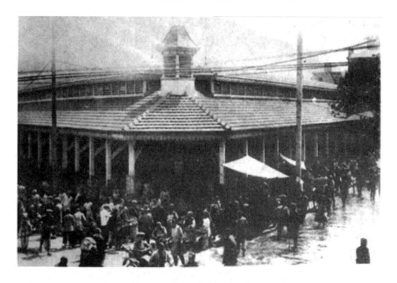

图 4 – 1　1893 年开市的木结构虹口菜场

图片来源：*Report for the Year 1893*，U – 1 – 906。

从图 4 – 1 可以看出，虹口菜场并非由简易大棚拼凑而成，其屋顶有通风隔热的气楼，还有遮阳棚，设施较为完备。1893 年 6 月 1 日，虹口菜场正式开业。在这之前，工部局即在华文报纸上刊登广告，晓谕贩户。同时还委托上海道台发布告示，劝谕华人摊贩搬迁至新菜场。① 同时，为了鼓励摊贩迁入新的室内菜场，董事会还议决："在年底以前准许他们免费使用摊位；这些摊位应在 1 月 1 日（引者：1894 年）交付拍卖；而应准许那些叫卖小贩免费使用菜场的中部。"② 董事会估计，"要让人们在明年（引者：1894 年）1 月份租用菜场的各个部分不会有困难，还有南京路菜场的租金，都将赚回所花成本的可观利息"。③

事实亦证明，工部局室内公共菜场的运营是相当成功的。首先，使用人数急剧增多。开市仅 5 年，菜场稽查员就向卫生处报告："虹口菜场

① 《菜市将开》，《申报》1893 年 5 月 27 日，第 3 版；《奉移小菜场示》，《申报》1893 年 5 月 28 日，第 6 版。
② 《工部局董事会会议录》第 11 册，1893 年 5 月 23 日，第 550 页。
③ 《工部局董事会会议录》第 11 册，1893 年 6 月 6 日，第 552 页。

对于交易而言显得稍小，因为光顾菜场的外国侨民日渐增多。"① 此后，在每一年的年度报告中，卫生处都提出该问题并呼吁对菜场进行扩建。其次，菜场为工部局带来了可观的收益。1898 年 12 月 30 日《申报》上登载的工部局告示称："虹口菜场各贩户每月每摊应给租洋二元五角，在菜场之外出卖蔬菜者，每天应给大钱二十文，领取收条。"② 公共卫生处统计，1899～1901 年，工部局从虹口菜场所获取的租金收益分别为：10822 元、10866 元、12051 元。卫生官自信地宣称："如果菜场的规模翻倍，也很容易招到承租人，扩建是非常必要的。"③

虹口菜场的成功鼓励了工部局接下来的行动。1898 年，工部局又将1884 年开市的南京路临时棚屋菜场改建为二层室内菜场，其中华人区域于 1 月开业，外侨区域于 6 月开业。④ 1904 年，又有 3 座工部局室内公共菜场投入使用。这些室内菜场不仅在硬件设施上远远优于街头菜市，更为重要的是，通过兴建这类室内菜场，工部局成功地将原来在街头设摊的小贩迁入室内菜场，为集中监管食品售卖行为打下了基础。至 20 世纪初，租界内已有局办公共菜场 8 座。

表 4-1 1910 年 8 座工部局室内公共菜场摊位、空地、店铺数量一览

单位：个

类别	室内公共菜场							
	南京路	虹口	爱尔近	新闸	汇山	马霍	东虹口	杨树浦
摊位	395	564	106	115	30	24	72	33
空地	414	430	337	328	115	66	202	130
店铺	31	—	—	—	—	—	—	—

资料来源："Annual Report of the Shanghai Municipal Council," *Report for the Year 1914*, U1-1-927, p. 106A。

从表 4-1 来看，这 8 座菜场分布于租界的各个区域（其时租界已被划分为东、中、北、西四区），规模亦有大有小。这种布局和安排，明显

① *Report for the Year 1898*, U1-1-911, p. 82.
② 《工部局示：第一千三百十七号》，《申报》1898 年 12 月 30 日，第 6 版。
③ *Report for the Year 1901*, U1-1-914, p. 148.
④ *Report for the Year 1898*, U1-1-911, p. 119.

体现工部局对香港经验的借鉴，即在各个区兴建一座"中央菜场"（Central Market），并在适宜的地点建造若干辅助性小型菜场，以便将售卖新鲜食品的小贩纳入公共菜场。① 只不过，被工部局命名为"中央菜场"的南京路菜场，实际上却不及虹口三角地菜场。卫生官在报告中称，"以位置以及交易量来论，虹口菜场才是事实上的'中央菜场'"。②

值得注意的是，它们不仅是工部局建造的第一批室内公共菜场，而且也成为后来工部局回应租界内华人责难的资本。公共卫生处长朱尔登在 20 世纪 30 年代的一次演讲中说："鉴于人们经常指责卫生和其他部门主要惠及西人，菜场的历史有趣地证明，西人直到 1896 年仍在位于小巷里的史密斯菜场买菜。"③ 我们无法验证朱尔登所言是否属实，因为已没有资料可以显示 1896 年前后去史密斯菜场买菜的外侨还有多少，但可以肯定的是，1893 年虹口菜场开业后，其迅速成为上海滩非常受欢迎的菜场，"它被更多的外国侨民和轮船上的人光顾，供给量非常庞大"。④

1916 年，因木结构虹口菜场不敷使用，工部局对虹口菜场进行了大规模改建，新建成的菜场占地 6000 平方米（约为 9 亩），并以上下三层的钢筋混凝土建筑代替了原来的木结构建筑。如图 4-2 所示，新建成的菜场不仅规模比原来的增加了近一倍，硬件设施也大为改观，尤其值得注意的是，对销售的食品的类别进行了区分：底层主要用于出售蔬菜，二层则售卖鱼、肉、罐头以及其他农副产品，三层则出售点心、小吃等熟食。正如一位学者所说："就整幢建筑而言，它也堪称领当时菜场建筑之风骚，那依房屋边缘所设计的凭栏，绵密整齐，疏离有致，一眼望去，不乏有一些上等戏台包厢围栏之趣味。"⑤

随着钢筋混凝土结构的虹口菜场的开建，此后的菜场，无论公办抑或私营，建筑标准几乎都以其为参照。1916 年工部局梧州路菜场开建，

---

① Annual Report of Public Health Department, 1909, U1-16-4651, p. 136.

② *Report for the Year 1901*, U1-1-914, p. 148.

③ Notes on Lectures for Staff Circles,《工部局卫生处长朱尔登博士讲演材料（1928～1937）》，U1-16-212，p. 84。

④ *Report for the Year 1900*, U1-1-914, p. 128; *Report for the Year 1901*, U1-1-914, p. 148.

⑤ 《忆说三角地菜场》，https：//m. thepaper. cn/baijiahao_10148525，最后访问日期：2023年 10 月 15 日。

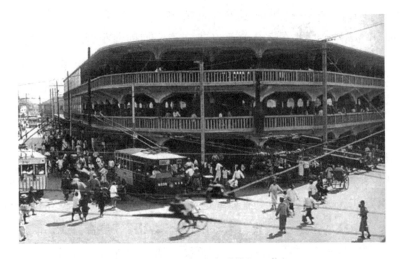

图 4 - 2　1923 年改建后的虹口菜场

图片来源：*Report for the Year 1923*，U1 - 1 - 936。

1917 年工部局又在吴淞铁路上海站东（今河南北路）建成铁马路菜场。至 1935 年，公共租界内的局办室内公共菜场已达 17 座，其中租界东区 8 座，北区 4 座，中区 2 座，西区 3 座。① 室内公共菜场如雨后春笋般陆续建成并投入使用，不仅有效解决了街头菜市所造成的交通及环境卫生问题，更改变了原有的食品售卖的空间格局。正是借助局办室内公共菜场，工部局卫生管理机构和人员所实施的各项监管食品卫生、质量的措施才得以顺利执行。

二　执照制度

随着工部局公办室内公共菜场陆续建成，大部分原先在街头设摊的小贩逐渐迁入室内菜场。在这里，他们租用摊位，并向工部局交纳一定的摊位租用费，工部局则用这笔钱雇用苦力清洁菜场并支付水电等各项开支。但这仅仅解决了菜场的环境卫生问题，对于菜场内所售食品的质量和卫生，虽然工部局早已确立了定期访查菜场的制度，但在实际操作层面，因行政人员不足等问题而难免存在疏漏，为此，工部局又引入了

---

① 《工部局年报 1935 年》（中文版），U1 - 1 - 961，第 400～402 页。关于这 17 座局办公共菜场的具体情况，褚晓琦已用表格予以整理，参见唐艳香、褚晓琦《近代上海饭店与菜场》，第 274 页。

执照制度。具体来讲，就是对经由菜场稽查员检查后达到卫生标准的食品店或摊位发放执照，允许其在菜场内、外销售食品。如稽查员发现领取执照的店铺销售不合格的食品，轻则没收货物并罚款，重则吊销执照，关闭店铺。而要实行这一政策，工部局首先需要解决"法律权限"问题。

1869 年《上海洋泾浜北首租界章程》附律第 34 条中开列了一些必须申领执照的场所，诸如酒馆、旅店、戏院等，但食品销售场所并未包含于其中。[①] 1870 年，菜场稽查员基尔曾向董事会建议在《上海洋泾浜北首租界章程》附律中增入授权工部局向出售各类食品的商贩发放营业执照的条款，但在当时未得到董事会响应。[②] 及至 1882 年，经纳税人会议批准，工部局在重行修订的新附律草案中，擅自加入了不得出售带病或变质食材的规定，并在新附律草案"执照"一节中，将"食肉各铺"和"宰牛所"亦纳入必须申领执照范畴。但从董事会后来的会议记录来看，附律的这一修订直至 1897 年，亦未能得到驻沪领事团和北京公使团的认可。[③]

但实际上，在得到领事团和公使团批准之前，工部局就已经逾越"法律权限"擅自行事了。工部局年报显示，至少自 1899 年起，工部局就已经开始对菜场外达到卫生标准的肉店和蔬菜店颁发执照。1901 年卫生官报告称："对菜场外达到卫生标准的肉店和蔬菜店颁发执照的工作本年度已经完成，所有供应外侨易腐坏食品的店铺现在均已申领执照并处于本部门经常性的监管下。"[④] 该年领取了执照的家禽、野味及蔬菜店共有 10 家。[⑤] 直至 1907 年，北京公使团才批准修改《上海洋泾浜北首租界章程》附律，其中第 34 条授权对迄今仍未领照的肉铺、水果店及其他食品店、汽水厂、冰厂等颁发执照。[⑥] 领取执照的方式获得了较好的效果，卫生官多次报告："每季度征收 10 元的执照费使得危险水果店和水果摊

① 《上海洋泾浜北首租界章程》，载王铁崖编《中外旧约章汇编》第 1 册，第 306 页。
② 董事会拒绝的原因在于 1869 年已议决允准菜场稽查员没收菜场销售的不合格食品。
③ 《工部局董事会会议录》第 13 册，1897 年 11 月 16 日，第 545 页。
④ *Report for the Year 1901*, U1‐1‐914, p. 148.
⑤ *Report for the Year 1901*, U1‐1‐914, p. 146.
⑥ *Report for the Year 1907*, U1‐1‐920, p. 93；条款内容参见 Shanghai Ordinances Local Laws, etc., *Land Regulations and Bye-Laws for the Foreign Settlement of Shanghai, North of the Yang-King-Pang*, The North-China Herald Office, 1907, p. 18。

的数量令人满意地减少了。"①

　　街头流动的食品小贩一直被认为是最难管理的群体，但同时，他们售卖的食物又是引发租界内居民肠道性疾病的极大隐患。对他们，工部局并未采取直接取缔的激进方式，而是同样以颁发执照的方式予以管理。只不过，规定了较高的执照费，希望以此迫使街头流动小贩能自动消弭。从1915年起，工部局开始对街头流动食品小贩颁发执照。1915年5月，由于工部局将流动小贩的执照费增加至每月两元，一度引起了小贩的骚乱，但在工部局的坚持下，骚乱被平息，措施得以继续实施。② 1918年4月，工部局又将每月执照费上调一元。卫生官公开宣称：颁发执照就是为了控制街头流动小贩。③ 从领照数量来看，夏季由于水果及冷饮上市，流动的食品小贩数量最多，2月份则最少。1922年，公共卫生处将这一工作移交捐务处负责。

　　除了以颁发执照辅助食品监管外，工部局还出台和颁布了《公共租界工部局公共菜场章程》《公共租界工部局私立菜场条例》等，以行政法规的方式规范菜场摊贩及其销售行为。兹将与卫生有关的条目摘录于下：

　　　　八、各项店摊以及装设用具等，至少须每日用水洗净一次，并竭力保持其清洁与整齐。

　　　　九、公共卫生处长如需检查或化验货样，应即遵照检呈。任何贮藏或经陈列以备出售之食品或饮料，倘经查明为品质恶劣、不清洁、不卫生、掺杂他物、不免危险或不宜人类饮食者，得予没收，并将领照人控究或逐出菜场。

　　　　十、凡业经售出、陈列或贮藏以备出售之一切食品及饮料，其性质、体质、品质、制造方法、装瓶、装包、标名、印记、处置、运输以及贮藏，均应与公共卫生处长所定标准及所颁条例与命令相符。所有食品及饮料倘经查明与任何此类标准、条例或命令不符，应即没收，不予给偿，并将领照人控究。

①　*Report for the Year 1918*，U1 – 1 – 928，p. 132A。

②　会审公廨谳员与工部局董事会关于此事的交涉信函参见 Report for the Year 1915，U1 – 1 – 928，p. 105A。

③　*Report for the Year 1918*，U1 – 1 – 928，p. 132A。

十一、应用适当方法，以防阻苍蝇、灰尘或其他有害物质侵及食物。

十二、凡生食之果品或蔬菜，不得切开或去皮出售，以免可食之部分为苍蝇、灰尘或其他有害物质所侵。

…………

十五、冷藏室或冰箱应按照业经核准之卫生方法消热。凡煮熟及（或）可生食之食料不得与天然冰接触。

…………

十九、菜场内不准吐痰。

…………

二十三、染有任何传染病或知为或信为近曾染有传染病之人，不得进入菜场或取执食料。

二十四、各领照人及其伙友均应种牛痘疫苗，并遵照公共卫生处长认为必要之任何其他预防疾病方法。

二十五、各领照人均应于营业时注意公共卫生之需要，并使公共卫生处长满意。

…………

二十八、各领照人及其伙友，均应服从本局所派菜场稽查员之命令，无论何时，如需将执照检验，应即呈阅。①

由以上条规可知，除了对食品本身有严格要求外，对于盛放食物的器具、食品销售场所及销售人，工部局都做出了严格的、规范化的卫生要求，以此来确立食品销售行业的卫生规范，这也反映了工部局的公共卫生行政管理尽可能在制度规定层面做到细致入微。

第三节　营建公共屠宰场

前文已经提及，早期供应租界外侨的肉类均在租界周边的私人屠宰场中加工。从 1868 年起，为了防止病肉流入寓沪外侨餐桌，工部局建立

---

① "Municipal Public Market Regulations," *Municipal Gazette*, June 26, 1931, U1 - 1 - 1010.

起了肉类稽查制度。这种制度虽然在一定程度上改善了出售的肉类的质量，但"当牲畜像目前一样在私人屠宰场被宰杀时，检查万难周密"。① 由此，租界内关于兴建公共屠宰场之议渐起。

一　兴建公共屠宰场

工部局修建屠宰场之议，最早在 1867 年即提出过。据工部局测量员报告，当时有 7 家私人屠宰场靠近新公墓，这些屠宰场"污秽不堪，条件很差，既没有下水道，也没有供水设备"。它们的存在，影响到了工部局新建的通往新公墓的马路的畅通，因此，测量员建议兴建一公共屠宰场，将这 7 家私人屠宰场迁走。② 后经工部局宣传鼓动，以上公害得以清除，工部局便将此议搁置不提了。③

从 1870 年起，尤其是 1872 年牛疫再次袭击上海及其周边地区之后，菜场稽查员加大了对牲畜屠宰、销售的稽查力度。鉴于对私人屠宰场的日常稽查效果不尽如人意，稽查员开始不断向董事会建议在租界内兴建一座公共屠宰场。稽查员认为，目前对肉店、屠宰场的检查以及对不合格肉类的没收，在之前的年份里确实改善了肉类质量，但是仍有许多腐肉悄悄进入了外侨的餐桌，因此，"在所有供应外侨的牲畜被宰杀之前进行强制检查，是保证外侨能食用到健康和合乎卫生的肉的唯一方法，这一措施应在完全由外侨控制和管理的区域予以实施"。④ 这一提议得到了卫生官亨德森的支持和声援。亨德森在 1873 年的报告中声称："就我目前所知，没有一所公共屠宰场就无法防止病肉进入公共菜场，从而给侨民社区以保护。"⑤

他们的呼吁亦引起了工部局董事的注意。1874 年起，工部局开始着

①　《基尔致总办函》，*Municipal Report for the Year Ended 31st March*，*1873*，U1 - 1 - 886，p. 46。

②　《工部局董事会会议录》第 3 册，1867 年 12 月 13 日，622 页。

③　《工部局董事会会议录》第 3 册，1868 年 4 月 17 日、6 月 8 日、10 月 6 日，第 660、674、685 页。

④　《工部局董事会会议录》第 4 册，1870 年 10 月 3 日，第 736～737 页；《基尔致总办函》，*Municipal Report for the Year Ended 31st March*，*1873*，U1 - 1 - 886，p. 46。

⑤　"Health Officer's Report," *Municipal Report for the Year Ended 31st March*，*1873*，U1 - 1 - 886，p. 61；另，在此后年份的卫生官报告中，亦经常见到类似的呼吁，"Health Officer's Report," *Municipal Report for the Year Ended 31st March*，*1874*，U1 - 1 - 887，p. 144。

手寻找合适的地皮，筹建公共屠宰场。① 法租界公董局亦多次来信，打算与工部局合建一所或两所屠宰场。但是，由于当时"在工部局的事务中有很多这类计划，堤岸、自来水和道路都是紧急事务，这类计划如此之多以致它们（引者：指公共屠宰场）一直被搁置下来"。② 此外，历届董事会多次寻找合适地皮的努力也都遇挫。③

至1890年，距离工部局首次提出兴建公共屠宰场已经过去23年了，此时，供应租界外侨的牲畜仍然在八仙桥的华人屠宰场或油脂店宰杀，菜场稽查员仍定期前去稽查寄养在那里的牲畜及屠宰情况。1890年，菜场稽查员在年度报告中称：过去肉用牲畜往往和病畜混在一起屠宰，屠宰场既提供食用肉，也作废肉处理厂，甚至还兼熬煮死畜的油脂店，至此时，供应外侨的牲畜的屠宰则逐渐摆脱混宰，而在专门的私人屠宰场内进行。④

表面上看，此时牲畜宰杀情况相较于设置菜场稽查员之初已经有了很大的改进。但警备委员会成员贾逊与菜场稽查员卡梅伦在1890年8月份对八仙桥的视察却显示，情况依然不容乐观，虽然"在八仙桥的那些屠宰场比较清洁……但有一家据说是穆斯林屠宰场脏得简直无法形容……在八仙桥饲养的牛饮用的水都由泥城浜和附近死水塘里的水来供给，许多牛口渴而死"。⑤ 事实证明，定期访查屠宰场、牛棚和菜场的方法并不能有效地保证供给外侨的肉类的质量，也并不能让外侨满意。如同对食品销售的监管一样，牲畜的屠宰加工也有必要在一固定区域集中进行，才能得到有效的监管。故而，为了吃到更为放心的肉，租界内各方人士继续致力于筹建公共屠宰场，而转机也在1890年出现。

1890年10月14日，董事会终于议定购买宝顺洋行的地产——英册地560号和564号，打算"作屠宰场、洗衣房或碎石场之用"。⑥ 次年7

---

① 《工部局董事会会议录》第6册，1874年5月19日、1875年1月11日，第621、652页。
② "A Public Abattoir," *The North-China Herald and Supreme Court & Consular Gazette*, August 10, 1872.
③ 工部局几次筹建公共屠宰场以及与法租界公董局协商共同兴建屠宰场的经过，参见曹艾达《上海公共租界肉类供应卫生管理》。
④ "Market Branch," Report for the Year 1890, U1－1－903, p. 71.
⑤ 《工部局董事会会议录》第10册，1890年8月26日，第694页。
⑥ 《工部局董事会会议录》第10册，1890年10月14日，第702页。

月，卫生官向董事会提交了一份关于公共屠宰场的详细计划，并称已征询八仙桥的屠夫们的意见，他们"或多或少地都赞成修建这样一个屠宰场"，希望以此打消董事会的顾虑。① 鉴于已有了合适的地皮，同时亦确知不会遭到华人肉商的反对，董事会立即回复了公董局1889年的来函，同意共建屠宰场。② 但是，工部局对公董局选中的地皮并不满意，认为其位于租界外，不方便工部局进行监管。经过一番考量，工部局董事会最终决定单独建造屠宰场。③

按照工部局工程师查尔斯·梅恩（Charles Mayne）的规划，工部局屠宰场将包括屠宰区、冷却室及牲畜寄养区三大部分。1891年10月15日，董事会致函公董局称已接受余元昌的投标，决定在去年从宝顺洋行购买的位于斐伦路的地皮上自行建造公共屠宰场。④ 1892年纳税人会议批准了这一计划。

由于"并不打算将该屠宰场作为一个营利机构"，所以，对于使用工部局屠宰场的收费，董事会希望尽可能做到"比他们（引者：指屠户和肉商）现在的花销为低。"最终，根据菜场稽查员卡梅伦的建议，确定屠宰费收费为：每头牛10分，每头小牛、猪和羊各5分。⑤ 1893年2月15日，斐伦路工部局屠宰场正式开业。工部局通知租界内肉商，从3月1日起，所有拟供应外侨的牛均须在工部局屠宰场检查和宰杀。⑥

但是，斐伦路屠宰场的建成并不意味着问题的解决。工部局随即面

① 卫生官关于公共屠宰场的计划，参见《工部局董事会会议录》第10册，1891年7月14日，第752页。

② 工部局与公董局之间关于共建屠宰场的往来通信，参见 "Public Slaughterhouse," Report for the Year 1891, U1-1-904, pp. 78-93。在公董局的来信中，再次提议由两租界当局共建屠宰场，并提供了一块选好的地皮。

③ 两租界之所以决定共建屠宰场，本是为了节约经费。实际上，不少工部局董事并不赞成合作。例如，贾逊便认为，公董局选择的地点位于租界范围外，工部局无法对其进行监管，并建议在公共租界内虹口港附近修建一个屠宰场。参见《工部局董事会会议录》第10册，1891年9月15日，第765～766页。

④ "Public Slaughterhouse," Report for the Year 1891, U1-1-904, pp. 80-82；《工部局董事会会议录》第10册，1891年10月13日，第771页。

⑤ "Public Slaughterhouse," Report for the Year 1892, U1-1-905, p. 92；《工部局董事会会议录》第10册，1892年12月6日，第846页。

⑥ "Public Slaughterhouse," Report for the Year 1893, U1-1-906, p. 82；关于公共屠宰场的布局及构造的描述，参见舒叔培《上海工部局宰牲场之沿革及状况》，《畜牧兽医季刊》第3卷第1期，1937年，第62页。

临另一个难题：如何确保租界内所有供应西人的牲畜均在该屠宰场宰杀和加工。卫生官亨德森预计，"要屠夫们把他们的牲口带来这里宰杀，如要向他们收取费用是有些困难的"，因此建议"工部局可向各屠宰商收取执照费，并制订规章，禁止在公共租界出售那些未经敲有这个屠宰场宰杀的印戳的牲口肉类"。① 在屠宰场将要完工时，菜场稽查员亦建议"对肉店收取小额执照税，并且只允许那些持有执照的肉店在租界内出售肉类"。②

如前文所述，虽然 1869 年《上海洋泾浜北首租界章程》附律第 34 条已规定"食肉各铺、宰牛所……均捐取公局所给执照，方可开设"。③因此，在"法律权限"这一点上，工部局已无须担心。但由于其时工部局已从上海道台处获得了没收华人肉店出售的不合格肉类的临时权力，且得到了会审公廨在司法上支持，因此，在之后的年份中，工部局并没有正式实施肉铺和屠宰场必须申领执照的措施。④ 及至工部局于 1891 年议定兴建公共屠宰场后，肉铺申领执照一事遂又重新进入工部局的考虑范围。

1892 年屠宰场完工后，根据卫生官和菜场稽查员的提议，董事会决定正式实施肉店申领执照制度，"销售肉商们提供肉的店铺要求领取执照，收取费用每月 1 元，没有领取执照的肉店不得在界内经营"。⑤ 在公共屠宰场的开业典礼上，总董白敦明确表示："工部局的意图是禁止任何无照供应外侨肉类的店铺在租界内存在，而只有那些在本屠宰场宰杀牲畜的肉店才能领到执照。"⑥ 由此，在工部局屠宰场正式运营之际，肉店申领执照制度亦随即予以正式执行。1893 年当年，申领执照的肉铺即达到 21 家。此后，领照店铺数量逐渐上升。

---

① 《工部局董事会会议录》第 10 册，1891 年 7 月 14 日，第 752 页。在当年年度报告中，卫生官亦再次提出只有申领执照才能阻止肉商销售病肉。参见 "Health Officer's Report for the Year 1891," *Report for the Year 1891*, U1-1-904, p. 93.

② 《工部局董事会会议录》第 10 册，1892 年 12 月 6 日，第 846 页。

③ 王铁崖编《中外旧约章汇编》第 1 册，第 306 页。

④ 工部局历年财政预算案中均列有肉店执照收入一项，但在历年财政决算案中，实际收入中却没有这一项。

⑤ "Public Slaughterhouse," *Report for the Year 1892*, U1-1-905, p. 92.

⑥ "Public Slaughterhouse," *Report for the Year 1893*, U1-1-906, p. 83.

表4-2　1893～1903年供应西人的肉店、肉摊申领执照情况一览

单位：个，两

年份	申领执照的肉店数	申领执照的肉摊数	执照费（按月征收）
1893	21	—	132
1894	12	12	187
1895	32		228
1896	29或32		252
1897	31		278
1898	1972		2021
1899	1894		1890
1900	2101		1438
1901	2631		1756
1902	2648		1764
1903	280		576或422.93

注：1. 自1898年起，统计数据包括供应华人的肉店及肉摊申领执照情况，且自该年2月起，肉摊执照费减至每月0.5元。

2.1903年统计数据颇为奇怪，似有误。

资料来源：*Report for the Year 1893—1903*，U1-1-906—U1-1-916。

尽管如此，斐伦路屠宰场在开业之初仍碰到了不少问题，但经过协商和博弈，都得到了解决。首先，华人肉铺店主拒不将牲畜送至该屠宰场宰杀，但工部局采取强硬态度拒不让步，最终使该制度得以贯彻。[1]正如总董所说："董事会不能强迫肉商们将他们的牲畜送至工部局屠宰场，但是他们可以阻止租界内任何不在该屠宰场宰杀的肉类销售给外侨。"[2] 至1893年5月，工部局与华人店主的较量很快取得胜利。

　　曾经预料要阻止在八仙桥宰杀的牛以及其他牲畜的肉带进租界，在相当长的一段时间内会碰到许多麻烦，但情况表明并不如此，因为除了几只羊以外，所有宰杀供西人食用的牲畜都是送到屠宰场去杀的。[3]

---

[1]　关于华人肉铺店主的抗议及相关交涉经过，参见曹艾达《上海公共租界肉类供应卫生管理》。

[2]　《总董致领袖领事函》，1893年3月4日，*Report for the Year 1893*，U1-1-906，p. 85。

[3]　《工部局董事会会议录》第11册，1893年5月9日，第546页。

其次，是屠宰时间的问题。鉴于屠宰场的屠宰工人投诉总有肉商在规定的时间之外前去要求宰杀牲口，工部局遂于 1893 年 9 月 1 日正式发布了屠宰场规则，规定所有拟屠宰的供应本地的牲畜须至少在屠宰前 24 小时送至与屠宰场毗邻的牛棚，且须在上午进行检查，只有检查合格的牲畜才允许在上午 11 时至下午 6 时被宰杀。在规定时间之外宰杀牲畜的，须得到稽查员的特别许可，且要缴纳额外费用。更为重要的是，只允许领取了工部局执照的肉铺将牲畜送至工部局屠宰场进行屠宰。[①]

在工部局严格的措施之下，公共屠宰场的牲畜宰杀量稳步提高。开业当年，屠宰的牲畜（包括牛、羊、小牛及猪）就达到了 25963 头。此后，屠宰数量持续增加，直至 1932 年该屠宰场关闭。

表 4 - 3　1893～1932 年工部局斐伦路公共屠宰场牲畜屠宰量

单位：头

年份	类别			
	牛	羊	小牛	猪
1893	8166	15717	1475	605
1894	9077	17245	1766	762
1895	9732	18397	1708	743
1896	11381	20626	1967	725
1897	12079	21477	1938	862
1898	11370	20588	1747	806
1899	13478	24221	2398	951
1900	16320	27874	2829	1572
1901	17317	29269	3944	1896
1902	17044	28392	3839	1926
1903	15952	27755	3815	1852
1904	18892	29455	4202	2251
1905	20196	31322	4539	2587
1906	20023	30700	4293	2279

① *Report for the Year 1893*，U1 - 1 - 908，pp. 90—91.

年份	类别			
	牛	羊	小牛	猪
1907	17269	30868	4591	2759
1908	16809	29834	4214	2860
1909	16896	30804	4652	3024
1910	15936	31146	4620	3236
1911	15742	30255	4127	3340
1912	18600	33284	5243	3549
1913	18710	31338	5240	3149
1914	17995	30015	4394	2743
1915	15538	28262	3896	2816
1916	16784	29549	4368	3236
1917	16945	27954	3862	3070
1918	17525	28442	3862	3070
1919	20498	33534	4198	3886
1920	23994	36516	5224	5009
1921	25805	35777	6675	5443
1922	28348	37450	8170	6076
1923	29460	34606	8238	6099
1924	31942	33247	8207	7851
1925	27893	27717	7504	8540
1926	35526	34381	8560	9927
1927	40133	36827	9375	13430
1928	43153	35035	10607	12931
1929	44217	42211	10672	17570
1930	46982	46717	10800	25800
1931	55238	48808	12735	29165
1932	31955	38911	9903	21952

注：1903 年统计数字始自 3 月 1 日。

资料来源："Market Branch," *Report for the Year 1893–1932*，U1 – 1 – 906—U1 – 1 – 944。

兴办公共屠宰场及申领执照制度两相配合，这一举措的效果很快显现出来。尽管仍有个别肉商继续在八仙桥屠宰其牲畜，[①] 但据菜场稽查员报称，"自新屠宰场开业以来，多数肉店出售的牛肉等已有显著改进……送往屠宰场的牲口在宰杀前，都经过仔细检查，把质量差的退掉。肉上盖有'工部局屠宰场屠杀'的字样和日期等等，菜场中有未盖印的肉应予没收"。[②]

二　屠宰前的管控

将牲畜屠宰、加工和售卖置于直接监管下之后，工部局进而又将注意力投向牲畜的供应。供应租界肉食的牲畜供应地颇为广泛，除上海周边农村外，还远及丹阳甚至山东等地，以工部局的人力与财力，自然无法对此进行面面俱到的监管。但是，按照惯例，牲畜在运抵上海后，一般会在牛棚中寄养一段时间再送入屠宰场宰杀，这为工部局的监管提供了操作空间。

1893 年前，运抵上海的牛羊等牲畜在宰杀前均寄养在八仙桥的私人牛棚内，在那里等候宰杀。对于八仙桥的私人牛棚的卫生状况，菜场稽查员并不放心，称"没有排水及通风设施，甚至可能导致健康的牲畜也患病"，故八仙桥的牛棚历来就是检查的重点之一。工部局屠宰场开张后，如果牲畜再寄养在八仙桥，对工部局和肉商来说，均十分不便。因此，此时由工部局自建牛棚，可谓顺理成章，不仅方便肉商，亦可将原来的隐患置于自己的直接监管下，一举两得。其实，1891 年，工部局测量员在设计斐伦路屠宰场时，即预留了一块空地，打算用来建造一个与屠宰场配套的牛棚。[③] 屠宰场开业后不久，工部局遂着手筹建牛棚。

1893 年 4 月，在对每月运抵租界的牲畜数量做了一番调查后，工部局认为原先购买的地皮过小，转而花费 7160 两买下了英册地 668 号及

---

①　例如，在工部局致公董局的一封函件中就提到：一个名为建华（Kin Wah）的肉商在两个租界都拥有肉铺，且供应大多数停泊在黄浦江上的轮船的肉食，在工部局屠宰场开张后，仍在八仙桥屠宰牛羊，且这些屠宰加工后的肉通过法租界装运上船。为此，工部局请求公董局采取适当措施制止在八仙桥的宰牛活动并派巡捕阻止在那里加工的肉类进入法租界及销售给轮船。参见《工部局总办致公董局总办函》，1893 年 3 月 9 日，*Report for the Year 1893*，U1 - 1 - 908，pp. 88—90。

②　《工部局董事会会议录》第 11 册，1893 年 4 月 11 日，第 541 页。

③　*Report for the Year 1893*，U1 - 1 - 906，p. 82。

669 号用来修建牛棚。① 同时，工部局的这一计划亦得到了大多数肉商的赞同。5 月 16 日，董事会收到了 3 名西人和 10 名华人肉商的同意书。②

1895 年 2 月底，牛棚修建完工。3 月 1 日，工部局发布第 1093 号布告，宣布牛棚于 18 日向公众开放，要求此后所有供应外侨的牛羊必须送至工部局牛棚，在屠宰前依照卫生章程寄养，收费标准如下：牛每头 75 分，羊每只 5 分，准备出口的羊每只 10 分。③ 很可能是收费高于肉商的预期，他们再次联合起来拒不执行工部局的命令，但是，在工部局的强势作为之下，他们很快再次妥协了，不过他们找到了一个弥补他们“损失”的办法，即上调肉价。④ 牛棚开张后，菜场稽查员对寄养在该处的待宰牲畜进行检查，发现病牛则直接送往油脂店处理。为了减少肉商的损失，工部局还在牛棚内设立了一个隔离棚，将生病的牲畜送入其中观察一段时间，确定其是否有好转迹象后再做处理。⑤

此后，工部局继续完善这套肉类监管设施及体系。首先是扩建和完善屠宰场设施及服务。1893 年下半年，工部局耗资 918 两兴建了一间用于屠宰后的牛和猪的冷却室，室内设 110 个悬挂畜体的吊钩。⑥ 1894 年，又规定所有在工部局屠宰场宰杀的牛舌和牛尾均须烙印，以区别于八仙桥的产品，此项服务每次收费 1 分。⑦ 1895 年又新建了牛棚和 6 个羊圈。⑧ 1897 年 8 月与肉商就清洗血污用水签订了新的收费协议。该年，还对工部局屠宰场的戳记样式予以改进，除了保留之前的“工部局屠宰场屠杀”字样外，另在牛肉上加盖圆形印章，在羊肉、猪肉和小牛肉上加盖三角形印章。所有被认为不适宜在肉铺出售的肉，则盖上“摊贩”字样，只允许在肉摊上出售。⑨ 1902 年则将其改为

①　*Report for the Year 1893*，U1-1-906，p. 187.

②　《工部局董事会会议录》第 11 册，1893 年 5 月 16 日，第 548 页。

③　*Report for the Year 1895*，U1-1-908，pp. 83-84；《晓谕贩户》，《申报》1895 年 3 月 4 日，第 3 版。

④　相关交涉参见曹艾达《上海公共租界肉类供应卫生管理》。

⑤　*Report for the Year 1895*，U1-1-908，p. 87.

⑥　*Report for the Year 1893*，U1-1-908，p. 91.

⑦　《工部局董事会会议录》第 11 册，1894 年 7 月 3 日，第 636 页。

⑧　*Report for the Year 1895*，U1-1-908，p. 83.

⑨　*Report for the Year 1897*，U1-1-910，p. 84；"Slaughterhouse," Historical Data on Public Health Matters etc.，U1-16-4696.

"二等"字样。[1] 1931 年 10 月 15 日起，又对这些戳记使用不同颜色予以区分。[2]

其次，工部局还致力于完善相关的管理规则。为了鼓励更多的肉铺前来注册，工部局从 1900 年开始不再征收供应西人肉铺的执照费，及至 1904 年，又取消了供应华人的猪肉铺及肉摊的执照费。[3] 同时，工部局亦于 1899 年出台了专门针对肉铺的管理条例：

1. 所有在租界内或向租界供应肉食的野味店、家禽店及肉店、肉摊均应向工部局申领执照，执照免费。不遵守规定者将不予发放执照并由工部局裁决是否予以起诉。

2. 店铺的邻近地区和周边应该保持洁净。

3. 店铺应以砖或石头建造，应有水泥地面，以便能用水冲洗，墙壁从地面起至 5 英尺高的地方应敷上水泥。店里应可以通风、照明和排水。

4. 应有自来水供应，地面和工作台应每天清洗。

5. 墙壁和天花板应在每年 4 月和 10 月予以粉刷。

6. 任何人不得吃、睡、居住在用于出售和储存食品的地方。店铺不能与住处直接相连。

7. 店员须着装整洁。

8. 店员和他们的家人应该进行预防接种并遵循任何认为必要的疾病预防措施。

9. 任何肉商不得销售不是在工部局屠宰场宰杀的肉类。任何被认为不适于食用，以及标有"摊贩"字样的肉食如发现出现在肉铺中，将被稽查员查获并没收。菜场关闭后，所有的肉摊应将他们未售完的肉储存在工部局屠宰场。如果发现他们的房屋中放有肉，肉将被没收。在肉店中不得从事其他买卖。

10. 店铺内应保持洁净。

---

① *Report for the Year 1902*, U1 - 1 - 915, p. 130.

② *Report for the Year 1931*, U1 - 1 - 944, p. 160.

③ *Report for the Year 1900*, U1 - 1 - 913, p. 366; *Report for the Year 1904*, U1 - 1 - 917, p. 133.

　　11. 公共卫生处官员可以自由进入店铺。①

　　除了继续完善相关管理章程外，1903年，工部局又与公董局达成协议，互相认可对方屠宰场所宰杀的畜肉的卫生状况并允许其在两租界销售。②

　　至此，工部局已基本建成了一整套用于监管租界内供应外侨肉类的设施及制度，包括：牛棚、屠宰场、申领执照制度以及已经实施多年的日常例行检查制度。工部局设立牛棚，并要求所有拟在工部局屠宰场屠宰的牲畜须寄养在工部局牛棚而非八仙桥私人牛棚，不仅保证了牲畜寄养处的卫生状况，更方便相关人员对牲畜进行宰前检查，这是工部局在无法控制货源的情况下最大限度防止病畜进入屠宰流程的良策。屠宰场的建立，则将供应外侨的牲畜的屠宰从"肮脏"的八仙桥私人屠宰场转移至"卫生"的工部局局办屠宰场，在这里，屠宰被置于工部局稽查员的直接监管之下，严格按照工部局所认可的"卫生"的方式进行屠宰，健康的牲畜和病畜也不再混宰。而要求肉铺申领执照，既是为了保证所有售卖给外侨的肉均来自工部局屠宰场，也是为了确保肉类销售场所的干净卫生。此外，再辅以已有的定期检查制度，由此，工部局实现了对肉类从供应到销售全过程的监管，并将监管重心转移至肉类供应和牲畜屠宰加工环节。卫生官自豪地报告："至1898年前后，工部局已成功改变了原先由八仙桥私人屠宰场屠宰和加工租界外侨所食用肉类，而工部局无法予以有效监管的局面，八仙桥地区的屠宰场和牛棚逐渐成为容纳和处理生病和不适于食用的牲畜的地方。"③

　　斐伦路屠宰场投入使用后，屠宰量逐年递增。至1920年，总屠宰量已达到70743头，较开业之初已增长了近两倍。公共卫生处长史丹莱报告说："如果继续保持这种增长势头，不久就有必要对现有设施进行扩建，或者干脆在别处修建新的屠宰场和牛棚。"④

---

①　*Report for the Year 1899*, U1 - 1 - 912, pp. 117—119.

②　相关交涉参见《工部局董事会会议录》第15册，1903年2月19日、26日，3月26日，第589、591、596页。

③　*Report for the Year 1899*, U1 - 1 - 912, p. 119.

④　*Report for the Year 1920*, U1 - 1 - 933, p. 136A.

从 1921 年起，每年的年度报告中对重建屠宰场一事均有提及。1924年，工部局综合考虑了资金、距离、面积等各种因素及各方意见，以 46 万两的价格买下了位于虹口肇勒路（今沙泾路）的地皮，共 23.05 亩，以按揭方式付款。① 考虑到今后屠宰量的增加，工部局工务处及公共卫生处经反复商讨，于 1928 年议定修建一个四层建筑的屠宰场。该屠宰场于 1931 年动工，1933 年冬初步竣工，1934 年 1 月搬迁完毕。在设计该屠宰场时，工部局工务处广泛吸收借鉴了世界各地的先进经验，与斐伦路屠宰场相比，其优越性不仅体现在规模更大，更体现在其内部构造及设施更为现代化，更为符合现代卫生标准。对于肇勒路屠宰场的选址、设计以及内部设施与构造，曹艾达已在其《上海公共租界肉类供应卫生管理》一文中有很好的论述，此处不再赘述。② 值得注意的是，与斐伦路屠宰场不同，肇勒路屠宰场里不仅包含牛、羊屠宰区域，还专门修建了宰猪场。从表 4-3 可以看出，在相当长时间里，工部局屠宰场宰杀的对象主要是外侨食用较多的牛、羊等，而其食用较少的猪、水牛等牲畜（这类牲畜主要供华人食用）则仍旧在私人屠宰场屠宰。显然，工部局此举，意在将供应华人的猪肉亦纳入其监管范围内，这也是其长期以来的目标之一，公共卫生处长声称："依靠工部局派稽查员在私人屠宰场检查牲畜的方式是不经济且低效的。"③

对于新屠宰场的经营方式，工部局沿用了之前的方法。实际上，在其时的欧美，对于肉类监管亦存在不同的监管方式。一种意见认为政府不应该插手此类事务或直接经营这类设施，屠宰业应该交给商业机构运营，政府的公共卫生管理仅限于对牲畜和产品进行检疫，颁布法律进行规范，因此设计和建造屠宰场之类的事情不应由政府的卫生部门来操办，而应交给私人企业来做，这种主张在许多国家，尤其是美国，得到了欢迎。另一种意见则认为，涉及食品卫生的事务应该由政府直接经营，特别是在屠宰业中，用政府开办的公共屠宰场取代分散落后的私人屠宰场，是保障肉类食品卫生安全的重要举措，这种主张在英国和欧洲大陆比较盛行。经过比较，公共卫生处长认为，由工部局直接经办公共屠宰场更

---

① Files on the Site of the New Slaughter House, 1919—1934, U1 - 3 - 423, p. 435.

② 参见曹艾达《上海公共租界肉类供应卫生管理》。

③ Files on the Site of the New Slaughter House, 1923—1932, U1 - 3 - 424, p. 768.

为适合上海，私人商业运营模式则比较适合像美国这种拥有熟悉企业管理方法且掌握全面卫生知识的人才以及具备必要资金和设备的国家，而上海则更接近英国的情况：既有的肉商屠户经营规模小而分散，各自只掌握一两家肉店或私人屠宰场，注重个人利益。①

但是，工部局屠宰场的运营方式又不同于英国的方法。尽管工部局创办并经营公共屠宰场，但是屠宰场只雇用了少量的稽查员、管理员、机器操作工以及清洁工。更多的工作则由肉商及其雇工负责。牲畜完全由肉商负责购买并运送至寄养处，由其自行雇人照料，工部局并不插手。肉商雇用的人员被登记在册并发给金属号牌，只有持有执照的店铺的雇员才能得到这类号牌，他们须持号牌才能进入屠宰场。工部局所雇员工的工作限于操作屠宰机、清洁场地及对待宰牲畜及已宰肉类进行检查。屠宰后的肉类经检查合格则由肉商自行带走出售，仅需向屠宰场支付屠宰费和寄养费即可。如肉类检验不合格则直接送往废肉处理场，由工部局折价补偿肉商。② 也即是说，工部局经办屠宰场的目的，并非想要直接由其向租界内居民供应肉类，而仅限于为肉商们提供干净卫生的寄养及屠宰场地，工部局只需在这一集中的区域进行监督即可。

可以说，工部局对租界内肉类供应的监管，几乎是从其成立之初便开始进行。最初，工部局主要依靠任命菜场稽查员来对私人牛棚、屠宰场及肉店等进行定期检查，并辅以卫生官的专业化验。但是，由于缺乏"法律权限"、稽查人员不足、私人肉商的不合作以及华洋对病畜肉的认知的差异等，这种方式的成效并不好。随后，工部局于19世纪90年代建成了公共屠宰场及牛棚，将外侨经常食用的牛、羊等的寄养和屠宰由较分散的、难监管的私人牛棚和屠宰场强行转移至一个集中的区域——工部局公共屠宰场及牛棚，由此，工部局能够对宰杀之前的牲畜和宰杀过程进行直接的监管。同时，颁发执照制度迫使租界内肉商只能售卖由工部局屠宰场屠宰和加工的肉类，由此保证了公共屠宰场的使用率。20世纪30年代建成肇勒路屠宰场后，工部局延续了这套管理方式，并力图

---

① 《关于工部局宰牲场——1934年在上海卫生俱乐部》，《工部局卫生处长朱尔登博士讲演材料（1928～1937）》，U1-16-212，第53页。

② 《屠宰场、售肉场及冷藏所规则》，《上海公共租界工部局市政便览》（中文版），U1-1-1267。

将主要供华人食用的猪肉亦纳入工部局的监管范围。

第四节　奶牛场监管

牛奶是西人饮食中另一种占据重要地位的食物，然江南一带素以种植业为主，家禽家畜的饲养仅以副业形式存在，牛以役用为主且多为水牛和黄牛，没有专门的乳用牛种。与近代香港类似，[①] 开埠初期，寓沪外侨获取牛奶的途径主要有两种：其一，一些富裕商人和传教士从母国运来一两头奶牛，饲养在自己的庭院中以供应自家食用；其二，附近乡民从产犊后的水牛处挤奶，经适当掺水稀释或过滤蒸煮后售予西人。据玉毓峰等人考证，1865 年前后，上海周边已有个别乡民聚集数头水牛，形成一些小规模奶牛场（dairy）。[②] 1869 年苏伊士运河开通后，侨民开始大量引进欧洲乳牛品种，英国"爱尔夏"（Ayrshire）、法国"红白花"（Pie Rouge des Plaines）以及荷兰"荷斯坦"（Holstein Friesian，又称"黑白花"）先后被引入上海。随着奶牛品种的引入以及在华人中的推广，专门的商用奶牛场逐渐在租界及周边地区出现。[③] 当自发的商业行为出现后，工部局随即开始对其进行监管，力图确保牛奶供应的卫生。

因此，在肉类稽查之外，奶牛场亦是菜场稽查员检查的重点之一。自 1869 年起，菜场稽查员对奶场所进行的访查，主要聚焦以下两方面。

第一，牛群疫病。牛瘟（Rinderpest 或 Cattle Plague）自 1868 年首次在上海出现后，此后每隔一两年即会再次来袭，成为上海租界及其周边

---

① 曹幸穗、苏天旺利用香港档案馆所藏资料考证了香港开埠初期的乳业发展，指出西人来港之初主要通过在庭院中饲养一两头奶牛或水牛获取牛奶。参见曹幸穗、苏天旺《香港开埠早期的奶牛业（1842～1899）》，《古今农业》2011 年第 2 期。

② 关于 dairy 一词，就笔者所见，有牧场、牛奶棚、牛乳场、牛奶场、奶牛场、奶场或乳场等几种翻译。本书以个人习惯，称为"奶牛场"或"奶场"。在工部局档案里，直至 20 世纪初仍以 cattle 而非 cow 一词来指称华人奶牛场的牛只，这说明早期华人奶牛场的牲畜混杂了水牛、黄牛、奶牛等多种牛。此外，据《工部局董事会会议录》可知，其时奶牛场亦向市场供应食用的牛。

③ 关于上海乳牛品种的引入以及上海牛乳业的发展简史，分别参见玉毓峰、沈延成《上海市奶牛引种考证》，《上海畜牧兽医通讯》1984 年第 1 期，第 3 页；玉毓峰、沈延成《上海市牛乳业发展史》，《上海畜牧兽医通讯》1984 年第 6 期。关于上海早期牛奶商品化的问题，章斯睿在其博士学位论文中有专节论述，参见章斯睿《近代上海乳业市场管理研究》，博士学位论文，复旦大学，2013。

地区牛群的最大威胁。① 1872 年牛瘟再次光临时，卫生官亨德森对病牛
进行了病理学分析。他观察到，牛一旦患病，便会逐渐停止产奶。虽然
当时还没有直接证据证明饮用病牛奶会致人生病，但他仍然警告公众不
要食用病牛肉和病牛奶。② 从 1869 年至 19 世纪 90 年代，稽查员每周对
奶牛场访查两到三次，并将访查情况汇报董事会。从历年稽查员的报告
来看，牛瘟及死亡牲畜畜体的处置是其关注的重点。

值得注意的是，在此期间，工部局的定期访查只针对供应外侨牛奶
的华人奶牛场，西人奶牛场并不在检查之列。③ 工部局也曾试图将西人
奶牛场纳入检查范围，但这一尝试不仅遭到西人奶场主的抵制，一些董
事也对此表示反对。④ 其反对的理由主要有二：第一，西人奶场主认为，
他们已聘请医生对自己的奶牛进行定期检查，并在发生疫情时及时报告
工部局，不需要工部局卫生官再进行检查，且检查过华人奶牛场的卫生
官有可能将华人奶牛场的疫病带入自己的奶场；第二，董事会无权对租
界外奶牛场实施检查，而大部分西人奶牛场位于租界外。鉴于此，工部
局只能让步，在强调"任何西人开设的牛奶棚发生疫情，一律应向工部
局报告"后，此议暂罢。⑤

第二，奶牛场的环境卫生。菜场稽查员认为，牛群中的很多非传染
性疾病是由于奶牛场排水不畅和牛舍的肮脏状况引起的。⑥ 他指责华人

---

① 1874 年工部局将病牛样本送往伦敦检验，证实了这种牛瘟与同一时期欧洲暴发的牛瘟
是同一种疾病，也即是说，正如卫生官亨德森等所推测的：其时上海所流行的牛瘟是
一种来自海外的传染病。

② "Medical Reports for the Half Year Ended 31st March, 1872," *Customs Gazette*, No. 8, 1872,
p. 69, 73; "Health Officer's Report, 1872," *Municipal Report for the Year Ended 31st March*,
1873, U1 - 1 - 886, p. 61. 在提交的备忘录中，卫生官报告了这种牛瘟在不同阶段的症
状，但对于其发病原因、影响及防治方法，都没有得出明确的结论。

③ 工部局 1892 年 3 月公布的一份名单显示，必须接受检查的奶牛场全部为华人奶场。至
1894 年 5 月，接受常规检查的华人奶牛场达 36 家。参见《工部局董事会会议录》第
11 册，1894 年 5 月 8 日，第 621 页。

④ 就笔者所见，董事会分别于 1891 年 6 月、1891 年 12 月、1892 年 3 月、1894 年 3 月发
起过将西人奶牛场纳入检查范围的讨论。

⑤ 《工部局董事会会议录》第 10 册，1892 年 3 月 1 日、8 日、15 日，第 797、798、800 页。

⑥ 针对华人奶场肮脏环境的报告，参见 "Dairy," *Report for the Year 1894*, U1 - 1 - 907,
p. 80; 《工部局董事会会议录》第 11 册，1894 年 9 月 18 日、25 日，第 655、657 页;
《工部局董事会会议录》第 12 册，1895 年 4 月 23 日、5 月 7 日、7 月 2 日、11 月 26
日，第 469、470、482、508 页。

奶场主"不注意他们奶场的环境卫生，当其牛群暴发疾病时，他们并不采取预防措施阻止其蔓延，哪怕工部局向他们免费提供消毒剂，他们也拒绝使用"。[①] 卫生官于 1897 年 8 月提交的一份关于牛奶供应的调查报告显示：供水、排水以及通风不佳是目前奶牛场所面临的三大卫生问题。用来饮牛的水来自本地水井、河浜及死水塘，其被认为是肮脏而不适合牛饮用的。更为糟糕的是，这些不干净的水不经煮沸即用来清洗牛奶瓶，甚而被掺入牛奶中，使牛奶成为疾病的传染源。排水不畅则使得奶牛场成为一个死水塘。通风不畅则对牛的肺和皮肤产生影响，使牛无法将体内毒素有效排出体外。[②] 尽管卫生官和稽查员都对奶牛场的卫生状况焦虑不堪，但他们所能做的仅仅是一面劝说华人奶场主改进奶牛场卫生设施，[③] 一面告诫外侨，"华人牛奶棚的牛奶都应煮沸后方可食用"。[④] 卫生官苦恼地报告："工部局既得不到来自中国政府的支持和帮助，同时还遭到由于华人奶场主和牛商的无知而引起的阻挠，我们对于疾病及其传播的限制都缺少权力。"[⑤]

　　与此同时，西方医学知识及上海的形势正在发生变化。1882 年，罗伯特·科赫（Robert Koch）宣布发现了结核杆菌。随后的医学发展使许多人确信，结核病源自驯养的牛，结核杆菌可以通过牛奶和牛肉传染给人类。1901 年，德国医学家埃米尔·冯·贝林（Emil von Behring）又提出，污染的牛奶是儿童患病的主要原因。[⑥] 在上海，19 世纪下半叶外侨人口中出现的一个显著变化，即是妇女和婴童的比重增加。因此，进入19 世纪 90 年代后，"婴儿和幼童已经成为牛奶消费的很大一部分群体，

---

① "Dairy," *Report for the Year 1895*，U1 – 1 – 908，p. 90.

② 详细报告参见《致总办函》，1897 年 8 月 31 日，《对奶牛场、牛奶供应为题的建议，有关电力供应、煤气供应等文件》，U1 – 2 – 1105，第 37 页。

③ 稽查员克里斯蒂曾试图劝告奶场主们在牛舍外单独建一个用于挤奶和存放牛奶器皿的牛奶房，实现人、畜、奶分离，但没有取得成效。参见 "Inspection of Dairies," *Report for the Year 1896*，U1 – 1 – 909，p. 86。

④ 《工部局董事会会议录》第 12 册，1896 年 12 月 22 日，第 577 页。

⑤ "Cattle and Milk Supply," *Report for the Year 1895*，U1 – 1 – 908，p. 100.

⑥ 〔美〕洛伊斯·N. 玛格纳：《医学史》，刘学礼主译，上海人民出版社，2009，第 457 页。实际上，人类结核病分为肺结核和牛结核两种，之前这两种病一直被混为一谈。美国病理学家西奥博尔德·史密斯（Theobald Smith）在 1908 年召开的国际肺结核大会上宣布其证实了埃米尔·冯·贝林的观点。

关乎侨民社区健康的牛奶供应已经成为一个越来越重要的问题"。① 在此种背景下，工部局也在谋求改善牛奶质量，保证牛奶的安全卫生。其迈出的第一步就是力图确保牛奶生产场所和生产过程的卫生。

1895 年，董事普罗布斯特就建议采取发放奶牛场执照的办法，规定只有领取了执照的奶牛场所产的牛奶才能在租界内出售。② 1897 年 8 月，兽医惠特尼及卫生官分别向董事会递交了一份信函和备忘录，再次向董事会提出这一建议。③ 经卫生委员会讨论后，董事会决定请求领袖领事向道台申请向所有供应外侨牛奶产品的奶牛场发放执照的权力。④ 领袖领事经过评估后认为道台不会同意授权，建议董事会采取措施阻止那些拒绝领照的奶牛场把他们的产品运入租界。⑤ 董事会遂放弃谋求"法律权限"的打算，接受领袖领事的建议，转而利用巡捕来阻止未领照奶场在租界内销售牛奶，迂回达到迫使奶场领照的目的。⑥ 10 月 12 日，公董局亦来信表示，愿意与工部局采取一致措施。

10 月 16 日，工部局发布布告，宣布自 1898 年 1 月 1 日起，凡向租界出售牛乳及牛乳制品的奶场均须申领执照。⑦ 10 月底，董事会又颁布了奶牛场领照条件：

> 1. 奶牛必须打上标记，以便识别（在稽查员要求时）。奶牛须安置在专为奶牛使用的牛棚内，不得过分拥挤。
>
> 2. 奶场须光线充足，通风良好，地面坚实，排水良好，离开粪坑至少 6 码。粪坑每天至少清扫一次。
>
> 3. 奶牛场内全部用水，其汲取及贮藏办法须得工部局兽医认可。

---

① "Cattle and Milk Supply," *Report for the Year 1895*，U1－1－908，p. 99.

② 《工部局董事会会议录》第 12 册，1895 年 11 月 26 日，第 508 页。

③ 兽医和卫生官的函件分别参见《致总办函》，1897 年 8 月 31 日；《牛瘟备忘录》，1897 年 8 月 31 日，《对奶牛场、牛奶供应为题的建议，有关电力供应、煤气供应等文件》，U1－2－1105。

④ 《工部局董事会会议录》第 13 册，1897 年 9 月 28 日，第 534 页。

⑤ 《工部局董事会会议录》第 13 册，1897 年 10 月 5 日，第 536 页。

⑥ 直至 1921 年，仍有人向董事会就奶场颁发执照的法律权限问题提出疑问。参见《福勒致代理总办函》，1921 年 5 月 23 日，*Report for the Year 1921*，U1－1－934，p. 140A。

⑦ 《第一千二百十六号》，《申报》1897 年 10 月 16 日，第 6 版；《中外交涉条则：上海英工部局牛乳棚执照示》，《萃报》，1897 年第 12 期。

4. 凡产犊 10 天之内的奶牛、病牛、乳房及乳头患有疾病或阴道出水的奶牛，其所产牛奶不得卖给顾客。牛奶中不准掺水或掺假。

5. 在挤奶前，挤奶人的双手、奶牛乳头及乳房必须用干净温水彻底冲洗。

6. 所有装牛奶的器皿须用开水烫过，煮开水的锅须远离并且不能用来煮人吃的或牛吃的食物。

7. 牛奶贮存、装瓶以及制奶油须在专门的房间内进行。房间及其中各种设施须保持彻底清洁。房间的地面应该用石头或水泥铺砌。

8. 挤奶工在挤奶、其他人员在处理牛奶时，须系一条干净围裙，围裙从颈部往下，一直到膝盖下面。手臂非赤裸时，应戴上干净袖套。

9. 牛奶瓶上必须盖上印戳，标明生产牛奶的奶牛场名字。运送牛奶进入租界的车、篮以及其他工具须标明奶牛场名字。

10. 当稽查员要求时，奶场主应提供顾客名单。

11. 奶牛生病、死亡或替换，挤奶人双手有病，其他处理牛奶人员生病，奶牛产牛犊等事须立即通知工部局兽医。

12. 领取执照的奶牛场不得替未领执照奶牛场运送其所产牛奶。[①]

从 16 日发布的布告可以看出，领照对象不限于华人奶场，西人奶场亦须申领执照，而要想领取执照，无论西人奶场还是华人奶场均须满足工部局所发布的领照条件。这意味着，所有想在租界内售卖牛奶的奶场都不得不接受工部局的监督和管理。从领照条件来看，其不仅对牛奶生产场所——奶场的环境卫生问题有具体规定，对于包括挤奶工人在内的牛奶生产工人的个人卫生以及牛奶生产过程的卫生亦有一系列规定，希望以此防止牛奶在生产过程中或者出售前被污染。

为鼓励领照，工部局采取了一定的激励性措施。满足条件并申领执照的奶场，可享受以下的权益：

---

① Notice to Dairies，《上海公共租界工部局总办处关于调整执照费用、路灯照明、奶牛场规章及苏州路延长等文件》，U1 - 2 - 207。

1. 工部局将在每周的公报中公布领取执照的奶牛场名单，并要求公众不从其他来源处购买牛奶。

2. 如遇事须暂停供应牛奶，工部局向其支付补偿金。

3. 任何奶牛场一旦发现有传染病特征的疾病，牛只将立即宰杀，工部局以市价的三分之二支付赔偿金。

4. 对出现上述问题的奶牛场和建筑物进行消毒或彻底摧毁，工部局支付成本一半的费用。

5. 对拥有执照的奶牛场，工部局兽医向其提供医治病畜或其他建议。①

布告及执照申领条件发布后不久，稽查员克里斯蒂报告称，"一些奶场主已开始对其场所进行必要的改建或添建，毫无疑问，会有更多的奶场跟进，以便能获得一份执照"。而在所有需改进的设施中，稽查员尤其强调要保持奶场的清洁以及配备一所隔离的牛奶房——用于牛奶装瓶以及储存洗净的盛牛奶器皿。② 1898 年 1 月起，稽查员开始巡查奶场，并对那些符合条件，或正在改建并即将在本月底达到条件的奶场颁发了执照。③ 从表 4 - 4 可以看出，相较于 1895 年的 36 家奶场来说，1898 年工部局登记在案的奶场下降至 23 家，直至 1905 年才又接近 1895 年的数值。这从侧面说明，通过申领执照，工部局以一定的"门槛"对奶场进行了整合，淘汰了一批实力较弱、建筑条件和卫生设施不达标的奶牛场。

表 4 - 4　1898～1937 年工部局领照奶场数及牛只总数

单位：家，只

年份	领照奶场数	牛只总数	年份	领照奶场数	牛只总数
1898	23	382	1901	27	820
1899	28	780	1902	24	804
1900	29	837	1903	26	771

① 《致总办函》，1897 年 8 月 31 日，《对奶牛场、牛奶供应为题的建议，有关电力供应、煤气供应等文件》，U1 - 2 - 1105。

② "Dairy," *Report for the Year 1897*, U1 - 1 - 910, p. 97.

③ 《工部局董事会会议录》第 13 册，1898 年 1 月 12 日，第 555 页。

续表

年份	领照奶场数	牛只总数	年份	领照奶场数	牛只总数
1904	28	951	1921	—	—
1905	34	1138	1922	39	1174
1906	34	1041	1923	42	—
1907	33	949	1924	38	1428
1908	31	1022	1925	37	1678
1909	35	974	1926	35	1927
1910	34	974	1927	33	1883
1911	32	849	1928	33	1943
1912	29	754	1929	29	2226
1913	—	—	1930	29	—
1914	—	—	1931	27	—
1915	—	—	1932	26	1730
1916	—	—	1933	28	2027
1917	—	—	1934	28	2268
1918	—	—	1935	29	2587
1919	—	—	1936	30	2717
1920	—	—	1937	13	—

资料来源："Milk Supply," Report for the Year 1898—1937, U1-1-911—U1-1-950。

　　除了督促奶场增建牛奶房，改进通风、排水等卫生设施外，鉴于华人奶场仍在使用河浜或本地井水来清洗挤奶、储奶用具等，同时还将其掺入牛奶，1898年7月工部局又对奶场供水条款进行了修订，要求所有领照奶场须使用自来水，不在自来水覆盖区域的奶场主则应用密闭容器，从附近自来水公司的消防栓接入新鲜的自来水。[1] 1899年下半年，工部局发布修订后的《领照奶场章程》，将这一条正式列入。[2] 此后，工部局公共卫生处继续致力于改善牛奶生产环境，兹举几例如下。

　　1907年，公共卫生处规定所有领照奶场的门窗均须打开，以利于通风。窗户使用纱布，门则使用门帘以防止苍蝇进入。[3]

---

① "Milk Supply," *Report for the Year 1898*, U1-1-911, p. 82.
② 参见附录第二部分。
③ "Milk Supply," *Report for the Year 1907*, U1-1-920, p. 93.

1924 年起，领照奶场开始使用专门的透明玻璃瓶替代原来的旧啤酒瓶盛装牛奶。① 至 1926 年，所有领照奶场的牛奶瓶全部更新换代完毕。②

1925 年，公共卫生处要求领照奶场扩建牛舍、增添通风和照明设备，安装锅炉以供应蒸汽和开水，以便对瓶子和奶场器具进行清洗和杀菌。③

除以执照为"要挟"敦促奶场改善设施外，粪秽稽查员继续对领照奶场进行日常检查。违背章程的奶场主，被起诉至会审公廨处以罚款或监禁，若多次处罚仍不悔改，则吊销其执照。1902 年，即有 5 家奶场因违背章程或牛奶掺假被罚款，共计 375 元；2 家奶场被吊销了执照；另起诉了 6 家无照售卖牛奶的奶场。④ 从表 4 - 4 亦可发现，领照奶场的数量一直处于变动之中，这是由于每年均有奶场被吊销执照，又有新的奶场领取执照。

通过实施奶场执照制度，奶场的卫生状况有明显改进。1923 年公共卫生处长在报告中骄傲地宣称："与英国和美国城市和乡村地区的清洁水准相比，上海奶场的总体水准要乐观得多。"⑤ 不过，情况并不如公共卫生处长所说的那么乐观，执照制度亦存在诸多漏洞。

首先，上海"一市三政"的局面使工部局无权管理租界外的奶场。据卫生官统计，1898 年大约有 30 家租界外华人奶场未领取执照。⑥ 这意味着它们可以无视工部局所发布的领照条件。虽然工部局可以动用巡捕阻止其向租界输送牛奶，但是，为了让奶场生存下去，无照奶场总有办法来躲避巡捕的检查。比如，趁天亮前街上无人时将牛奶送入租界，将牛奶瓶子装在包里骗过每天运牛奶的苦力，或者以低廉的价格送货上门。卫生官多次在报告中表达了其愤慨："外侨们鼓励了这些未领照奶场主规避工部局为了侨民公共卫生利益的章程"，⑦ "这一违法行为通过任何方法都无法彻底避免，因为在租界周围没有警察封锁线"。⑧ 因此，尽管忧心

---

① "Milk Supply," *Report for the Year 1924*, U1 - 1 - 937, p. 144.
② "Milk Supply," *Report for the Year 1926*, U1 - 1 - 939, p. 204.
③ "Milk Supply," *Report for the Year 1925*, U1 - 1 - 938, p. 150.
④ "Milk Supply," *Report for the Year 1901*, U1 - 1 - 914, p. 143.
⑤ "Milk Supply," *Report for the Year 1923*, U1 - 1 - 936, p. 139.
⑥ "Milk Supply," *Report for the Year 1898*, U1 - 1 - 911, p. 83.
⑦ "Milk Supply," *Report for the Year 1898*, U1 - 1 - 911, p. 83.
⑧ "Milk Supply," *Report for the Year 1923*, U1 - 1 - 936, p. 139.

忡忡，但是工部局也无法迫使租界外无照奶场达到令人满意的卫生状况。

其次，领照奶场的违法行为并不能彻底避免，牛奶的高额价格和利润使一些领照奶场甘冒风险。[1] 例如，有的领照奶场将其执照借给或转卖给无照奶场，[2] 有的奶场在产量不足的时候向未领照奶场或郊区奶农收购牛奶。[3]

这些问题都不是实行执照制度和定期访查就能一劳永逸地解决的。因此，在定期访查和实行制度之外，工部局还将注意力投向牛奶质量本身，试图通过对奶的化验检查来把好牛奶的安全供应关。这一工作主要由工部局实验室负责，后文第七章将详细加以叙述。

小　结

本章论述了工部局早期食品卫生管理。早期工部局所关注的食物，主要集中于自来水、肉类和牛奶。需要指出的是，尽管工部局对于牛奶的管理在时间上开始得较晚，但考察其所实施的奶场访查制度和领照制度，其与肉类的早期监管方式如出一辙，因此，本书亦将其部分监管措施归入早期卫生管理之列。

仿效欧洲已有的做法，工部局于 19 世纪 60 年代设置专职菜场稽查员，负责定期巡视菜场、屠宰场和奶牛场，监管肉类屠宰、加工、售卖以及牛奶的生产。同时，工部局卫生官作为专业医学人员，协助菜场稽查员鉴定食品是否适于食用。稽查员每天巡查菜场、屠宰场一到两次，每周巡查奶牛场两到三次，稽查菜场、屠宰场和奶牛场的清洁，查看是否有不卫生的食品在菜场销售。不可否认，定期访查制度的确立，确实在一定程度上阻止了不合格食品进入外侨的餐桌。不过，由于工部局缺

---

① 以 1895 年为例，该年牛奶售价为 0.11 元/瓶，牛肉价格为 0.08 元/磅，鸡蛋价格为 0.09 元/打，当时牛奶用啤酒瓶盛装，每瓶容量为 650 毫升，鸡蛋一打约为 650 克。若把单位全部转换为克，则可以发现，650 克牛奶的售价为 0.11 元，与 650 克牛肉价格大致相当，略高于同等数量的鸡蛋价格。这个价格对于普通民众来说并不便宜。相关价目表参见 "Variation in Prices of Some Common Domestic Things," *Report for the Year 1912*, U1 - 1 - 925, p. 106。

② 《私售捐照》，《申报》1910 年 7 月 9 日，第 20 版。

③ "Veterinary Surgeon's Report," *Report for the Year 1898*, U1 - 1 - 911, p. 82.

乏"法律权限"、稽查人员不足、华洋对"病肉"的危害在认知上的差异以及私人肉商、奶场主受利益驱动的故意规避和不合作等，定期访查制度的成效并不好。

随着财政状况的改观，工部局及时吸收借鉴欧洲的经验——由政府直接经管一些涉及食品卫生的事务。从1892年起，工部局使用公共税收，相继在租界各区兴建多家公立菜场以及斐伦路公共屠宰场，尽量将分散的私人食品加工和销售从业者集中进行监管。在经营公共屠宰场时，工部局并未对牲畜屠宰业大包大揽，相反，屠宰场内只雇用了少量的管理员、机器操作工以及清洁工。至于牲畜购买、运输、销售等一应工作，仍由私人肉商自行负责。同时，颁发执照制度迫使肉商只能售卖工部局屠宰场屠宰和加工的肉类，只有申领了执照的奶牛场才可以向租界供应牛奶。

综观工部局早期食品卫生监管的发展历程，可以发现，比起单纯进行定期巡查的方式来说，兴建公立菜场、公共屠宰场和牛棚，颁发执照以及与定期巡查相结合的方式更为经济和有效。定期巡查的方式如要取得好的效果，势必需要雇用更多的稽查员，这样一来，这批人每年的薪酬便是一大笔开支。而兴建及经营公立菜场、公共屠宰场及牛棚，虽然会耗费一笔不少的建筑费及管理费，但是工部局亦可通过经营它们而获取收益，而这部分收益完全可以应付公共菜场、公共屠宰场和牛棚等的日常开支。更为重要的是，这种方式只需工部局雇用少量人员即可，但达到的效果远比前一种要好。

第五章　公共医疗卫生的起步

在传统社会，无论中外，寻医问诊都是个人私事，与官方无涉。只有在瘟疫暴发时，政府才会插手公共医疗卫生事务。中世纪的英国市镇，在经历多次疫情过程中，已各自发展出诸多因应之策。明清时期的中国，虽然在制度上并无救疗疫病的规定，但对接受儒家道德观念的地方官员来说，只要有适当的资源可供调配，一般对于瘟疫亦不会坐视不理。①不过，近代以前，中外政府对于普通民众的医疗事务的介入都很有限，地域性很强，且常常以危机为导向，事罢即废。此外，官方亦将公共医疗作为慈善事业，偶尔为之。但总的来说，普通民众的公共医疗事务，历来未能进入官方的日常管理范畴，没有形成长效机制。

随着 19 世纪欧洲公共卫生运动的兴起和发展，国家医学（State Medicine）这一概念发展起来，其核心信条是国家（政府）负有保护公众健康的基本责任，因此，国家（政府）有责任和义务向普通民众提供公共医疗服务。这一理念也影响到了工部局的公共卫生管理政策，为了保护寓沪侨民的健康，19 世纪下半叶，工部局对待租界公共医疗的态度也逐渐由自由放任转向积极参与。本章即关注这一时段工部局所进行的早期公共医疗卫生管理，着重论述工部局由仅提供职员医疗到主动参与普通民众公共医疗事务的过程，以及 19 世纪下半叶工部局所实施的主动防治传染病的举措。

第一节　从职员医疗到公共医疗

1854 年 7 月，工部局成立之后，随即在租界内兴办了一系列事业：

---

① 余新忠：《清代江南疫病救疗事业探析——论清代国家与社会对瘟疫的反应》，《历史研究》2001 年第 6 期。

组建巡捕房、组织义勇队、修筑道路码头等。其时，租界外侨固定人口约为300人，财政收入有限。为谋求租界社会之安全秩序与公共福利，工部局将大量财政收入投向巡捕房。从1855年起，巡捕房的经费支出一直占工部局总预算的50%左右，甚至一度达到60%。再加上筑路等市政基础建设的开支，工部局实际上在早期并无余力顾及租界内普通民众的公共医疗事务。1870年之前，能享受工部局医疗服务的，只有外籍巡捕而已。

一　职员医疗

1854年8月，工部局从香港雇请了30名巡捕，负责"维护租界的治安与清洁"。作为工部局最早的一批雇员，巡捕被视为维护租界社会秩序和预防公共危害的一种社会控制力量，是社会稳定的必要条件。为了保证巡捕能正常执勤，董事会从一开始就承诺："巡捕就医所需住院、医疗护理和医药等一切费用由工部局支付。"①

对于巡捕的医疗护理，工部局采用公开招标方式，将其承包给租界内的开业西医。1854年9月，柯克医生以每年酬金400银元的价格夺标，承担全体巡捕的医疗护理工作。② 在工部局档案中，他被称为捕房医生（Municipal Police Surgeon），其聘约每年订定一次。③ 此后，捕房医生人选迭经更换，1870年前，先后有比尔医生（Dr. Bill）和科格希尔医生（Dr. Cogghill）出任捕房医生。医疗护理费用也随着巡捕人员增加而有所变动。例如，1856～1857年，比尔医生接手巡捕的医疗护理工作，护理费用增至每年800银元。④ 捕房医生不是工部局的职员，他只按照合同负责诊治巡捕，与工部局形成的是一种商业契约关系。

早期工部局无力自主创办医院。如巡捕需要住院治疗，则一般送往租界内已有的私立西医院，由捕房医生前往医院进行护理。其时租界内仅有为数不多的几家西医院，即1844年2月由伦敦会传教士麦都

---

① 《工部局董事会会议录》第1册，1854年7月17日，第569页。
② 《工部局董事会会议录》第1册，1855年4月25日，第581页。
③ 《工部局董事会会议录》第1册，1856年5月5日，第585页。
④ 《工部局董事会会议录》第1册，1857年7月8日，第596页。

思（Walter Henry Medhurst）[1] 和雒魏林[2] 创办的仁济医院[3]、1856 年法国人在法租界孟斗班路（Rue Montauban，俗称天主堂街，即今之四川南路）开设的远征军医院[4]、1864 年由外侨集资创办的公济医院（the Shanghai General Hospital）[5]。对于接纳巡捕住院的医院，工部局向其支付每人每天 1 元的费用。[6]

19 世纪 60 年代，捕房人员有所增加。1864 年，欧籍巡捕已达到 164 人。1865 年首次招募华捕。[7] 科格希尔医生提供的服务渐渐无法满足已有人员的需求。1866 年 9 月，在疾病多发季节，一名巡捕因未得到及时

---

① 麦都思（1796~1857），英国传教士，自号墨海老人，汉学家，1796 年生于英国伦敦。麦都思在伦敦学会了印刷技术。1816 年被英国伦敦会派往马六甲，在马六甲学会马来语、汉语和多种中国方言，并帮助编辑中文刊物《察世俗每月统记传》。1843 年到达上海，在山东路一带建立伦敦会的分部，包括墨海书馆、天安堂和仁济医院，被人称为"麦家圈"（Ma-ka-chu）。1848 年 3 月，麦都思违反清政府规定至青浦传教，与当地漕运水手发生冲突，发生"青浦教案"。1854 年当选为工部局第一届董事。1856 年麦都思离任回国。1857 年，在伦敦逝世。

② 雒魏林（1811~1896），出生于利物浦，早年在伦敦盖氏医院学习。1839 年应中华医药传道会（the Medical Missionary in China）之请被伦敦会派往广州，协助伯驾（Peter Parker）主持澳门医院。1839~1843 年辗转于香港、澳门、广州、舟山行医传教。1843 年上海开埠后到达上海，与麦都思一起创办首家西医院。1861 年前往北京，创办协和医院，1864 年返回英国。著有《在华行医传教二十年》一书。

③ 仁济医院初名仁济医馆，位于上海县城大东门外南道（Nan Tao）地方。1844 年 10 月迁至县城小南门外。1846 年 6 月，医院迁入自行兴建的位于"麦家圈"的大楼，与伦敦会毗邻，是即名闻上海的山东路仁济医院。此后医院迭经多次修理或重建，但院址一直固定于此。1927 年，仁济医院接受英侨建筑师兼房地产商雷士德（Henry Lester）的遗产捐赠，更名为 The Lester Chinese Hospital，但华人仍习惯性称其为"仁济医院"。仁济医院作为英美在华传教士所推动的一项重大传教工作，其服务对象主要是潜在的受教群体——贫苦华人。关于仁济医院的发展历史，王尔敏在其《上海仁济医院史略》一文中已有很好的梳理与介绍，笔者不再赘述。参见王尔敏《近代上海科技先驱之仁济医院与格致书院》，广西师范大学出版社，2011。

④ 该院专门收治第二次鸦片战争中的英法联军伤兵，于 1862 年战争结束后即关闭。在公济医院设立之前，此军医院曾是外国人求医治病的主要去处。参见朱德明《近代上海租界卫生史略》，《中华医史杂志》1996 年第 1 期，第 5 页。

⑤ 院址最初在法租界外滩科尔贝尔路（Rue Colbert，今新永安路）转角处，由天主教圣樊尚·德·保罗修女会（Sisters of St. Vincent de Paul）负责医院护理工作。1875 年迁至虹口苏州河北岸。公济医院创设伊始，即确立了服务外侨的宗旨。参见罗振宇《私营到公用：工部局对上海公济医院的管理》，《史林》2015 年第 4 期。

⑥ 至 19 世纪 70 年代，巡捕的住院费仍为每人每天 1 元。见 *Report of the Shanghai General Hospital*，*December 31，1878*，Far East Printing & Publishing Co.，1879，p. 6。

⑦ 熊月之主编《上海通史》第 5 卷，第 86 页。

有效的治疗而死亡，巡捕房指责科格希尔医生玩忽职守。科格希尔对此进行解释，并指出事故的原因应归结为目前医官制度的不合理：医官任务越来越繁重，但报酬一仍其旧，报酬与付出不成比例。[①] 董事会在对此事进行调查处理时，也做了自我反省。[②] 1866 年 10 月 22 日，董事会采纳了警备委员会关于现行医疗制度的报告，并决定"起草一套新的指导医官职责的章程"。[③]

经过此事，工部局虽未辞退科格希尔医生，但是修订了与其签订的合同，主要有两点变化：首先，将其报酬提升至每年 750 两白银，[④] 药品则按其所开处方每张另行单独付费，不再包含在他的报酬中；其次，鉴于薪酬增加，改捕房医生为工部局外科医生或工部局医官，诊治范围扩展为工部局全体雇员。至此，工部局将医疗护理服务推广至全体职员。

工部局职员医疗的开支主要分为三个部分：工部局医生的报酬、职员的药费以及住院费用。以 1867～1868 年为例，当年工部局关于医疗开支的预算为："外科医生薪金 750 两；药费 450 两；住院费用 300 两。"[⑤] 实际开支为 2674.45 两（其中外科医生薪金 750 两、药费 359.21 两、付给公济医院的住院费 1565.24 两）。[⑥]

虽然经过改革，但新的问题还在出现。1867 年 1 月，一位名叫迈耶的医生写信给董事会，要求收取工部局前任道路检查员威廉·史密斯的医疗费用。由于收费过高，董事会颇为不满。为此，董事会又做出规定："工部局提供医疗的原意仅限于本局医官。凡是自己选定其他医生治病的本局职员须知，工部局视其为私人医生，故不承认给予此种情况以任何医疗待遇。"[⑦] 通过此一规定，工部局将其职员的医疗服务限于由工部局医生包办。由此看来，为避免过多的开支，工部局在早期只向其职员提供指定医生的医疗服务。

---

① 《工部局董事会会议录》第 2 册，1866 年 9 月 24 日、27 日，第 575～579、579～583 页。
② 董事会对此事的讨论和处理过程，参见《工部局董事会会议录》第 2 册，1866 年 9 月 24 日、9 月 27 日、10 月 12 日，第 575～579、579～583、583～584 页。
③ 《工部局董事会会议录》第 2 册，1866 年 9 月 27 日，第 583 页。
④ 《工部局董事会会议录》第 3 册，1867 年 5 月 2 日，第 592 页。
⑤ 《工部局董事会会议录》第 3 册，1867 年 5 月 2 日，第 574 页。
⑥ 《工部局董事会会议录》第 3 册，1868 年 4 月 17 日，第 640 页。
⑦ 《工部局董事会会议录》第 3 册，1867 年 1 月 14 日，第 551 页。

此外，苏州河北岸的原美租界地区，由于交通不便，其巡捕的医疗事务则交由一位名叫玛高温的开业医生负责，费用每季度结算一次。[①]从1870年开始，改为每年付给其150两经费，不再按季度结算。华捕以及捕房犯人的健康则交由一名华人医生照料，工部局每年付给该医生护理费用80两、药费20两。[②]

综上所述，由于早期工部局财政收入不多，能用于医疗服务的资金十分有限，故其医疗服务的对象主要限于工部局雇员。对于租界内普通居民的医疗事务，就目前所阅档案资料来说，笔者还未发现工部局有值得注意的举措。

二　支持私营医院

据现有资料，工部局最初只关注其职员的医疗事务，早期租界内外侨的寻医问药，属于个人私事，租界内几名私人开业的西医和远征军医院（后为公济医院）为他们提供医疗服务。租界内华人看病，除了求助于仁济医院、同仁医院（St. Luke's Hospital）[③]、体仁医院[④]等教会医院，更多则仰赖在上海开业的中医以及走街串巷的游医、巫医等。这种状况一直持续到1870年前后始发生转变。

19世纪五六十年代，大量难民涌入租界，"华洋杂居"之势形成。工部局巡捕在巡视租界时，时常在街头碰到贫病交加、穷困潦倒之人。作为一个侨民自治机构，工部局实际上无心也无力承担贫困外侨和华人

---

① 1869年第二季度，工部局付给该医生医药费17.5两。参见《工部局董事会会议录》第3册，1869年7月6日，第714页。

② 《工部局董事会会议录》第3册，1868年4月17日，第641页。

③ 同仁医院于1866年创办，许多寓沪外国西医都为其提供免费服务，后出任海关医官的詹美生医生即是其一。由于其位于虹口美租界，初名虹口医院，1880年迁至新址后，改称同仁医院。参见吴圳义《清末上海租界社会》，台北：文史哲出版社，1978，第69页。

④ 《上海卫生志》称该院由粤商之盲女捐赠资金而设，实际上，新的研究表明，该院是受一位来自伦敦的女华人盲人传教士艾格尼丝·居茨拉夫（Agnes Gutzlaff）的遗产捐赠，1871年底，在宁波路隆庆里首家专治眼病的医院，即是体仁医院。它是华人在上海创办的首家西医医院，对贫病者免费施诊给药并供饮食。嗣因经费拮据，于1882年并入同仁医院。参见 M. Miles, *Blind and Sighted Pioneer Teachers in 19th Century China and India*, Distributed by ERIC Clearing house, 1998. 该文未正式发表，参见 http://www. eric. ed. gov/contentdelivery/servlet/ERICServlet? accno = ED414701，最后访问日期：2014年2月10日。

的医疗救治责任。在工部局看来，贫苦外侨应由其领事负责照料。至于华人，则更不在其关注范围。故而，巡捕们往往接受工部局董事会的指令，将这些人送往上述私立医院就医。

但事实上，工部局无法真正做到对这些贫困病人视而不见。正如工部局捕房督察长彭福尔德所说："我们无法在巡视街道时对这些可怜人视而不见，将他们从死亡线上拯救过来，或者在他们遭受疾病的最后时光给予照料和关心，是居民的义务。因此，向这些可怜人打开大门的医院当局值得我们感激和支持。"① 由于这些私人医院大多为教会慈善医院，经费主要来自募捐，财务时常处于窘迫境地。为了保证这些医院能够继续为租界内普通居民提供公共医疗服务，工部局势必要想方设法保证他们继续在租界内存续下去。

更为重要的是，随着上海贸易逐渐繁荣，霍乱、痢疾等传染病逐渐成为寓沪外侨生命健康和上海商业利益的重要威胁。按照欧洲传统的应对流行病的措施，除了加强港口检疫之外，对于染疫病人，须进行隔离治疗。在财力、物力有限的情况下，工部局也考虑尽可能利用已有的私营医院的医疗资源，使其成为租界公共医疗事业的有益补充。

鉴于此，以少量资金扶持私营医院，使其承担公共医疗事务，对工部局来说是一个颇为不错的选择。自1870年起，工部局开始向部分租界内医院发放年度补助金。最早接受工部局年度补助金的是仁济医院。1870年，该医院即从工部局处收到200两补助金。随后，工部局又于1871年、1872年分别开始向体仁医院（后并入同仁医院）② 和公济医院发放年度补助金。在之后的岁月中，补助金额随着医院规模的扩大及工部局财力的增长而不断增长。

表5-1　1870～1898年工部局给仁济、同仁、公济医院发放的补助金

单位：两

年份	仁济医院	同仁医院	公济医院
1870	200	—	—

① "The Chinese Hospital," *The North-China Herald and Market Report*, August 12, 1869.
② 1882年体仁医院并入同仁医院后，工部局补助金也相应转给同仁医院。

年份	仁济医院	同仁医院	公济医院
1871	200	200	—
1872	200	200	2000
1873	200	200	2000
1874	200	400	2000
1875	250	400	2000
1876	600	400	7000
1877	600	400	2000
1878	600	400	2000
1879	600	400	2000
1880	600	400	2000
1881	600	400	2000
1882	600	400	2000
1883	600	400	3000
1884	600	400	7000
1885	600	400	2000
1886	600	400	2000
1887	600	400	2000
1888	600	400	2000
1889	600	400	2000
1890	600	400	2000
1891	600	400	2000
1892	600	400	2000
1893	600	400	3812.45
1894	600	400	2483.33
1895	600	400	2000
1896	600	400	2000
1897	600	400	2000
1898	600	400	2000

资料来源："Finance Statement," *Report for the Year 1870—1898*, U1 - 1 - 877—U1 - 1 - 905。

　　从表 5 - 1 中可以看出，相对于仁济医院和同仁医院，工部局对公济医院的资金支持力度要大得多。这并非因为仁济医院和同仁医院的财政状况优于公济医院，而是这三所医院在工部局所构建的公共医疗体系中所处地位不同之故。仁济医院和同仁医院由医学传教士创办，主要收治对象为华人。而公济医院从建院伊始，就确立了服务外侨的宗旨。因此，在工部局看来，公济医院对租界公共医疗管理的"贡献"要大得多，自然应该得到最大力度的支持。不同的支持力度，显示了工部局在面对外侨和华人的医疗服务时是有所偏重的。关于这一点，还将在后文专章详述。

　　工部局对非局属医院（即上述私营医院的统称）予以年度补助金支持，自然要求这些医院承担履行相应的责任和义务。一般来说，年度常规补助金主要用于鼓励医院收治贫困病人。由于这些医院的年度报告多已散佚，我们无法确知医院各年所收治贫困病人的状况，现存的 1878 年公济医院年度报告显示：该年医院用于公共租界贫困病人的开支是 1218.78 两，用于法租界贫困病人的开支为 523.29 两。[1] 另据笔者目力所及，虽然这些受助医院的责任和义务并未见诸任何章程，但归纳起来，主要包括：免费收治租界内贫困病人、为租界居民提供一定数量的免费床位、收治由工部局巡捕送治的突发事故病人、工部局职员看病享受打折优惠、不定时承担工部局的特定医疗任务、每年定期提供医院财务报表供工部局卫生及财务官员审查。

　　除了常规补助金外，1870～1898 年，工部局还向仁济医院和公济医院发放特殊补助金。特殊补助金则用于鼓励医院承担特殊公共医疗事务。1883 年，工部局拨款 1000 两，为公济医院修建了一间消毒室；1884 年，工部局又出资 5000 两，在公济医院开设专门的天花病房，并为医院购买了最先进的消毒器，普通外侨均可前往医院使用消毒服务。[2] 此外，公济医院还在夏季负责收治霍乱病人。在 1900 年工部局外侨隔离医院（Foreign Isolation Hospital）成立之前，公济医院长期被充作租界的外侨

---

① *Report of the Shanghai General Hospital, December 31, 1878*, p. 6.

② 《工部局董事会会议录》第 8 册，1883 年 11 月 12 日，第 541 页；《工部局董事会会议录》第 8 册，1893 年 9 月 12 日、1894 年 7 月 24 日，第 576、642 页。

隔离医院。① 可以说，按照工部局的要求，公济医院始终努力扮演着租界"公用"医院的角色。至于仁济医院，接受特殊补助的机会则少得多。1874年，工部局因筹设性病医院而不得，便将所筹集的2000两资金转让给仁济医院，条件是在工部局性病医院设立之前，仁济医院须接受工部局送治的性病患者。②

综观19世纪下半叶工部局公共医疗卫生管理的发展历程，可以发现，1870年之前，工部局的医疗救护工作主要针对本局雇员。对于租界内普通民众，则听任他们自行寻医问药。只是偶尔出于慈善目的或道义，才会为贫苦病人的医疗服务埋单。随着19世纪50年代后"华洋分居"状态逐渐被打破，租界侨民面临与"肮脏的华人"直接接触的状况。"华洋杂居"所带来的焦虑感，使工部局尽管既无心也无力承担普通外侨和华人的医疗服务，但也不得不被"赶鸭子上架"。以资助私营医院的方式来尽可能实现提供公共医疗的目的，是在当时的情况下工部局做出的最经济有效的选择。正是通过发放补助金的方式，工部局以较小的经济支出为代价，在19世纪下半叶逐渐确立起了主要针对租界外国侨民的公共医疗卫生管理体系。

第二节　推广牛痘接种

近代以前，天花一直是欧洲重要的传染病之一，更是婴幼儿死亡的主要原因之一。18世纪末，琴纳（Edward A. Jenner）发明牛痘接种术，为预防天花提供了医疗技术上的支撑。1853年，英国颁布《疫苗接种法》，规定父母和监护人必须为出生四个月内的婴儿进行牛痘预防接种。③ 这一政策的实施获得了巨大的成效，在短时期内，天花迅速在英国得以控制，这既证明了牛痘接种的有效性，也彰显了由政府制定实施现代公共卫生政策的必要性。④

---

① "Shanghai General Hospital," Historical Data on Public Health Matters etc., U1－16－4695, p. 88.

② 《工部局董事会会议录》第6册，1874年3月31日，第610页。

③ W. M. Frazer, A History of English Public Health, 1843—1939, p. 72.

④ 刘士永：《公共卫生（Public Health）：近代华人社会里的新兴西方观念》，载祝平一编《健康与社会：华人卫生新史》，第15页。

　　在传统中国，人痘接种法①自明隆万年间在皖南和江西等地出现后，迟至18世纪中叶，已在江南地区流行开来。② 19世纪初，牛痘接种术经由澳门葡商引入中国，最初在澳门、广州推行，并很快由外国商人和传教士传播至北中国。③ 尽管牛痘接种术自传入到推广并未遇到太多阻力，但人痘接种法在相当长的一段时间内在华人中仍然流行。值得注意的是，虽然人痘接种法已推广日久，但接种费用高昂，庶民之家往往难以承受。余新忠估计，"就整个江南地区来说，到清末有三四成以上的婴儿接种痘苗，已是一种乐观的估计"。④ 由此似可推测，19世纪中叶，牛痘接种术刚刚传入江南之时，华人接种痘苗的人数并不算多。

　　天花传染性极强，在"华洋杂居"的公共租界，如果因华人应对不当而导致其流行，外侨也不能幸免。为了保护外国侨民的健康和作为商埠的上海的商业利益，再加上受"母国"政府所实施的强制接种政策的成功的鼓舞，由工部局出面主持，在租界内推行牛痘接种，显得既迫切又十分必要。

一　牛痘接种

　　牛痘接种早在工部局成立之前已在上海施行。1844年，仁济医院在上海设立后，在雒魏林的主持下，即开始向华人提供牛痘接种服务。雒魏林记载，1845年，即有30多名中国士兵和20多名儿童接受牛痘接种。⑤ 此外，雒魏林还亲自培训华人医师黄春甫，让黄氏在上海县城中分设诊所（the branch dispensary）实施牛痘接种，并培训种痘助手，让

①　人痘接种法，即把天花病人伤口上结的痂制成粉末，吹入健康人的鼻内或在健康人臂上切一小口并将粉末撒入，通过人为的轻微感染使未曾感染天花者获得对天花的免疫力。详见范行准《中国预防医学思想史》，第106～153页。

②　范行准：《中国预防医学思想史》，第115～122页；梁其姿：《明清预防天花措施之演变》，载陶希圣先生九秩荣庆祝寿论文集编辑委员会编《国史释论——陶希圣先生九秩荣庆祝寿论文集》，食货出版社，1988，第242页。

③　Angela Ki Che Leung，"'Variolation' and Vaccination in Late Imperial China, Ca. 1570–1911," S. Plotkin & B. Fantini eds., *Vaccinia, Vaccination and Vaccinology: Jenner, Pasteur and Their Successors*, Elsevier, 1996.

④　余新忠：《清代江南种痘事业探论》，《清史研究》2003年第2期。

⑤　William Lockhart, *Medical Missionary in China: A Narrative of Twenty Year's Experience*, Hurst and Blackett Publishers, 1861, p. 238.

他们回到内陆继续为乡村儿童服务。①

表 5 − 2　1856 ~ 1896 年仁济医院牛痘接种人数统计

单位：人

年份	人数	年份	人数	年份	人数
1856	378	1871	1563	1886	7230
1857	—	1872	2558	1887	7388
1858	—	1873	2994	1888	5862
1859	—	1874	3365	1889	5233
1860	—	1875	3500	1890	7389
1861	—	1876	3982	1891	6170
1862	—	1877	3833	1892	7049
1863	—	1878	5426	1893	—
1864	300	1879	5129	1894	7459
1865	—	1880	5414	1895	8344
1866	—	1881	4934	1896	7163
1867	—	1882	6365		
1868	—	1883	5462		
1869	1670	1884	6391		
1870	1861	1885	—		

注：1. 因医院年度报告多有散佚，1856 年前数据已不存。表中"—"亦表示因资料缺失而无法统计者。

2. 至 1896 年，仁济医院停止牛痘接种事务。

资料来源：E. S. Elliston, *Ninety-five Years A Shanghai Hospital*, *1844−1938*, p. 34.

仁济医院的牛痘接种成绩更加鼓舞了工部局卫生官亨德森。1870 年 2 月，刚出任工部局卫生官的他便向工部局董事会提交了一份报告，提请注意中国人所广泛采用的"人痘接种法"，因其疫苗不太合乎科学规范，易

———————

① E. S. Elliston：*Ninety-five Years A Shanghai Hospital*, *1844−1938*, p. 16. 该书作者 E. S. Elliston 自 1922 年起担任仁济医院管理委员会秘书，其中 1922 ~ 1925 年还兼任会计。该书仅限于医院捐赠人内部传阅，未曾公开出版。与黄春甫交好的王韬曾在其日记中记载了他向黄氏询问牛痘接种术的对话，这当为仁济医院医生最早在上海实施牛痘接种之佐证。"二十二日癸巳。薄暮，春甫来闲话。言：'今年西国所寄来之牛痘浆种，人多不出，想系经已久，其真已失，故不堪用也。'予问云：'近西人至中国，多有染时痘毒气而复出者，则牛痘之法，故不足信欤。'春甫谓：'以人痘浆种者后必再出，用牛痘浆者必去妨害。今年中国渐行此法，虽祁寒盛暑多可种，但浆不可过十日，过十日则力薄不效。'"参见《王韬日记》，中华书局，1987，第 80 页。

成为诱发天花的传染源。在另一份报告中，他写道："当我听到约翰斯顿医生（引者：Dr. James Johnston，时任仁济医院负责人）和他的助手在去年进行了 1670 次接种的手术，并获悉这一措施在当地人中间的普及率稳步上升，这更加直接地影响到外国的居民，这使我相信为了中国人的安全以及我们的利益，禁止在外国租界内进行人痘接种的时日业已来到。"①

为顺利在华人中推行牛痘接种，亨德森要力争"取得上海当地的医务人员的同情和合作"。② 这一提议确实也得到了寓沪外侨们的支持。海关医官詹美生在当年的海关医疗报告中乐观地写道："在上海，可以毫不费力地通过预防接种来保护西人免受天花的侵害。"③ 董事会亦对亨德森的计划颇感兴趣，于 1870 年 6 月 27 日批准了他的方案。④

1870 年 9 月 19 日，在詹美生医生的帮助下，工部局种痘医疗所在南京路（后移至宁波路）开业。为了扩大影响力，工部局在中文报纸上刊登了广告，并在租界内张贴布告。捕房督察长彭福尔德还通过各区地保将此消息告知租界境内华人。⑤ 对于这项事业能否成功，一开始亨德森充满了担忧，因为自开张以来的一个月间，并无一人前来种痘，亨德森于是向董事会建议目前并不适合推行强制种痘。⑥ 所幸转机很快出现，1871 年 4 月 13 日，亨德森向董事会报告："约 200 名病人已种了牛痘疫苗。"⑦ 1872 年，其中一个工部局种痘站迁入体仁医院，由一位本地华人助手为上海周边农村地区的华人接种，其报酬为每月 10 两。⑧ 早期倡导的是自愿接种，尽管有人前来种痘，但人数并不算多，为了扩大影响、增进效果，工部局还以奖励措施鼓励华人儿童接种。"1872 年，规定凡经检查，牛痘发得好的儿童每人发给奖赏 300 文；1873 年，488 名儿童进行了疫苗接种，他们总共接受了 15.88 两奖赏，平均每名儿童 44 文。"⑨

---

① 《工部局董事会会议录》第 4 册，1870 年 2 月 11 日，第 686 页。

② 《工部局董事会会议录》第 4 册，1870 年 2 月 11 日，第 687 页。

③ Charles Gordon, *An Epitome of the Reports of the Medical Officers to the Chinese Imperial Customs Service, from 1871 to 1882*, Baillière, Tindall and Cox, 1884, p. 76.

④ 《工部局董事会会议录》第 4 册，1870 年 6 月 27 日，第 716 页。

⑤ 《工部局董事会会议录》第 4 册，1870 年 6 月 27 日，第 716 页。

⑥ 《工部局董事会会议录》第 4 册，1870 年 10 月 3 日，第 737 页。

⑦ 《工部局董事会会议录》第 4 册，1871 年 4 月 13 日，第 790 页。

⑧ Historical Data on Public Health Matters etc., U1-16-4695, p. 133.

⑨ 《上海租界志》编纂委员会编《上海租界志》，第 126 页。

1874～1875 年，上海华人中天花流行，同时也许是受同治皇帝死于天花的刺激，该年有 400 名华人小孩被送到工部局种痘站接受预防接种。① 而 1878～1880 年 3 年，每年种痘人数均在 1200 名以上。② 但即便如此，接种率依然低得可怜。以 1880 年为例，查当年租界内华洋居民共 110009 人，在工部局种痘站接种的人数为 1472 人，再加上在仁济医院接种的华人人数 5414 人，总共也仅占总人口的约 6%。

除了自己开办种痘医疗所进行接种外，亨德森还打算将仁济医院已经积累起来的接种成绩纳入工部局所推行的计划中。前文已述，从 1870 年起，工部局开始对仁济医院发放年度补助金，当年仁济医院即从工部局处收到 200 两补助金。何以工部局突然在 1870 年开始对仁济医院发放补助金呢？ E. S. Elliston 认为这是由于工部局逐渐意识到了仁济医院对租界社会的贡献。③ E. S. Elliston 所提及的"贡献"，除了仁济医院在租界内大量收治贫困华人病人外，更重要的则与工部局卫生官所要实施的向华人推广牛痘接种计划有关。

从 1872 年起，工部局先后在体仁医院、仁济医院设立种痘站，并补助一定的种痘经费。④ 此外，还免费向一些华人医生提供痘苗。徐家汇修道院亦是早期使用这种服务的宗教机构之一。⑤ 与医院等社会医疗组织及私人医生的合作，大大增加了接种人数。⑥ 推广牛痘接种也得到了中国官方的支持，道台及会审公廨谳员就多次发布布告，禁止在租界内用土法接种。⑦ 工部局自设的种痘站由于某种不得而知的原因于 1876 年

---

① Charles Gordon, *An Epitome of the Reports of the Medical Officers to the Chinese Imperial Customs Service, from 1871 to 1882*, p. 77.

② Historical Data on Public Health Matters etc. , U1‐16‐4695, p. 134.

③ E. S. Elliston, *Ninety-five Years A Shanghai Hospital, 1844—1938*, p. 29.

④ 1876 年体仁医院种痘站关闭后，工部局将种痘站交由仁济医院经营，并将该院的年度补助经费提升至 600 两。参见"Hospitals," Estimate for the Year 1876 with Remarks by the Council for the Foreign Community of Shanghai and Its Committees of 1875—1876, U1‐1‐888, p. 7.

⑤ 《工部局卫生处长朱尔登博士讲演材料 (1928～1937)》，U1‐16‐212，第 85 页。

⑥ 据海关医官詹美生统计，1877～1880 年在体仁医院接种的华人小孩分别为 1984 名、1537 名、1859 名、1481 名。在仁济医院 1879 年有 5129 名华人接种，而 1878 年接种私人医生从工部局获得疫苗的人数则达到 3000 人。见 Charles Gordon, *An Epitome of the Reports of the Medical Officers to the Chinese Imperial Customs Service, from 1871 to 1882*, pp. 77-78。

⑦ 《工部局董事会会议录》第 11 册，1894 年 11 月 27 日、12 月 18 日，第 670、673 页。

关闭了，但牛痘接种仍在租界内持续进行。1880年，工部局甚至还向内陆许多省份及沿海港口送去牛痘疫苗。[①]

关于牛痘疫苗的供应，在最初数年内，租界内所使用的疫苗主要由苏格兰和英国伦敦国家疫苗站定期邮寄至沪。1883年初，亨德森建议工部局不仅要储备疫苗，也应该尝试自制疫苗。[②] 或许是由于当年天花蔓延之势已经逐渐趋于停滞，又或许是出于财政方面的考虑，董事会拒绝了亨德森关于自制疫苗的提议。但是，该年11月，董事会在听取了卫生官的意见并经过仔细论证和讨论之后，接受了公济医院的请求，决定向纳税人会议建议拨款5000两用于在公济医院建立一间天花病房，"并尽可能地达到隔离的要求，这样做比起建立一个和医院完全不相干的机构更为可取"。[③] 1892年，一次大规模的天花再次袭击上海，并波及在沪西人。从1892年9月至次年1月，公济医院共接纳了20例天花患者。但是不知何故，很长时间里这间天花病房在租界所发挥的作用并不尽如人意。1893年6月27日，卫生委员会主席麦克劳德从利特尔医师（Dr. Little）处得知，"医院从未住满过，甚至在去年天花严重蔓延期间也是如此，只有一次因为霍乱而拒收了一名天花病人"。[④]

天花的流行直接妨害到了上海的进出口贸易，上海一度被认为是疫港。这种状况是租界商人不乐见的。工部局自办的种痘站关闭之后，工部局依靠山东路仁济医院来开展种痘事业。由于疫苗有限，居民被要求交纳100文保证金以确保他们再次返回医院供医院提取痘浆，很多居民认为这非常麻烦而不愿前去接种。[⑤] 或许正因为依靠非局属医院来预防天花的效果并不尽如人意，工部局于1894年又重新在施高塔路（后更名鸭绿路，今吴淞路以东的武进路）设立种痘站进行牛痘接种。[⑥] 不过直至1898年，大部分的接种工作仍由同仁医院和仁济医院承担。

为了满足疫苗的需要，1893年5月亨德森休假回国时，董事会"要

---

① Historical Data on Public Health Matters etc., U1 - 16 - 4695, p. 134.

② 《工部局董事会会议录》第8册，1883年2月26日，第496页。

③ 《工部局董事会会议录》第8册，1883年11月12日，第541页。

④ 《工部局董事会会议录》第11册，1893年6月27日，第558页。

⑤ 《工部局卫生处长朱尔登博士讲演材料（1928～1937）》，U1 - 16 - 212，第86页。

⑥ 《上海租界志》编纂委员会编《上海租界志》，第168页。

求亨德森医师在欧洲打听牛痘疫苗的培养问题，和为此地制定一项供应疫苗的方案，包括对费用的估计等等"。① 经工程师估价，建立一所像亨德森医生所建议的那种痘苗培育站需要5000两白银。尽管价格高昂，董事会毫不犹豫地全体一致同意"打电报给亨德森医师，授权他采购他认为痘苗站开始工作所绝对必要的各种物品"。② 然而，此项工程却因工部局1894年市政支出的超支而不得不推迟进行。③ 为此，工部局不得不从西贡进口小牛疫苗，分发给同仁医院和公济医院来为华人免费接种。直至1898年，牛痘疫苗培育站才最终设立。④ 由此，租界得以自行培育牛痘疫苗，并向上海周边地区乃至全国供应痘苗。

二　生产疫苗及广设接种站

至19世纪末20世纪初，经过多年的推广，在租界内，牛痘接种已被广为接受，人痘接种法逐渐被摒弃。而此时从西贡引进的小牛痘苗，每一份可接种多人，工部局不再需要接种的居民交纳保证金并再次返回接种站以供提取痘浆了。⑤ 这不仅大大解决了痘苗供应的问题，也更易于为租界内居民所接受。

1898年设立的疫苗培育站在当年即成功培育出了合格的疫苗。小牛疫苗每两周在外侨的奶牛场提取一次，并放置两周以确保其中的丙三醇能充分杀死外来的微生物。⑥ 1899年，即有超过4800管牛痘疫苗从该培育站分发出去。⑦ 按正常情况下每管可接种5人计，则当年生产的小牛疫苗至少可供24000人接种。15年后，即1914年，痘苗产量增至21328管，可供106640人接种。至1920年，供应量已达到126505管。⑧ 工部

---

① 《工部局董事会会议录》第11册，1893年5月9日，第546页。

② 《工部局董事会会议录》第11册，1893年9月26日，第577页。

③ *Report for the Year 1894*，U1 - 16 - 4724，p. 114

④ Shanghai Municipal Council Health Department Annual Report 1898，U1 - 16 - 4650，p. 123. 该培育站是工部局新成立的实验室的一部分。

⑤ Historical Data on Public Health Matters etc.，U1 - 16 - 4695，p. 134.

⑥ Historical Data on Public Health Matters etc.，U1 - 16 - 4695，p. 135.

⑦ Historical Data on Public Health Matters etc.，U1 - 16 - 4695，p. 140.

⑧ Historical Data on Public Health Matters etc.，U1 - 16 - 4695，p. 134. 当年公共租界总人口为783146人，排除已经接种成功的人数，似可以推测，此时的产量已可大致满足租界内接种的需要，甚至可以接济他处了。

局公共卫生处实验室的痘苗产量还在继续上升，在此后的岁月里，其产量足以保证租界内牛痘接种需求无虞。公共卫生处实验室甚至还可以向上海各家华人医院和慈善机构免费赠送牛痘疫苗。[①] 其疫苗发放区域甚至远及东亚其他港口，例如，1908 年，公共卫生处实验室就"由北向南自神户到马尼拉共发放了 3000 支疫苗"。[②]

疫苗供应有了保障，为工部局公共卫生处放开手脚大干一番提供了基本的保证。另外，尽管持续推广牛痘疫苗接种多年，但天花仍然经常感染上海居民。1908 年 2 月，卫生官报告称："1 月天花流行，猩红热、白喉、伤寒有一定程度扩展，死于天花的西人和华人人数比其他任何死因都多。应该在一些重要的场所考虑实行接种牛痘。……本月到公共卫生处接种的人数为 116 人，值得注意的是很多西人的仆人未被送去接种。提议 3 月份在每个卫生区设立一个接种站。"[③] 该年 12 月，在拥有两个固定种痘站的情况下，公共卫生处于各区设立了 18 个临时种痘站，主要分布于茶馆、寺庙、教堂、剧院等人口流动量较大的地方。[④] 根据公共卫生处的统计，1908 年工部局的接种人数即由上年的 1418 人猛增至4649 人。[⑤]

1912 年，租界被划分为 17 个卫生分区，每个卫生分区设一卫生分处，公共卫生处将之前的临时种痘站进行调整整合，将免费种痘工作交由各卫生分处负责。此外，还在工部局监狱、印捕医院（Indian Police Hospital）及华捕医院（Chinese Police Hospital）各设免费种痘站一所。[⑥]除此之外，公共卫生处还设立专门的牛痘接种站，每周选择一两个小时定时为租界内居民接种。所有这些种痘站都免费为租界内华人和贫苦外侨接种。1915 年，公共卫生处发布通告，租界内贫苦外侨有两处免费接种站，分别位于吴淞路 42 号（周二下午二时）、汉口路 23 号（周四下午

① 徐雪筠等译编《上海近代社会经济发展概况（1882～1931）》，上海社会科学院出版社，1985，第 235～236 页。

② Municipal Gazette, February 14, 1908, U1 - 1 - 973, p. 23.

③ Municipal Gazette, February 14, 1908, U1 - 1 - 973, p. 21.

④ Municipal Gazette, December 10, 1908, U1 - 1 - 973, pp. 317—324.

⑤ Historical Data on Public Health Matters etc., U1 - 16 - 4695, p. 140. 牛痘接种主要是在冬季，故 1908 年 12 月份集中了一年当中的大部分接种人数。

⑥ Historical Data on Public Health Matters etc., U1 - 16 - 4695, p. 136.

三时一刻）。而租界内华人则可至所有免费接种站接种。① 1932 年，公共卫生处又增设免费接种汽车队，在租界人口聚集区域流动为居民服务。②

表 5 - 3　1904～1937 年工部局免费接种牛痘人数统计

单位：人

年份	接种人数	年份	接种人数	年份	接种人数
1904	465	1916	—	1929	73106
1905	380	1917	—	1930	64068
1906	520	1918	26315	1931	121458
1907	1418	1919	—	1932	273475
1908	4649	1920	14981	1933	—
1909	3244	1921	—	1934	262450
1910	4608	1922	—	1935	32741
1911	4933	1924	—	1936	
1912	6108	1925	—	1937	—
1913	13029	1926	43599		
1914	26315	1927	39421		
1915	—	1928	55734		

资料来源：Historical Data on Public Health Matters etc., U1 - 16 - 4695, pp. 136—141；上海市地方协会编《上海市统计》，上海市地方协会，1933 年，第 7 页；上海市地方协会编《上海市统计第二次补充材料》，上海市地方协会，1936 年，第 148 页。

　　除了大规模增设免费种痘站外，公共卫生处每值天花即将暴发的季节，即在报纸上刊登公告，提醒未接种、接种得不好或疫苗过期的居民前往种痘站接种。大规模的宣传和人力、物力、财力的投入获得显而易见的成效。据统计，1911～1930 年，经工部局免费种痘之人，总计在 100 万人以上。③ 如果再算上经由私人医生、慈善团体、宗教团体及各医院接种之人，这一数据应该更大。

---

① 参见 "Notification 2297," *Municipal Gazette*, February 2, 1915, U1 - 1 - 980。1918 年，又在熙华德路东路增加了一所供贫苦外侨免费接种的接种站。参见 "Notification 2486," *Municipal Gazette*, January 3, 1918, U1 - 1 - 982。至 1931 年，外侨接种站增至 6 所，华人为 12 所。参见 "Notification 4136," *Municipal Gazette*, September 30, 1931, U1 - 1 - 1010。

② "Notification 4177," *Municipal Gazette*, February 17, 1932, U1 - 1 - 1011.

③ 《上海租界志》编纂委员会编《上海租界志》，第 510 页。

　　需要特别指出的是，工部局公共卫生处在租界内推广免费牛痘接种时，反而为华人开放了更多的免费接种站，这是否意味着在天花预防上，工部局更关注华人呢？的确，在工部局公共卫生处免费接种的人中，华人的人数占据相当大的比重，工部局也时常将这一成绩作为回应租界内华人对其政策批评的资本。① 但是，这绝不表示工部局医疗资源的天平向华人倾斜了。首先，从人口比例来说，以 1930 年为例，该年公共租界总人口为 1007868 人，而外侨人口仅为 36471 人，占人口总数约 3.6% 的外国人拥有 3 所专门的免费种痘站，而占人口绝大多数的华人仅有 6 所。其次，从动机来说，正如笔者所论，租界当局多年坚持对华人进行免费接种，并不是为华人健康谋利益，其实是担心华人中天花的流行波及租界外侨，进而影响上海的商业贸易。② 但工部局在租界内推行牛痘接种客观上对华人的健康以及中国天花预防的近代化产生了一定的积极影响和推动作用。

　　租界内免费牛痘接种的进行也并非一帆风顺。除了我们比较熟悉的华民对于牛痘预防接种的疑惧和排斥外，免费接种也损害了租界内私人开业医生的利益，引起了一部分开业医生的反对。③ 因为对他们来说，接种牛痘和颁发牛痘接种证书亦在他们的业务范围之内，工部局免费接种并颁发健康证书无异于抢了他们的"生意"。为了兼顾开业医师的利益，工部局公共卫生处决定对发出的种痘证书收取一定的费用。1933年，经卫生委员会讨论，该项费用被定为每份执照 2 元，"唯遇有贫寒之人，此种证书费，得由公共卫生处长酌量豁免"。④ 但是，仍然存在新的问题。工部局公共卫生处规定只为华民和贫苦外侨免费接种，实际上，接种人员根本无法区分前来申请免费接种的人是否有能力负担接种费用，这就使很多非贫困人员厕身其间，抢夺免费接种资源。

　　此外，由于租界人口众多，公共卫生处尽管设立了多个免费种痘站，但仍不敷使用，尤其是遇到天花大流行的年份，更是需要排队良久，这

① Isabella Jackson, Managing Shanghai: The International Settlement Administration and the Development of the City, 1900−1943, p. 254.
② 参见罗振宇《"救己"到"救人"：工部局早期医疗服务与城市公共医疗的起源（1854～1898）》，《江苏社会科学》2014 年第 3 期。
③ 参见《工部局董事会会议录》第 19 册，1915 年 1 月 27 日，第 581 页。
④ Minutes of Health Committee, 1924−1935, March 21, 1933, U1 - 1 - 124, p. 194.

让人们大感不便。于是，一位居民致函《上海泰晤士报》（*The Shanghai Times*），建议工部局"在中区留出一间办公室，在这间办公室可以以很低廉的价格由公共卫生处员工种痘。如果这一计划得以实施，许多认为其昂贵或者没有时间去目前的免费种痘站排队的人都有种痘的可能"。工部局卫生委员会对此建议颇为赞赏和认同，但是鉴于这会增加工部局的支出，未予采纳。[①]

尽管工部局在牛痘接种上花费了巨大的精力，但是天花仍每年侵袭上海。1937年全面抗战开始后，大量难民涌入租界，又引起了天花的暴发。这缘于华界预防接种的严重滞后，且租界长期以来未能如英国等西方国家一样实施强制接种。[②] 不过工部局以有限的警力面对如此庞大的人口，要在租界内实现强制接种，势必会非常困难。或许正如 Isabella Jackson 所说，工部局的卫生管理最成功之处在于：面对租界人口的"大爆炸"，尤其是20世纪30年代难民大量涌入租界，在资源有限的状况下，工部局的卫生管理保持了租界死亡率的相对稳定。[③]

第三节　防治性病

19世纪中叶，英法两国与俄国爆发了克里米亚战争，英军在战争中伤亡惨重。战后，在对军队的高死亡率进行调查时，英军性病的高发生率引起了陆军委员会的重视。[④] 在军队性病流行的情况下，公共卫生改革派大力宣扬规范妓女卖淫和性病治疗，主张将卖淫从自由放任状

---

①　Minutes of Health Committee, 1938—1941, December 21, 1938, U1-1-126, pp. 16—22.

②　英国的经验证明了强制接种的有效性。英国于19世纪50年代开始废除人痘接种法，实施强制牛痘接种，随着牛痘接种术的广泛实施，1872年后，其天花病人死亡率由每百万人死亡3000~4000人降为每百万人死亡90人。参见〔美〕洛伊斯·N. 玛格纳《医学史》，第324页。

③　Isabella Jackson, Managing Shanghai: The International Settlement Administration and the Development of the City, 1900—1943, p. 254.

④　据调查，1860年英国军队中性病发病率是369‰，相当于因肺结核呼吸道感染和发热等疾病就医人数的总和。而同一时期，法国军队和普鲁士军队的性病患病率仅为70‰和34‰。参见 Lesley A. Hall, *Sex*, *Gender and Social Change in Britain Since 1880*, Macmillian Publishers Ltd. , 1974, p. 22; Alam Ramsay Skelley, *The Victorian Army at Home*: *The Recruitment and Terms and Conditions of the British Regular*, *1859—1899*, Megill-Queens University Press, 1977, pp. 53—54.

态纳入法律规范之下，得到了英国海军部和陆军部的大力支持。1864年，英国出台《传染病法》（The Contagious Diseases Act），随后于1866年和1869年分别进行了修订，规定对18个要塞或港口城镇的妓女进行定期强制医疗检查，将确认患有性病的妓女强制扣留在性病医院3～9个月。①

同样，19世纪下半叶，作为远东最繁忙的商埠之一的上海，随着难民的大量涌入和商业的日益兴盛，也面临越来越严重的卖淫盛行和性病蔓延的问题。为了保护上海港的商业利益和侨民健康，工部局又一次进行积极主动的公共医疗卫生管理尝试，试图建立起性病常规防治体系。

一　租界早期的性病问题及工部局的努力

开埠初期的上海租界，居民以单身男性为主，平均年龄约为28岁。1870年工部局的人口调查显示，洋泾浜北首租界共有居民1666人，其中男性1281人，女性仅218人（另有单独计算的儿童167人）。② 早期租界内男女数量的巨大差距，为租界内妓女行业的兴盛提供了土壤。这些单身年轻男性，远离故土和亲人，极易受到来自妓女的"诱惑"。③ 卫生官亨德森统计，1860年，租界内外国妓女只有12～13名。随着租界的扩张，自1862年起，大量华人妓女从县城涌入租界。④ 1869年，租界内共有华人妓院463家，华人妓女1612人。其中，仅接纳西人或西人华人混接的妓院就达62家，共有妓女223人。⑤ 大量妓院的存在，不仅有损租界的"良好声誉"，更严重威胁着寓居上海的外国水手、士兵及租界内男性单身外侨的健康。

英国军医的记录显示，1862年第二次鸦片战争期间，当外国军队云集上海时，军队罹患性病的比例为234.2‰，虽低于其母国的数据，但

---

① Jane Jordan & Ingrid Sharp, "The Contagious Diseases Acts of 1866 and 1869," *Josephine Bulter and the Prostitution Campaigns*, Vol. 2, pp. 13–29.

② Edward Henderson, *A Report on Prostitution in Shanghai*, The North-China Herald Office, 1871, p. 4.

③ Edward Henderson, *A Report on Prostitution in Shanghai*, p. 220.

④ Edward Henderson, *A Report on Prostitution in Shanghai*, pp. 4–11.

⑤ Edward Henderson, *A Report on Prostitution in Shanghai*, p. 11.

仍出人意料。① 1865～1870 年，在公济医院住院的男性患者，有大约20% 都是得了性病。1870 年，租界 37 名外国巡捕共请病假 541 天，其中有 205 天是因性病请假；1871 年头两个月里，外国巡捕因性病请假天数已达到 45 天，其中 36 人被证实患上了性病，4 人因病重而不得不回国。专门收容患病水手的"海员之家"（Sailors' Home），平均每天收治的 35名水手，至少 2/3 是性病患者。②

虽然长期以来性病防治是侨民议论的热点，但无论是工部局还是侨民社会都没有对此采取实质性的救疗措施。至 19 世纪 60 年代末，租界内并无专门的性病医院，甚至没有合适的病房收治患性病的妓女。专门收治外侨的公济医院，认为外国妓女人数较少而不必在院内特殊安排，且根据合约，由于负责医院护理事务的修女们拒绝护理性病患者，公济医院在事实上也无法接纳患病妓女。至于华人妓女，虽然有一部分会前往仁济医院寻求帮助，但她们更相信中医，且很少有人在"治疗"见效后继续坚持下去。③ 妓女和妓院的存在不仅是社会道德问题，更关涉居民健康。在这种背景下，19 世纪 60 年代末，工部局对妓女监管和性病防治进行了首次尝试。

1869 年 8 月，捕房督察长彭福尔德向董事会提交了一份检查妓院和强制收治患病妓女的计划，建议：

第一，应设法安排能容纳 20 名病人的房子（租费每月 8 元），亦可将其称作"收容所"，由工部局医官负责管理。

第二，可雇佣一名华人医生，月薪 30 元，对上述等级（引者：原文如此，疑有误）的妓院进行检查，如发现患有梅毒的妓女，即送"收容所"。

第三，可对收留或窝藏患梅毒妓女，并常有西人去的妓院的老鸨进行起诉，因为她们未执行或忽视工部局的卫生条例。

上述等级妓院的老鸨每月为每一妓女捐款 5 角，用以支付"收

① Edward Henderson, *A Report on Prostitution in Shanghai*, p. 23.
② Edward Henderson, *A Report on Prostitution in Shanghai*, p. 25.
③ Kerrie MacPherson, *A Wilderness of Marshes: The Origins of Public Health in Shanghai, 1843—1893*, p. 220.

容所"费用、华人医生的工资和药费等开支。所收款可交给捐款人选择的人员进行保管，捐款人亦可指定某人来管理雇有仆人等的"收容所"。①

彭福尔德的计划得到了工部局卫生官亨德森的支持。8月31日，董事会批准了这一计划，"收容所"随后在河南路开办起来。

翌年1月初，警备委员会又呈上了比彭福尔德那份更为激进的报告，建议在租界内实行妓院执照制度。按照该计划的要求，租界内所有妓院需缴纳保证金并领取执照后方准开业。一等妓院每名妓女缴纳10元，二等每名6元。华人医生每7天对妓院检查一次，发现患性病妓女则送往"收容所"，一应费用均由妓院承担。为此，一等妓院每月还需支付2元，二等妓院每月1元。此外，捕房和工部局医官在认为必要时，均可随时查访任何一家妓院，确认其是否遵照执照条款。② 不过，董事会似乎对第二份计划并不支持，遂不了了之。

最初的这一尝试并不成功，"收容所"经营不到一年就关门了。③ 亨德森在对此进行反思时说道："虽然规定老鸨如果窝藏患病妓女将遭到起诉，但妓女是否入院治疗则由其自己选择。"④ 因此，"尽管该'收容所'在彭福尔德和亨德森的经营下并非完全亏损，但是先后聘请的3名华人医生所汇报的病人数量都不足以证明该计划有继续推行下去的必要"。⑤

1870年底，卫生官亨德森经过对租界内娼妓问题及已有管理措施的详细调查研究后，向董事会提交了一份有关租界娼妓问题的报告。⑥ 在报告中，他指出了已有措施的问题所在："麇集于租界的当地女人，她们

---

① 《工部局董事会会议录》第3册，1869年8月31日，第727页。

② 《工部局董事会会议录》第4册，1870年1月6日，第680页。

③ Edward Henderson, *A Report on Prostitution in Shanghai*, pp. 18–19. 警备委员会1869年11月报告称，该月仅有1人在"收容所"内接受治疗。参见《工部局董事会会议录》第3册，1869年11月4日，第738页。

④ "Lock Hospital," *Municipal Council of Shanghai Report for the Year Ended 31st December*, 1876, U1-1-888, p. 55.

⑤ Kerrie MacPherson, *A Wilderness of Marshes: The Origins of Public Health in Shanghai, 1843–1893*, p. 220.

⑥ 《工部局董事会会议录》第4册，1871年5月29日，第806页。

是外国人的主要威胁，她们几乎完全在中医郎中的照管之下，而中医对于传染病的认识是非常模糊的，他们对于疾病的诊断和治疗根本就不能让人相信。"① 相反，"西人妓女有个人的卫生习惯，而且她们总是能从分布各地的性病医院的医生那里获得适当的医疗建议，这就使她们比本地妓女不易染上或传染疾病"。② 亨德森认为，不实行强制的定期检查和将患病妓女扣留在医院，将得不到任何好的结果。因此，他建议仿效英国，在租界内设立一所性病医院，由西医负责。③

亨德森的计划很快得到董事会的响应。董事会一边指示捕房督察长调查可从租界内华人妓院得到多少收入，一边与亨德森进一步商议此事。1872 年 3 月 18 日，董事会声称已从租界内妓院募集到1100元用以建立医院。在 1872 年的年度预算中，董事会还向纳税人会议建议增拨 1000 两用于设立性病医院。此外，在得知法租界公董局亦有意向对妓女实行定期医疗检查后，工部局还积极与公董局联系，商讨合作事宜。④ 由于公董局仍犹豫不决，工部局遂决定自行筹建性病医院。

然而，与董事会的积极态度相反，此时计划提出者亨德森却一反常态，对待此事的态度开始变得消极。何以会如此呢？1872 年 9 月 23 日的警备委员会报告透露，亨德森认为在租界内设立性病医院并实行定期医检存在诸多问题。⑤ 究竟有哪些问题，在当时的文件中并没有明说。亨德森在几年后的一份回顾性报告中，给出了答案：这样的计划需面临经济、政治和社会等多方面的困难和障碍。第一，租界内接待西人的华人妓女数量较大，比如前述 1871 年的统计，达 223 人，她们分散于英租界和虹口的 62 家妓院中。第二，无论在法租界还是公共租界，华人妓女们都不愿接受稽查员的查访。为了防止妓院为躲避检查从一个租界迁往另一个租界，需两租界当局紧密合作。第三，诸如洗衣妇、缝纫妇等难于监管，需要海关官员和河泊司的支持和帮助。第四，在

---

① Edward Henderson, *A Report on Prostitution in Shanghai*, pp. 11−12.

② Edward Henderson, *A Report on Prostitution in Shanghai*, pp. 1−2.

③ Edward Henderson, *A Report on Prostitution in Shanghai*, pp. 27−28.

④ 《工部局董事会会议录》第 5 册，1871 年 7 月 1 日，第 557 页。

⑤ 《工部局董事会会议录》第 5 册，1871 年 7 月 1 日，第 557 页。

设立性病医院之前，必须确认当局有强迫妓女前往医院进行每周医疗检查的权力。①

因此，尽管此后的几届董事会对于设立性病医院均有过不同程度的努力，但是，工部局始终无法突破困局，事情就此搁置下来。直至1875年英国驻上海海军中将雷德（A. P. Ryder）来信，才打破了僵局，推动租界各方迈出了实质性的第一步。

二　设立性病医院及监管妓女

1875年7月22日，鉴于性病对驻沪英军造成的危害，英国驻沪海军中将雷德致函英国驻沪领事麦华陀（引者：其时亦为驻沪领事团领袖领事），谈及性病对海军的威胁，主张在上海建立一所性病医院，并引入妓女强制医检制度。② 7月29日，领事将信函转给工部局。鉴于以往努力的失败，董事会在8月3日的回信中，以管理中会面临一些困难和反对为由，予以婉拒。③

雷德并未放弃，12月10日，他再次致函英国驻上海领事，并附上已经实施《传染病法》的驻日本横滨的英国皇家海军医院外科医生Hilston和陆军军医G. Birnie Hill的来信，介绍横滨性病防治的管理经验及良好成效，鼓励和敦促工部局克服一切困难对此有所作为。④ 他还指出："应当借鉴英国在本国及其殖民统治地区（比如香港和新加坡）实

---

① "Memorandum: The Medical and Police Supervisor of Native Prostitutes, June 12th, 1876," *Municipal Council of Shanghai Report for the Year Ended 31st December*, 1876, U1 - 1 - 888, pp. 30—31.

② 《雷德致麦华陀函》，1875年7月22日，*Municipal Council of Shanghai Report for the Year Ended 31st December*, 1876, U1 - 1 - 888, p. 22。

③ 《工部局总董白敦致麦华陀函》，1875年8月3日，*Municipal Council of Shanghai Report for the Year Ended 31st December*, 1876, U1 - 1 - 888, p. 22；《工部局董事会会议录》第6册，1875年8月2日，第691页。

④ Hilston介绍了驻横滨英国皇家海军医院的性病防治成效，并称妓女们对于定期检查非常支持。陆军军医G. Birnie Hill则从规模、费用、开支、执照收入等几方面介绍了横滨性病医院的创办及经营经验。《雷德致麦华陀函》，1875年12月10日，*Municipal Council of Shanghai Report for the Year Ended 31st December*, 1876, U1 - 1 - 888, pp. 23 - 28；"A Letter from A. P. Ryder, Vice-admiral and Commander-in-chief, to Her British Majesty's Consul, Dated 28 February 1876," *The North-China Herald*, March 23, 1877, p. 277；《工部局董事会会议录》第6册，1876年1月5日，第718页。

施《传染病法》的有益经验。"① 拗不过雷德的坚持，董事会虽不抱希望，但仍不得不再次考虑此事，询问雷德中将是否能让英国政府对此计划予以资金援助。② 英国政府对此的反应，由于目前资料的缺乏笔者，尚不能作出回答，不过程凯礼在其书中称，英国海军部高层官员在促成性病医院的建立方面发挥的作用并不够。③ 在工部局档案中，笔者亦未发现任何有关英国政府资助的记录。似可推测，英国政府并未同意拨款援助上海租界设立性病医院。尽管雷德中将没能在资金上帮上大忙，但是他给领事的信件却被刊登在《北华捷报》上，该信"明显地减轻了一些之前针对工部局的批评"。④

在雷德和麦华陀的大力推动下，妓女监管和性病防治再次引起了上海各方的重视。1876年7月24日，工部局代表、公董局代表、英国领事和雷德中将开会共商此事。会议主要讨论了三大问题：实行妓院执照制度的法律权限问题、两租界合作设立性病医院问题和日常管理的资金问题。关于法律权限的问题，麦华陀认为可以依据《上海洋泾浜北首租界章程》附律第34条所提"公共娱乐场所"一词，要求租界内华人妓院申领执照。若妓院不遵守工部局规定，则可请求会审公廨协助关闭妓院，领事团将支持工部局这样执行附律。关于两租界的合作问题，公董局承诺两租界共办一所性病医院，双方在管理办法和收费标准上保持一致。至于经营医院的资金问题，则无论收支，由两租界平分。⑤ 至此，亨德森之前所提出的几大困难似乎基本得到解决，工部局和公董局遂正式敲定了由两租界当局出面进行妓女监管和性病防治的策略。

随后，两租界当局针对一些具体问题又进行了协商，并达成一致。

① "Shanghai Municipal Council," *Municipal Council of Shanghai Report for the Year Ended 31st March*, *1876*, U1-1-888, pp. 22—37.
② 《工部局董事会会议录》第6册，1876年1月5日，第718页；《工部局总董白教致麦华陀函》，1876年1月7日，*Municipal Council of Shanghai Report for the Year Ended 31st December*, *1876*, U1-1-888, p. 28。
③ Kerrie MacPherson, *A Wilderness of Marshes: The Origins of Public Health in Shanghai, 1843—1893*, p. 250.
④ Kerrie MacPherson, *A Wilderness of Marshes: The Origins of Public Health in Shanghai, 1843—1893*, p. 233.
⑤ 《工部局董事会会议录》第6册，1876年7月24日、8月28日，第744~745、752~753页。

首先，要求两租界内所有接待西人的华人妓院和妓女登记注册，每月每名妓女缴纳执照费2.5元（自1877年4月1日起下调至1元），用于支付一应开支。日本妓女也被纳入检查范畴。① 其次，共同设立性病医院，于1877年1月1日正式开业，医院由两租界卫生官亨德森和加尔共同负责管理。② 最后，性病医院地皮和建筑经费共1602两，由工部局单独承担，公董局按8%的利率承担一半经费的利息，即每年64.32两。③ 值得注意的是，欧籍妓女依然不在管理之列，因为亨德森认为"她们有个人的卫生习惯，而且她们总是愿意利用外国医药技术，这就是她们比当地妓女不易染上或传染疾病的原因"。④

1877年1月1日，位于福州路上的性病医院如期开业，除收治患病妓女、居民、水手和士兵外，还负责对华人妓女进行每周例行体检，并颁发健康证明。其程序为：妓院和妓女在上海工部局登记注册，并领取贴有自己照片的执照。她们每个星期去体检一次，检查合格则由医生在她们的执照上填上检查日期和健康状况，以备稽查员不定期查视。执照和照片的工本费由妓女自己支付。如果确认染上了性病，则入住性病医院，直至其病愈为止。如果妓女不去检查，则妓院老鸨须立即向巡捕说明原因，如原因不被工部局接受，则关闭该妓院。⑤

这一制度，实际上是将原来自由放任的卖淫业，置于"政府"的监管之下，使其在遵守必要的规则之后"合法"地存在，不致产生社会道德和公共卫生问题。工部局本以为一切问题都已经解决，但是最初的实施效果却大大出乎工部局的意料。妓女们顽固地拒绝前去检查。⑥ 捕房督察长在1877年3月的报告中说，只有"大约有20名妓女前来检查。……三家妓院领过执照"。⑦ 亨德森安慰道："一个充分的监管

① 《工部局董事会会议录》第7册，1877年3月26日，第588页。
② 《工部局董事会会议录》第6册，1876年9月25日、10月2日、10月16日，第757、759、761页；《工部局董事会会议录》第7册，1877年3月26日，第588页。
③ 《工部局卫生官致公董局总办函》，1876年9月5日，*Municipal Council of Shanghai Report for the Year Ended 31st December，1876*，U1-1-888，p.35.
④ 《工部局董事会会议录》第6册，1876年10月2日，第759页。
⑤ 具体章程参见附录第三部分。
⑥ "Lock Hospital，" *Municipal Council of Shanghai Report for the Year Ended 31st December，1876*，U1-1-888，p.57.
⑦ 《工部局董事会会议录》第7册，1877年3月19日，第588页。

制度的实施，势必会导致一些华人妓院的关闭和妓女迁移，……成功有赖于两租界坚持拒绝这类华人妓院（引者：其妓女拒绝前去检查的妓院）在租界内存在。"①

为了保证妓院和妓女遵守规定前去登记以及接受定期医检，巡捕按照规定开始执行严格的定期访查，未按时前去检查的妓女被送至会审公廨受审。或许是对妓女的起诉起了效果，之后，前来登记和检查的妓女缓慢增加，1877年12月达到68人，至次年11月，人数超过了100人。《工部局董事会会议录》显示，从1879年4月至12月，每月来院检查的妓女数均超过100人。②

从各国驻沪舰船医生反馈的数据来看，自两租界当局开始实施妓女监管政策以来，与其他未实施监管政策的港口相比，实施监管政策的港口的性病患者数量迅速减少。③ 英舰"朱诺"号军医内尔森声称，性病医院开业之后的6个月里，该舰上235名水兵中仅有3人患性病，而1872年该舰有62人患性病。④ 亨德森医生愉快地记录道："虽然妓女们对我们的卫生检查存有偏见，但到目前为止一切尚称顺利。对她们来说，跨出这一步毕竟是很难的，但她们还是走过来了。"⑤

不过，工部局显然低估了华人妓女的抗拒情绪。即便捕房不断将违规妓女起诉至会审公廨，董事会还是不断接到华人妓女不去接受检查的报告。尽管亨德森一再报告说性病医院的设立大大改善了水手的健康状况，但实际上，性病医院的经营已开始走下坡路，每月前来性病医院接受医检的妓女越来越少。它不仅遭到了妓女的抵制，也受到同行医生的责难。海关医官詹美生指责对妓女进行强制检查并未减少妓女的数量，

---

① "Lock Hospital," *Municipal Council of Shanghai Report for the Year Ended 31st December, 1876*, U1－1－888, p. 57.

② 4月109人，5月118人，6月115人，7月120人，8月120人，9月107人，10月116人，11月116人，12月118人，参见《工部局董事会会议录》第7册，1879年5月15日、6月19日、7月17日、8月21日、9月18日、10月15日、12月22日，1880年1月12日，分别见第673、677、680、682、687、690、694、696页。

③ "Lock Hospital," *Report for the Year 1878*, U1－1－885, p. 47.

④ "Lock Hospital," *Report for the Year 1877*, U1－1－884, p. 35；《工部局董事会会议录》第7册，1878年3月4日，第633页。

⑤ "Health Officer's Report," *Report for the Year 1877*, U1－1－890, p. 35.

反而增加了暗娼的数量，这使得士兵和水手更容易染上性病。① 亨德森亦于 1886 年宣称性病医院的试验失败了，② 因为医院根本不能满足日益增多的本地妓女的需要，他建议要么扩大改进，要么干脆关门大吉。此外，该院实行的体检制度也被证明是"在规模上有限，只是部分地实行，且带有很大的歧视性"。③

但是，鉴于海军和侨民社会的期盼，两租界当局只能苦苦支撑，直至 1900 年，性病医院才正式关门歇业。④ 1901 年，性病医院地皮被出售，⑤ 而此时，一所新的隔离医院正在工部局的筹划之中，这所医院在建成后将继续收治租界内的性病患者，工部局对妓女的医检也一直持续到 1920 年。

从一开始，工部局对于性病的防治就带着明显的局限性和自我保护性。亨德森在 1869 年声称，"要把另外 1385 名接待中国客人的妓女也包括进来是不可能的，也是不明智的"。⑥ 他在另一份报告中说，如果将那些只有华人光顾的妓女也纳入医学检查的话，"无疑将给财政带来极大的负担，尽管工部局能够支付这笔开支，但数目之大，令人窘迫"。⑦ 而对于西人经常光顾的华人妓院，尽管工部局动用了巡捕力量对妓女进行监管，并设立性病医院收治患病华人妓女，但也并非为妓女们的健康着想。

---

① 参见 Jamieson，" Dr. Alexander Jamieson's Report on the Health of Shanghai for the Half-year Ended 31st March 1878," *Medical Reports for the Half-year Ended 31st March*，*1878*，15th Issue，Shanghai：Statistic Department of the Inspectorate General，pp. 4－6；《工部局董事会会议录》第 7 册，1878 年 7 月 22 日，第 644 页。

② 据 1886 年 1 月 29 日董事会会议记录："会议收到了工部局医生的来函，他建议董事会撤销每年给予该院的拨款，因为他以前对该院未来的远景规划并未实现，该院今后进一步的扩充和改进也没有希望，所有这些对于高效率地执行该院方案是很重要的。"但这个建议未得到董事会批准。参见《工部局董事会会议录》第 8 册，1886 年 1 月 29 日，第 658～659 页。

③ Kerrie MacPherson，*A Wilderness of Marshes：The Origins of Public Health in Shanghai*，*1843－1893*，p. 250.

④ 程凯礼认为亨德森的反应不仅是针对上海的性病医院的实际运作情况，而且也是因为 19 世纪 80 年代英国《传染病法》的"名存实亡"和实际废止。参见 Kerrie MacPherson，*A Wilderness of Marshes：The Origins of Public Health in Shanghai*，*1843－1893*，p. 257.

⑤ 《工部局董事会会议录》第 14 册，1901 年 5 月 23 日，第 590 页。

⑥ Edward Henderson，*A Report on Prostitution in Shanghai*，p. 27.

⑦ "The Medical and Police Supervision of Native Prostitution," Health Officer's Report 1878，U1－16－2670.

工部局如此大费周章，主要是由于患病的华人妓女将影响到巡捕、海军和商船上的水手等外侨的健康。

表 5 - 4 1877 ~ 1900 年工部局经营性病医院收支情况

单位：两

年份	收入	支出
1877	121.90	727.43
1878	358.40	945.94
1879	464.29	1189.31
1880	848.84	1168.67
1881	527.27	751.29
1882	493.15	724.60
1883	458.21	702.91
1884	494.59	713.43
1885	452.98	688.98
1886	394.85	690.95
1887	386.99	782.30
1888	359.31	719.82
1889	476.29	879.48
1890	544.44	1040.96
1891	491.07	1081.46
1892	507.42	1048.04
1893	538.63	1074.31
1894	559.35	1102.55
1895	632.39	1142.52
1896	641.26	1353.90
1897	650.83	1037.18
1898	692.20	1236.42
1899	930.65	1484.19
1900	—	1423.39

注：性病医院由工部局和公董局共同出资维持，前期收支由双方平摊，1880 年开始改为工部局出资 3/4，公董局出资 1/4。

资料来源："Finance Statement," *Report for the Year 1877—1900*, U1 - 1 - 884—U1 - 1 - 907。

参照表5-4可知，性病医院的财政赤字呈上升趋势，但工部局仍然继续对其投资。正如1876年工部局总董所说："董事会根本不赞成从妓院的检查费中得到好处。"① 可以说，对于关乎西人的事务，工部局在财政投入上要"慷慨"得多。因为，"如果性病患病率得以降低，将可安抚英、美海军军官和商船船长，租界的繁荣有赖于他们的更多到访"。② 此后，这一无论是在管控对象还是在管控程度上都有所"限制"的措施，长期为工部局坚持，"有限的管理"成为工部局性病防治最显著的标签。

小　结

本章论述了19世纪下半叶工部局公共医疗卫生管理的起步及早期工部局公共医疗卫生管理的两个重要面向。工部局在1854年成立后的很长一段时间内，只关注和承担本局雇员的医疗服务。随着国家医疗观念的普及以及工部局财政规模的扩大，工部局开始以资金资助租界内早已存在的私营医院，支持和鼓励它们继续收治租界内贫苦居民，并在工部局需要的时候，向工部局提供特殊医疗服务，协助工部局防治诸如霍乱、天花等传染病。通过资助医院的方式，工部局以最为经济有效的方式实施公共医疗卫生管理。

与此同时，自19世纪70年代起，借鉴于"母国"的经验，工部局亦开始在租界内主动操办疾病防治事务，推广牛痘接种和防治性病是这一时期最为显著的两项公共医疗卫生管理行为。工部局一面自主研制牛痘疫苗，一面在租界内设立了20多个牛痘接种站，由此，在推广免费牛痘接种方面，取得了不俗的成绩。1911~1930年，光是在工部局种痘站接种牛痘的人数就超过了100万人。如果再算上经由私人医生、慈善团体、宗教团体及各医院接种之人，此数应该更大。

如果说工部局推广牛痘接种还在一定程度上借助和利用私营医院的力量的话，那么性病防治则是完全由工部局全权负责管理的一项公共医

---

① 《工部局董事会会议录》第6册，1876年10月2日，第759页。

② Memorandum by the Chairman, U1-5-66, p. 89.

疗事务，工部局甚至为此出资兴建了第一所局属医院——性病医院。

综观工部局从职员医疗到公共医疗的发展过程，以及工部局在这一时期所实行的公共医疗卫生管理，可以看出，第一，工部局的医疗救护职能已经逐渐由"救己"走向"救人"，体现出一定的社会性。无论工部局是否愿意，在"华洋杂居"的情况下，它都无法对在数量上占压倒优势的华人的健康问题视而不见。第二，尽管工部局早期的公共医疗服务，诸如牛痘接种和性病防治，针对的都是华人，但是，其主观目的并不是保护华人的生命安全，而是借此维护外国侨民的健康以及上海港的商业利益。这从工部局对公济医院和仁济医院的不同支持力度上，即可窥见一斑。其只对接待西人的华人妓女进行定期医检，对接待华人的华人妓女则放之任之，亦可佐证这一结论。第三，不可否认的是，尽管工部局主观目的是"救己"，但从客观效果来说，华人也在一定程度上受惠于其实行的公共医疗卫生管理制度。前述的免费牛痘接种，使较多的华人在天花来袭时幸免于难。而工部局对租界内一些专门接待华人的医院，诸如仁济医院、同仁医院等的资助，也使这些医院得以在租界内维持下去，可以继续为华人提供医疗服务。

公共卫生行政管理的转型（1898～1937）

第六章 公共租界公共卫生管理的发展与演变

　　1898 年，工部局从英国聘请医学博士史丹莱出任工部局卫生官。史丹莱上任后，随即对原有的各种卫生行政管理人员和机构进行整合和改组，由此开启了工部局公共卫生行政管理的新篇章。在随后几位卫生官（1921 年改称公共卫生处长）的接续主持下，依据新的公共卫生理念，围绕对抗病菌和防治传染病，更多的公共卫生事业在租界次第兴办。承接上篇，本章将梳理 1898 年后公共租界卫生行政管理机构的重组及扩展，分析卫生行政管理决策、咨询和执行机构的设立及三者的联动关系，简述 1898 年后原有公共卫生管理措施的延续和新的公共卫生举措的实施，最后再对工部局历年卫生行政经费的来源、审批程序及支出状况做一简单介绍。

第一节　卫生行政管理机构的重组及发展

　　从 19 世纪末开始，租界进入人口暴增的时期。人口暴增必然要求更多的公共卫生资源，因此，这一时期租界内无论是工部局的局属卫生机构，还是民间医疗机构，在数量上都出现了大幅增加。在这种背景下，如何更好地管理租界的公共卫生呢？前文已述，工部局在 1896 年时即有意任命一位专职卫生官，令其作为"卫生处的首脑"。1897 年格兰特的履职，因种种利益纠葛，并未让工部局的意图得到实现，格兰特亦因此而去职。正是在这种情况下，史丹莱作为工部局新聘任的"全职"卫生官来到了上海。作为租界卫生行政管理机构的"总设计者"，史丹莱及此后历任公共卫生处首脑，除大力发展工部局局属公共卫生机构外，还专注于公共卫生处自身的建设和扩展。从 1898 年公共卫生处设立起至 20 世纪 30 年代，租界卫生行政管理人员和部门逐渐增多，部门设置和运转趋于更加合理和科学。

一　公共卫生处的扩展和改组

首先是卫生行政管理人员的增加。1898 年史丹莱上任时，仅有 10 名粪秽稽查员。① 到 1901 年，粪秽稽查员增加至 13 名。② 该年 2 月，卫生官还申请增设一名帮办卫生官（Assistant Health Officer），③ 得到了董事会的批准。次年，摩尔医生（Dr. A. Moors）正式入职就任帮办卫生官。1903～1906 年，训练有素的稽查员翻了三倍。④ 1907 年，根据警备委员会的建议，董事会任命 N. E. 戴维斯医生为工部局第二帮办卫生官（the Second Assistant Health Officer），月薪 350 两，并让他负责皇家公共卫生机构的工作。⑤ 1908 年 2 月，第二帮办卫生官戴维斯正式上任。同月，公共卫生处建立了对于帮办稽查员的年度考核机制，考核通过的候选人将得到一笔奖金，作为对其进一步努力的激励。⑥ 到 1910 年为止，公共卫生处有卫生官 1 人、帮办卫生官 1 人、第二帮办卫生官 1 人。

1920 年，摩尔医生辞职，戴维斯擢升为第一帮办卫生官。1921 年 2 月，在史丹莱的建议下，公共卫生处首脑改称"公共卫生处长"（Commissioner of Public Health Department）。1922 年，戴维斯继任为第二任公共卫生处长。"Dr. R. N. Mckinstry 出任帮办处长（Assistant Commissioner of Public Health Department）。"⑦ 戴维斯之后，朱尔登医生继任工部局公共卫生处长，直至 1942 年日本人接管工部局。

表 6 – 1　历任卫生处首脑及任职时间

头衔	任职人	任职时间	教育背景
工部局卫生官	爱德华·亨德森	1870（1869）～1897，1898	爱丁堡大学医学博士
工部局卫生官	泰勒·格兰特	1897～!898	爱丁堡大学医学博士

① 《工部局卫生处长朱尔登博士讲演材料（1928～1937）》，U1 – 16 – 212，第 73 页。
② Historical Data on Public Health Matters etc. , U1 – 16 – 4695, p. 201.
③ 《工部局董事会会议录》第 14 册，1901 年 2 月 28 日，第 581 页。
④ 《工部局卫生处长朱尔登博士讲演材料（1928～1937）》，U1 – 16 – 212，第 16 页。
⑤ Watch Committee Minute Book, No. 12, U1 – 1 – 83。
⑥ Historical Data on Public Health Matters etc. , U1 – 16 – 4695, p. 203.
⑦ Historical Data on Public Health Matters etc. , U1 – 16 – 4695, p. 202.

续表

头衔	任职人	任职时间	教育背景
工部局卫生官、工部局公共卫生处长	阿瑟·史丹莱	1898～1922	利兹大学医学博士
工部局公共卫生处长	N. E. 戴维斯	1923～1929	不详
工部局公共卫生处长	J. H. 朱尔登	1930～1942	剑桥大学医学博士

资料来源：Historical Data on Public Health Matters etc. , U1 – 16 – 4695；Kerrie MacPherson, *A Wilderness of Marshes*：*The Origins of Public Health in Shanghai*, *1843—1893*, p. 84；*The Book of Matriculations and Degrees*, *1912—1942*, University of Cambridge, UA Gegr 41 – 3。

从表 6 - 1 中可以看出，工部局历任卫生处首脑几乎都毕业于英国著名大学医学专业，除格兰特外，任职时间都很长，每位卫生处首脑几乎都是因为年迈而离职。这样的人事安排的好处是：一方面，医学教育背景保证了他们对卫生工作的专业领导；另一方面，终身任职制使工部局的公共卫生管理政策更具连续性和稳定性。同时，机构重组之后的公共卫生处长，对于部门内职员的聘用和薪金的设定，有推荐和建议权，董事会和卫生委员会在处理这类事务时，也不得不考虑公共卫生处长的意见，因此，公共卫生处长对于公共卫生处的控制力远远大于 1898 年之前。公共卫生处逐渐成为一个事权统一的部门。

首先，除部门内行政人员外，护士亦归公共卫生处招聘和管理。例如，维多利亚护理院（Victoria Nursing Home）初设时，从英国招聘了 3 名护士在医院服务。此后，人数逐渐增多。1902 年公共卫生处在该护理院设护士长（Matron）一名，负责该院的日常管理工作，并向卫生官汇报该院情况。首任护士长是 Miss M. L. Campbell。除了护士长之外，维多利亚护理院还有护士 4 名和实习护士 1 名，她们可以向租界内居民提供私人护理服务。护士和护士长均为公共卫生处雇员。[1] 1902 年，公共卫生处又任命护士 Miss A. Bradford 担任华人隔离医院（Chinese Isolation Hospital）护士长。1905 年，工部局药房成立，沃克（F. G. C. Walker）被任命为首任药剂师，负责该药房的工作。[2] 同年，Mr. Broad 被任命为工部局外侨隔离医院管理员（Custodian）。1908 年，上述四所工部局医

---

[1]　Historical Data on Public Health Matters etc. , U1 – 16 – 4695, p. 202.

[2]　Historical Data on Public Health Matters etc. , U1 – 16 – 4695, p. 202.

疗机构的人员被整合到一起统一管理，医生和护士的人数都有所增加，工资也都上调。[①] 护士的总人数在1910年达到20名，稽查员4名，助理稽查员19名。[②] 1912年，工部局首次雇用日籍护士2名。

其次是公共卫生处组织架构的改变。1898年之前，所有的卫生管理工作在一个名义上的卫生处下进行，相关的公共卫生事务分别由粪秽股、菜场股和医疗股负责。公共卫生处成立后，于1902年专门聘请了一位卫生官负责管理工部局实验室。公共卫生工作最重要之处在于其与普通民众紧密相关，因此，1907年又在租界内设17个卫生分处，每一卫生分处由一名粪秽稽查员负责，他"能轻易地覆盖他的管辖区域并因此完全熟悉（传染病）流行状况和他的人民的卫生需求"。[③] 1908年，医疗股和菜场股终止，合并在一起成为卫生办公室（Health Office）。[④] 戴维斯主持工作期间，发现很有必要增加雇员数量以应对公共卫生事务的大量增加，尤其是实验室的服务出人意料地扩大。1925年，他建议"将公共卫生处分为行政办公室，病理和医院股（前者设处长和副处长，后者负责环境卫生），食品、奶场和菜场股，卫生宣传和卫生稽查"。[⑤] 经过讨论和研究，1926年，公共卫生处经过重新组合，由以下五部分组成：（1）行政管理和数据统计股；（2）实验室股，下辖病理试验室、化学实验室以及巴斯德研究院；（3）医院股，负责放射科和医院管理；（4）食品、奶场和菜场股；（5）卫生股。[⑥]

1930年，针对改组后机构设置和稽查员职能分配方面的问题，公共卫生处长朱尔登认为，以前"卫生股实际上承担了所有食品卫生的工作，只有小部分的特殊事务是由初创期的食品、奶场和菜场股执行的"。他提出，"目前食品卫生管理最重要的问题是对越来越多的小酒店和小食店缺少根本的关注，使之成为传染病蔓延的途径"，造成这种情形的一个原因就是那种所谓"粪秽稽查员不能从事食品工作，不应过问与他无关的事务"的论调。卫生股无权过问食品卫生问题，食品股又只进行食品取样

① *Municipal Gazette*, 1908, U1－1－973, p.46.

② Historical Data on Public Health Matters etc., U1－16－4695, p.202.

③ 《工部局卫生处长朱尔登博士讲演材料（1928～1937）》，U1－16－212，第17页。

④ *Municipal Gazette*, 1908, U1－1－973, p.23.

⑤ Health Committee Minute Book, No.1, 1924－1935, U1－1－124, p.235.

⑥ 《上海公共租界工部局卫生处年报（1926～1928）》，U1－16－4654，第94～95页。

分析，所以食品卫生管理实际上并不能有效进行。在与兽医商量后，朱尔登对原食品、奶场和菜场股再次进行了改组，分别设立了兽医股、菜场及面包店股。兽医股管理牛乳供应、肉类供应及处置摒弃的兽体等事务，菜场及面包店股管理菜场及各类领照之店肆、厂家的公共卫生事务。① 1934 年，为强化对学校公共卫生的管理，公共卫生处又增设了学校医疗服务股。截至 1935 年，公共卫生处的组织架构如图 6 - 1。

至此，公共卫生处的改组大致完成，这也标志着租界的公共卫生行政管理机构的建制趋于完善。公共卫生处各部门职掌如下。

处务办公室由公共卫生处长和副处长直接领导，其职能包括联络公共卫生处职员、公共卫生处数据的收集和分析、对受疫病影响严重的地区进行调研并将调研结果以表格或加点地图的形式呈现。② 同时，作为总揽租界公共卫生事务的最高指挥部门，它还负责对公共卫生处全体雇员进行监督和管理。

实验室股分为病理试验室、化学实验室和巴斯德研究院，作为公共卫生处的核心部门，它与租界内的环境卫生管理、食品卫生管理和医疗卫生管理都有着密切的关系。病理试验室负责对租界内医院和医生送去的病例样本进行确诊分析，并研制针对霍乱、天花、伤寒等的预防注射剂。③ 化学实验室则专门负责化学分析，其分析对象包括食品、牛奶、奶制品、酒和药品、自来水和井水，以及来自开业医生和医院的病例样本，并负责对尸体进行检验、对商船上的样本进行检验以及颁发出港卫生证明、针对公共卫生事务中的化学问题向公共卫生处提供化学报告和建议等。④ 巴斯德研究院也隶属于该部门，负责对狂犬病人进行救治。其救治范围不仅包括上海地区，而且远及上海周边如苏州等地。⑤

医院股下辖对外联络办公室和众多工部局局属医院。对外联络办公室负责收集和归档来自医院、诊所等的报告，还负责处理物品申请书、

① 《上海公共租界工部局卫生处关于食品与卫生部门职掌（及工作情况）文件》，U1 - 16 - 46，第 8～9 页；《上海公共租界工部局卫生处年报（1929～1935）》，U1 - 16 - 4655，第 203～205 页。

② 《工部局卫生处长朱尔登博士讲演材料（1928～1937）》，U1 - 16 - 212，第 83 页。

③ 《上海租界志》编纂委员会编《上海租界志》，第 60 页。

④ 《工部局卫生处机构组织案卷（1940～1945）》，U1 - 16 - 40（1），第 3～4 页。

⑤ 《工部局卫生处长朱尔登博士讲演材料（1928～1937）》，U1 - 16 - 212，第 73 页。

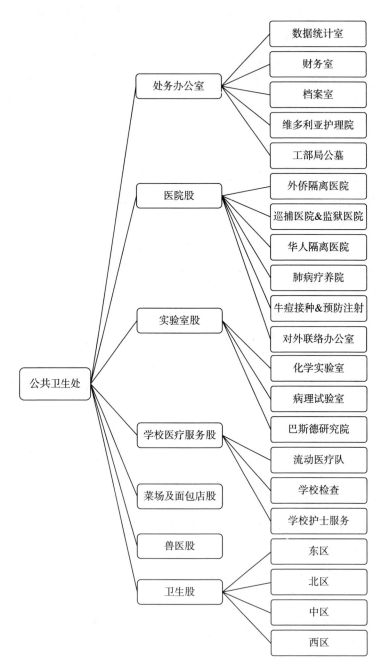

图 6 - 1　公共卫生处组织结构

图片来源：作者自制。

数据汇编、对外联系，尤其是与肺病诊所的联系和涉及诊所与公共卫生处卫生股之间的事务的联系。[①] 在工部局局属医院中，除维多利亚护理院直接隶属于处务办公室外，其余皆由该股管理。维多利亚护理院兼管各医院的护士，分管医院股的帮办副处长则每两周与维多利亚护理院护士长就护士相关事务会晤一次。[②]

兽医股是一个相对较晚才形成的部门，但其作用不容忽视。1934年，公共租界内宰杀的牲畜总共不少于75000头，兽医股必须对这些用于销售的肉类进行检查，以确认其是否适合食用。同时，其也对供应租界内牛奶的大约2390头奶牛进行检查。另外，该股还负责监督租界内垃圾箱内的垃圾的回收分类。[③]

菜场及面包店股经1932年改革后，如前所述，主要负责工部局局属菜场、租界内私人菜场、面包店、杂货店所售卖的食品的监管和所使用的水的抽样检查。

学校医疗服务股设立于1934年，该部门主要是对工部局所办的7所学校大约7481名学生的健康状况予以关注。对于华人学校，医疗服务仅限于华人小学。[④] 该股下辖的两所沙眼门诊，免费对学生进行眼疾治疗。该股还设置了流动医疗队，负责各学校学生的疫苗接种以及传染病预防。此外，还定期对学校的卫生设备进行检查，并对请病假的学生进行家访和跟踪医疗服务。[⑤]

卫生股下辖17个卫生分区。工部局将租界分为17个卫生分区，每个卫生分区由一名粪秽稽查员负责。从1908年起，要求他们必须学习华语。粪秽稽查员主要负责各区内的传染病及死者死因调查、卫生宣传、预防注射、公共卫生、消毒和卫生稽查等事宜。[⑥] 此外，为了防范疟疾、消除肠道传染病，卫生股还在租界内发起了灭蚊和灭蝇运动。《工部局公报》连续多年刊登灭蚊告示，向租界内居民普及蚊蝇之害以及灭蚊之

① 《工部局卫生处各医院职掌文件及工作情况（1926~1945）》，U1-16-45，第4页。
② 《工部局卫生处各医院职掌文件及工作情况（1926~1945）》，U1-16-45，第5页。
③ 《工部局卫生处长朱尔登博士讲演材料（1928~1937）》，U1-16-212，第83页。
④ 《工部局卫生处长朱尔登博士讲演材料（1928~1937）》，U1-16-212，第84页。
⑤ 《工部局卫生处机构组织案卷（1940~1945）》，U1-16-40（1），第3~4页。
⑥ 张明岛主编《上海卫生志》，上海社会科学院出版社，1998，第543页。

法。① 在灭除苍蝇方面，卫生股设有一支灭蝇队，由受过训练的工役组成，专事灭蝇工作。②

二　委员会制度

工部局是按照英国代议制政府的模式组建起来的侨民"自治政府"。董事会是工部局的日常行政决策机构，对租界纳税人会议负责。董事会成员由纳税人会议选出，多为租界内极具社会声望的外国富商、侨民或政客。他们不是工部局的职员，不领薪资，以定期开会的形式处理租界内各项事务。③ 由于他们多有自己的生意或本职工作，待租界事务增多，往往无法在有限的会议时间内及时有效地处理完各种事务，因此，早在1862年，董事会便下设三个委员会——警备委员会，财政、捐税及上诉委员会，工务委员会，在董事会开会之前分别对相关事务进行预处理。其中，公共卫生事务归警备委员会预处理。这一制度一直持续到1918年。

其间，工部局于19世纪90年代先后设立过两个所谓的临时"卫生委员会"，即 Sanitary Board（1893～1896）和 Sanitary Committee（1897～1900）。如本书第二章所述，这两个"卫生委员会"实际上都是由与公共卫生事务相关的部门负责人牵头组成的临时工作小组，只不过1897年所设的 Sanitary Committee 中增加了工部局行政人员以外的专业医生，由此，后者在为董事会提供决策咨询服务时，有代表侨民私人利益的声音出现。

进入20世纪，一方面租界内人口快速增加，另一方面工部局的各项公共卫生事业次第兴办，导致警备委员会越来越不堪重负。工部局的一份文件历数了工部局公共卫生处及警备委员会所负责的繁重事务。

> 公共卫生处所处理的工作非常庞杂。只需要翻一下卫生官的年度报告即可看到其覆盖的领域之广。……所有这些对社区非常重要，且居民极其依赖的事务，现在都由警备委员会负责，当然警备委员会也得由公共卫生处引导。几乎不需要再提及其他由警备委员会监

① 参见 *Municipal Gazette*，1911—1915，U1 – 1 – 976—U1 – 1 – 980。
② 《上海租界志》编纂委员会编《上海租界志》，第131页。
③ 袁燮铭：《晚清上海公共租界政权运作机制述论》，《史林》1999年第3期。

管的事务了，但大家都会记得它们包括了巡捕、商团、火政、会审公堂以及诸如此类的重要的市政组织部门。①

在这种状况下，1917 年 6 月，警备委员会再次向董事会提出设立一个卫生委员会的建议，希望将公共卫生事务分离出去，由专门的委员会单独负责。② 董事会原本打算"此委员会必须全部由工部局成员组成，其职能是备咨询的而非行政的"。③ 但这一想法很快为董事会抛弃。

董事库珀（A. S. P. White-Cooper）在 1917 年 7 月 17 日一份呈交董事会的文件中说道：

> 毫无疑问，如果公共卫生事务作为一个特别的技术性事务，能由一个专门的咨询委员会来处理的话——就如同教育委员会处理教育事务，电气委员会处理电气事务一样——那么对于租界将大有裨益。……在我看来，如果卫生官有一个咨询委员会在其身后的话，会成为他的极大助力。……很难公正地期望警备委员会在他们的其他职责以外可以负责任地完满处理所有有关公共卫生的事务。……我设想，这一正在考虑之中的委员会可以按与其他咨询委员会同样的方式成立起来。可由警备委员会主席或由一名或多名董事代表工部局，可能有两名医生、一名建筑师以及一名商人，以便组成一个五人委员会。……我认为拟议的委员会会受到纳税人的欢迎，将减轻许多本由警备委员会负责却不能给予充分关注的工作压力，会增加我们的公共卫生处的价值和效率。④

在当年 10 月 8 日的警备委员会会议上，经过讨论议决：邀请一名著名的

---

① 《工部局卫生处关于出粪承包人所遇问题以及免费种牛痘之通告、成立卫生委员会与总办处的通信》，U1 - 2 - 807（6），第 64 ~ 65 页。
② 《工部局卫生处关于出粪承包人所遇问题以及免费种牛痘之通告、成立卫生委员会与总办处的通信》，U1 - 2 - 807（6），第 62 页。
③ 《工部局卫生处关于出粪承包人所遇问题以及免费种牛痘之通告、成立卫生委员会与总办处的通信》，U1 - 2 - 807（6），第 72 页。
④ 《工部局卫生处关于出粪承包人所遇问题以及免费种牛痘之通告、成立卫生委员会与总办处的通信》，U1 - 2 - 807（6），第 74 页。

与工部局的外科医生无关的医生、一名建筑师或者工程师、一名对这些事务感兴趣的重要的商人，以及一名或几名警备委员会成员来组成一个公共卫生委员会。① 10 月 11 日，董事会批准了警备委员会的建议。② 12 月 21 日，警备委员会向董事会递交了经他们讨论后的建议的委员会委员名单。

    经过对委员会构成和委员的详细考虑，委员们建议委员为 5 人，其中两名为警备委员会委员，另由工部局任命 3 位纳税人。此外向 Dr. Marshall 和 Dr. Jackson 以及 Messrs S. J. Halse 或 A. C. Clear 发出邀请，以防如果只有一位或两位医生接受工部局的邀请，或只有（前文提及的）后面的两位先生接受邀请。③

该建议于 1918 年 1 月 23 日获得董事会通过。很快，Dr. Marshall、Dr. Jackson 和 Mr. S. J. Halse 先后接受了工部局邀请，出任公共卫生委员会委员。在 1 月 31 日的《工部局公报》上，董事会正式公布了公共卫生委员会的成立及其组成人员。④ 2 月 4 日，公共卫生委员会召开了首次会议，库珀当选为主席。自此，公共卫生事务从警备委员会中独立出来，由专门的公共卫生委员会负责。这一制度一直延续至工部局解散。

1918 年公共卫生委员会的设立，历经了董事会长达半年的讨论与论证，可见其慎重。1931 年，工部局颁布了《上海工部局诸委员会议事规则》（后文简称《议事规则》），对各委员会的组成、议事规则等进行详细规定。第 58 条规定，"董事会可随时任命常设或特别委员会，其成员由董事会认为合适之人选组成"。⑤ 也即是说，一旦公共卫生委员会出现某一委员辞职等现象，其替补人必须经由董事会委任。"委员会的组成人员不得少于 3 人，总董是所有委员会的当然成员。委员会仅有咨询建议

---

① 《警备委员会会议录（1917～1919）》，U1 - 1 - 86。
② 《工部局董事会会议录》第 20 册，1917 年 10 月 11 日，第 649 页。
③ 《工部局董事会会议录》第 20 册，1918 年 1 月 23 日，第 669～670 页；《工部局卫生处关于出粪承包人所遇问题以及免费种牛痘之通告、成立卫生委员会与总办处的通信》，U1 - 2 - 807（6），第 75 页。
④ "Public Health Committee," *Municipal Gazette*, 1918, U1 - 1 - 983, p. 23.
⑤ 《上海工部局诸委员会议事规则》，U1 - 16 - 1，第 4 页。

的权力，其研究结果只有在董事会会议上通过才可以被执行。"① 此条表明，公共卫生委员会并无对租界公共卫生行政管理事务的决策权，它只是对其进行研讨和预处理，向董事会提出咨询建议，是作为董事会在公共卫生管理方面的决策咨询机构而存在的。

但在实际操作过程中，公共卫生委员会却并非事无巨细均需上报董事会审核通过。对于租界内的一些常规性公共卫生事务，经委员会同意后，公共卫生处会立即加以执行。委员会中委员的多数并非工部局成员，而有的时候所讨论的事务并不适合公开，因此，工部局对于在会上讨论的事务，要求委员们严格保密。在《议事规则》中有多个条款均强调了保密性。第79条规定："委员会的会议录是保密的，会议记录册应由总办保存，任一时刻会议记录册不得离开总办的监控。"在第91条中更是明确规定："任何委员不得在未经工部局批准的情况下在公共场合讨论工部局事务或在公众集会上演讲工部局事务。"②

公共卫生委员会的设立，对于公共卫生事务的意义是不言而喻的。首先，这一安排使工部局的管理分工更加明确，更具针对性和专业性。相较于警备委员会，公共卫生委员会成员除了董事之外，超过半数者来自工部局邀请的租界内有名的开业医生。这样的构成，一方面使委员们可以就公共卫生事务直接与卫生行政人员进行接洽沟通，从而使他们可以专注于租界内公共卫生事务并能长期跟进某一事务，减少董事会对具体事务的处理压力；另一方面，公共卫生委员会可以就某一问题向公共卫生处提出质询，要求给出满意答复，起到监督行政执行机构——公共卫生处之效。另外，其可对公共卫生处每年的预决算进行预审议。通过质询和审议，其亦可以达到代董事会监督和管理公共卫生处的效果。

其次，董事会在公共卫生事务上的决策更加科学合理。公共卫生委员会设立后，对租界内的一切重要卫生事项，尤其是涉及拨款的事项进行预审。如有关工部局修建隔离医院、对非局属医院的资助拨款问题等，委员会初步讨论后，再向董事会提出建议，董事会在参考其意见之后，能更充分、更完备地考虑。

---

① 《上海工部局诸委员会议事规则》，U1-16-1，第4页。
② 《上海工部局诸委员会议事规则》，U1-16-1，第6页。

　　作为工部局董事会的决策咨询机构和公共卫生处的监督机构，公共卫生委员会像一根纽带，连接着董事会和公共卫生处。理论上讲，公共卫生处受其监管，对其负责。但实际上，它与公共卫生处的相处并非相安无事，尤其是随着公共卫生处的发展壮大，其越来越不满意公共卫生委员会对它的控制与监管，矛盾不时发生。

　　实际上，卫生官一开始就反对设立公共卫生委员会。1915年2月，麦克劳德医生曾向董事会提议组建一个委员会，由该委员会"1. 考虑和建议公共卫生和医院问题；2. 作为针对工部局医院的一个内务委员会；3. 就肺病问题做报告"。[1] 在征求卫生官的意见时，史丹莱逐条驳斥了该提议，认为如果按照麦克劳德医生的建议组成公共卫生委员会，可能其组成人员并不比现有的警备委员会成员专业多少；而且由于麦克劳德医生及其诊所与公济医院联系甚密，如果由其监管工部局医院的话，反而有可能导致工部局的医院成为公济医院的附属；而关于肺病问题，现有的公共卫生处人员已经在进行此事了，因此"我（引者：指史丹莱）的观点是工部局应该反对组建一个由私人医生组成的委员会来控制工部局卫生官的工作和工部局的医院"。[2] 此议遂被暂时搁置。

　　另一个例子是关于公共卫生处长是否应该出席公共卫生委员会会议的争论。在1924年3月24日的一次公共卫生委员会会议上，一位委员提出：

　　　　公共卫生处长出席委员会，并作为委员会的一员以同样方式参加商议。他指出这种情况使委员们在商议中不自在，尤其是当委员们被召集来作为为工部局提供有关公众卫生事务的建议的咨询人时，尽管有时候也需要卫生官的意见，但他（引者：指这位委员）强烈地反对公共卫生处长像其他选举的委员一样出席委员会。他提到了最近公共卫生处长反对委员会关于雇员的决定，尤其是发展成他向委员会发指令决定应该是怎么样。他坚持说如果这项制度继续下去的话，委员会的权力和只能对工部局（董事会）负责的制度将变得毫无意义。[3]

①　《工部局卫生委员会关于组织与职能等的文件》，U1 - 16 - 37，第2页。
②　《工部局卫生委员会关于组织与职能等的文件》，U1 - 16 - 37，第4页。
③　Health Committee Minute Book，No. 1，1924—1935，U1 - 1 - 124.

经过讨论，最终议决公共卫生处长可以出席公共卫生委员会会议，但是只能在被要求讨论或解释其报告中的事情时才有权发表意见，委员们在任何时候都保留在没有公共卫生处长出席情况下决定某事的权力。4月2日，董事会同意了这一建议。

对此，公共卫生处长进行了激烈的抗议，甚至威胁说这将使租界的"公共卫生事务不可避免地遭殃"。在公共卫生处长针对此问题写给各国卫生机构的咨询信中，他认为，这"将会把卫生处长放在从属的地位，会招致他的不满，使他的职位降级，对公共卫生服务不利"。① 而根据包括英国、加拿大、苏格兰等地的公共卫生处长的回信来看，大部分支持公共卫生处长参加委员会，有的还声称公共卫生处长在委员会上具有投票权。此事的争论被提交到工部局董事会上进行讨论。工部局董事会不得不采取措施予以安抚和挽回。

1925年12月7日，总董在给公共卫生处长的信中声称，已经对1924年3月24日所做出的决定中对公共卫生处长带有伤害的话语进行了删改，但同时"坚持部门首脑不参加委员会会议的原则，这一原则多次被工部局确认，最近又被官方重新确认。毕竟这在我看来或多或少是一个纯理论的问题，实际上，部门首脑参加委员会的所有会议"。② 公共卫生处长也对此结果表示满意。至此，公共卫生处与公共卫生委员会的冲突告一段落。从后来公共卫生委员会的会议录来看，公共卫生处长几乎出席了每一次的公共卫生委员会会议，并能适时地发表意见。

尽管二者不时发生龃龉，并且随着公共卫生处的壮大，它经常越过公共卫生委员会而擅自行动，但总的来说，在1918年常设性的公共卫生委员会设立之后，决策、咨询、行政三大部门大体上能够有效配合，共同促进公共卫生管理事业在租界的发展。

除了常设性的公共卫生委员会之外，工部局还根据需要不定时地设立一些临时性委员会。1898～1937年，工部局曾设立多个临时性的公共卫生委员会，医院及看护事务委员会（Hospital and Nursing Service Commission）即是其中之一。

---

① 《商讨卫生处长能否出席卫生委员会会议的来往函件》，U1-16-38，第6～7页。
② 《商讨卫生处长能否出席卫生委员会会议的来往函件》，U1-16-38，第37～38页。

　　医院及看护事务委员会设立的背景是 20 世纪 20 年代末，普通民众对于租界内医药服务的需求日益增加，因此，工部局董事会希望了解目前租界内的医疗资源状况，以期进一步发展租界内的医疗事业。① 1930 年 5 月，公共卫生处长向公共卫生委员会提交了一份报告，建议设立一个由医学界代表组成的临时委员会，在工部局的支持下，详细调查西人和华人社区的医院和护士服务。② 公共卫生委员会也对此表示赞同，并向董事会提交了报告。董事会于 1930 年 6 月 11 日批准成立该委员会，邀请邓恩医师（Dr. T. B. Dunne）加入该委员会，并委派一名公共卫生处职员担任委员会秘书，还向一位华人医师发出了邀请。③

　　1930 年 7 月 24 日，该委员会正式成立。其职权范围包括："调查中外居民所有之一般医院设备、现有之设备是否足敷社会需要，倘属不敷，应建议何种方法以供应之。"④ 该委员会经过一年多的调查，于 1932 年 5 月将撰写的报告呈递董事会。董事会将该报告交由公共卫生委员会讨论其可行性。同时在《工部局公报》和《字林西报》上分别以特刊形式刊出了该报告。⑤

　　从报告可以看出，事实上，该委员会的调查已经越出了其职权范围。除了对已有的租界内医院状况做了一番考察之外，该委员会还提出了另外两点重要建议：一是建议组建一个补助金委员会，专门负责核准医院补助金的发放；二是提议工部局对医院进行强制注册。⑥ 公共卫生处长对这两点建议持热烈欢迎态度，公共卫生委员会和董事会经讨论之后，接受了该委员会关于扩建精神病院的提议，但对于上述两点建议，则予以婉拒，因为要实施这两项建议，势必需要对《上海洋泾浜北首租界章程》附律进行修订，而这在当时已很难实现了。笔者以为，董事会之所

---

①　《公共卫生及上海医学会之陈述书》，工部局华文处译述《费唐法官研究上海公共租界情形报告书》第 2 卷，第 97 页。

②　关于卫生处长的报告及卫生委员会的讨论，参见 Health Committee Minute Book, No. 1, 1924—1935, U1-1-124, pp. 139—143。

③　《工部局董事会会议录》第 25 册，1930 年 6 月 11 日，第 621 页。

④　《公共卫生及上海医学会之陈述书》，工部局华文处译述《费唐法官研究上海公共租界情形报告书》第 2 卷，第 97 页。

⑤　参见 Municipal Gazette, 1932, U1-1-1011, pp. 441—468；"Notify," The North-China Daily News, May 23, 1932.

⑥　Health Committee Minute Book, No. 1, 1924—1935, U1-1-124, pp. 192—194。

以如此，主要是由于20世纪30年代正是华人收回权益运动如火如荼进行的时期，工部局董事会并不想在这个关头因为此事修改附律，进而刺激华人。由此也可看出，卫生行政执行部门与决策、咨询部门由于所处立场不同，在具体事务上经常会发生意见相左的情况。

将医院及看护事务委员会与1918年所设的公共卫生委员会比较，可以看出：第一，前者的组成人员只是工部局以外的医生，并无董事参加，在地位上明显不如后者。第二，前者属于临时性的，事成即撤。其报告提交董事会之后，仍需经公共卫生委员会讨论。第三，前者报告所处理的一般是一段时间内公众较为关注的事务，因此其报告须公开刊发，而后者处理的很多事务关涉机密，因此其会议记录不予公开。

总的来说，通过设立临时委员会，工部局既可充分招徕租界内医学专业人士参与公共卫生管理事业，减轻公共卫生委员会的负担，同时亦是获得专业建议的一种最经济的方式。

第二节　公共卫生事业的继承、变化和发展

1898年史丹莱上任后，接管了之前分属各个部门、分散经营多年的各类公共卫生事务。在他以及此后几任公共卫生处负责人任内，一方面，原有的公共卫生事业得以继续发展或改革；另一方面，更多新的公共卫生机构和业务次第兴办。本节将主要概述工部局所经办的公共卫生事业的继承、变化和发展。

一　已有举措的继承与变化

在上篇中，笔者将19世纪下半叶所有与公共卫生有关的管理归入环境卫生、食品卫生和医疗卫生三大类，分别进行了叙述。本节依然遵循这一划分标准，分别介绍已有各项公共卫生事业的继承、变化和发展。

首先是环境卫生管理。环境卫生是工部局早期公共卫生管理关注的重点，主要措施是由工部局出资修建各类公共工程及建立常规检查制度，以消除污秽之物、改善居住环境，进而达到保卫居民健康的目的。这些措施主要包括：修建下水道、建公厕、设立日常街道清扫和秽物清运制度、委派专门的稽查员纠察违规行为等。这些管理措施在当时分属工务、

警备和卫生三个部门负责。工务处负责市政工程如下水道、公厕等的修建与管理；巡捕负稽查之责；粪秽股则负责街道清扫、洒水、监管垃圾粪便的清运，以及偶尔对小巷进行消毒。

1898 年之后，以上这些措施均得以延续，在实施范围、实施手段和技术上有所发展，但大体来说，并未出现实质性的变化。对于这一时期的环境卫生管理情况，马长林在其著作中已有详细论述，笔者不再赘述。① 唯一的例外是，1898 年在工务处之下另设立了一个股，专门负责街道清扫、洒水和修理事务。是年 10 月 1 日，这部分工作从公共卫生处移交工务处。而垃圾粪便清运工作则继续采用原来的商业模式，但分别承包给两个华人承包人负责，由粪秽稽查员负责监督合同的执行。对于这一变化，卫生官史丹莱在报告中写道："通过排除许多严格意义上来讲并不属于公共卫生的事务，公共卫生处少了很多束缚，有更多的精力投向真正的公共卫生事务。"② 1928 年，工务处又接管了垃圾和粪便处理事务。③

其次是食品卫生管理。工部局早期食品卫生管理主要针对自来水、肉类和牛奶。其采取的措施包括：促成自来水公司在租界内设立并于1883 年开始供水。工部局一面以授予专卖权的方式扶持自来水公司在成立初期立稳脚跟，另一面用限制最高盈利率的方式保证居民可以以合理的价格用上自来水。对于肉类和牛奶，工部局早期主要采取三种措施。第一，委派专门的行政管理人员稽查菜场、屠宰场、奶牛场和肉店，没收并销毁不适于食用的肉类和牛奶；第二，实行执照制度，对卫生条件达到要求的肉店、屠宰场和奶牛场发放执照，如违规，则吊销执照；第三，从 19 世纪 90 年代起，工部局开始出资兴建公共菜场和公立屠宰场，以便对这些行业进行集中监管。

1898 年之后，以上措施亦得以继承。工部局继续在租界各区兴建公共菜场，至 1935 年，达到 17 座。它们都具备良好的设备，设有新式球形水龙头用于清洗摊位，并分设有蔬菜部、肉类部、活禽部、干食部等，卫生清洁条件良好，基本解决了菜场的公共环境卫生问题。④ 至于屠宰

---

① 对这一时期环境卫生管理的叙述，参见马长林《上海的租界》，第 80～81、97～100 页。
② *Report for the Year 1898*，U1－1－911，pp. 83，117.
③ 马长林：《上海的租界》，第 98 页。
④ 马长林：《上海的租界》，第 115 页。

场，鉴于斐伦路屠宰场至 20 世纪 20 年代已不敷使用，1933 年，工部局又在肇勒路兴建了一座规模更大、设备更优良的屠宰场。在管理方式上，则未做改变。至于奶牛场，其作为生产场地，无法进行集中管理，则仍依靠稽查员进行访查，并辅以执照申领制度予以监管。至 1923 年，领照奶场数一度达到 42 家。1924 年，由于工部局实行更为严格的奶场分级制度，经过整合，领照奶场数量有所回落。至 1937 年中日战争爆发前，有 30 家领照奶场为租界内居民供应牛乳。

最后是医疗卫生管理。工部局职员医疗自工部局创建之时即已出现。工部局一方面与租界内西医诊所签订合约，将职员的医疗事务承包给他们；另一方面，对于需要住院的巡捕，则将其送至接受工部局资助的公济医院。1870 年之后，在兼职卫生官亨德森的主持下，工部局公共医疗服务开始在租界内出现，主要举措包括：资助私营西医院；开展免费牛痘接种；创办性病医院，对妓女进行定期医检和治疗。

进入 20 世纪，除延续已有措施之外，工部局于 1907 年、1909 年、1917 年又相继设立了专门接纳工部局职员的医院——莫干山疗养院（Mokanshan Sanatorium）、华捕医院和印捕医院。

对于租界内的私营医院，1898 年之前，工部局已对仁济、公济和体仁（后并入同仁）三家医院予以定期补助及特别资助。20 世纪后，随着旅沪外国侨民增多，以及华民对西医的接受程度不断提高，更多的西医院在上海开业。就笔者所阅档案来看，1937 年全面抗战爆发前，在工部局档案中有记录的大小西医院已超过 50 家。[1] 工部局根据医院"免费收治的病人数量、服务的区域、承担的有益于巡捕的社区工作、收到的捐助的程度和由此获得的资源"，[2] 又选择了 13 家私营医院予以资助。

---

① 据严娜统计，至 1943 年，公共租界先后存在过 72 家西式医院，其中 14 家属于工部局。参见严娜《近代上海西医院的发展：以工部局局属医院为主的探讨》，《中华医史杂志》2013 年第 1 期，第 39~45 页。似可推测的是，在其时的上海，有更多的医院以及诊所由于种种原因并未得到工部局关注，故而在工部局档案中难觅其踪迹，许多连名字亦不可考，因此在上海租界存在过的西式医院之数应远大于 50 家。例如，鲁迅在上海期间常去的医院就包括福民医院、石井医院、茉崎医院、须藤医院，除了福民医院外，其余几所在工部局档案中均未出现过。参见周国伟、柳尚彭《寻访鲁迅在上海的足迹》，上海书店出版社，2003。

② "Grand-in-Aid and Taxes Exemption," Minutes of Health Committee, 1924-1935, U1-1-124, p.237.

单位：两，元

表6-2　1899~1937年工部局给予各私营医院补助金

年份	仁济	公济	同仁	宝隆	广仁	圣心	正教会	疗养卫生院	红十字会	时疫	劳工	福民	澄衷	居留民	麻风疗养院	普慈
1899	600	2000	400													
1900	600	2000	1000													
1901	1000	2000	1000													
1902	1000	2000	1000													
1903	1000	3000	1000													
1904	1000	3000	1000													
1905	1000	3000	2000													
1906	2000	3000	2000													
1907	7000	3000	2000													
1908	2000	4000	2000													
1909	2000	4000	2000	1000												
1910	2000	4000	2000	1000												
1911	2000	4556	2000	1000												
1912	2000	4900.85	2000	1000												
1913	3000	5111.66	3000	1500												
1914	3000	7960.98	3000	2000												

续表

年份	仁济	公济	同仁	宝隆	广仁	圣心	正教会	疗养卫生院	红十字会	时疫	劳工	福民	渣衣	居留民	麻风疗养院	普慈
1915	5000	10090.80	5000	2000												
1916	5000	10656.16	5000	2000												
1917	5000	17603.87	5000	2000												
1918	5000	10057.92	5000	2000	500											
1919	10000	64378.21	5000	2000	1000											
1920	5000	59784.39	5000	2000	1000											
1921	5000	75549.43	5000	2000	1000											
1922	5000	59755.69	5000	2000	1000											
1923	5000	52969.06	5000	2000	1000											
1924	5000	50383.13	5000	2000	1000											
1925	20000	42622.07	5000	2000	1000											
1926	20000	39965.37	5000	2000	1000		2190									
1927	20000	34701.69	5000	2000	1000	5000	2178									
1928	5000	31710.75	20000	2000	1000	5000	2164.5									
1929	20000	30986.01	20000	2000	2000	5000	2160			1500						
1930	20000	38496.49	20000	2000	4000	5000	2160	5000	2000	2000	1000					
1931	20000	38853.52	20000	2000	4000	5000	2160	5000	2000	2000		360				

续表

年份	仁济	公济	同仁	宝隆	广仁	圣心	正教会	疗养卫生院	红十字会	时疫	劳工	福民	澄衷	居留民	麻风疗养院	普慈
1932	20000	61152.42	20000	2000	4000	5000	2160	5000	2000	2000	—	—				
1933	20000	59695.47	20000	2000	4000	8000	2145	5000	2000	2000	1000	—				
1934	28000	107684.02	28000	2800	7000	14000	3000	7000	5000	2800	1400	—				
1935	28000	110044.82	28000	2800	7000	14000	3000	7000	5000	2800	1400		2000			
1936	28000	127353.54	28000	5000	7000	14000	2000	7000	5000	3000	1400	500	2000	5000	740.18	3000
1937	28000	114144.66	28000	5000	7000	11500	2000	5250	4375	3000	1283.33	437.5	1000	6000	664.02	4856.5

注：1. 1933年，国民政府"废两改元"，从1934年起，工部局补助金改为发放法币，28000元约等于20000两白银。

2. 为行文方便，表中所有医院名称均为简称：

同仁：同仁医院。

宝隆：宝隆医院（Paulun Hospital），1899年由宝隆（Paulun Erich）和德国医生福沙伯（Schab Oscar Von）倡议，经德国总领事支持，向中国和德国公司募集资金成立，于次年开业，主要诊治华人。1909年宝隆去世后，改名为宝隆医院。医院经费主要来自募捐，银行利息，工部局的捐赠以及病人缴费。

广仁：广仁医院（St. Elizabeth Hospital），于1900年开业，主要收治妇女和儿童。

圣心：杨树浦圣心医院（Sacred Heart Hospital），1926年由华人实业家陆伯鸿创立，主要满足租界东区庞大产业工人的需求。

正教会：俄国正教会医院（Russian Orthodox Hospital），1926年成立，最初在霞飞路（今淮海中路）439号，主要收治在上海的贫困侨侨，同时亦为上海其他国家的侨民和上海市民服务。

疗养卫生院：上海疗养卫生院（Shanghai Sanatorium Hospital），1922年由美国基督教传教士米勒耳与德惟胜筹建，初附设于华山路红十字会医院，后迁至霞飞路。1927年单独建院，1929年初正式开业，收治除精神病和传染病人外的所有病人。

红十字会：中国红十字会总医院（Chinese Red Cross General Hospital），又名中国红十字会第一医院，1907年由绅商沈敦和发起创办，位于提篮桥华德路，主要免费救治夏季时疫病人，其他病人也只收诊金。

时疫：中国时疫医院（Chinese Diseases Hospital），由上海慈善家虞洽卿等发起创办，1929年由华人慈善家创办于小河渡路1000号，秦润青任董事。宗旨是救济贫苦劳工。1939年并入寿民医院。

劳工：上海劳工医院（Shanghai Labours' Hospital），

福民：福民医院（Foo Ming Hospital），1924年由日本人顿宫宽创办，位于北四川路141号。院内医务人员均为日本人，主要收治日本人，虽亦接收华人，但需自己付钱雇请翻译。

澄衷：澄衷纪念医院（Ching Chong Memorial Hospital），1933年由上海慈善家叶澄衷之子叶子衡创办，专门收治肺结核病人。

居留民：日本居留民团医院（Japanese Residents' Corporation Hospital），由上海日侨自治团体创办，创办时间不详，主要收治日侨。

麻风疗养院：中华麻风疗养院（National Leprosarium of Shanghai），1934年经上海医药界热心麻风病防治工作的颜福庆等人倡议，得胡文虎先生等各界人士捐助10万元，由中华麻风救济会合同国立上海医学院负责筹办上海中华麻风疗养院。院址设在市郊宝山县境内，占地80亩，于1935年落成，有病床96张，隶属中华麻风救济会领导。

普慈：普慈疗养院（Shanghai Mercy Hospital），1934年由慈善家陆伯鸿向社会募集资而建，1935年夏正式启用。院址位于今上海市沪闵公路北桥与颛桥之间，占地近百亩。共有病房8栋，病床300张，为当时远东规模最大、设备最完善的精神病专科医院之一。

资料来源："Finance Statement," *Report for the Year 1870–1937*, U1–1–906–U1–1–950。

由表 6 - 2 可以看出，1899～1937 年，工部局总共对租界内 16 家医院发放过补助金。工部局对非局属医院予以定期资金支持，自然要求这些医院承担相应的责任和义务。如前文所述，这些责任和义务主要包括：免费收治租界内贫困病人、为租界居民提供一定数量的免费床位、收治由工部局巡捕送治的突发事故病人、工部局职员看病享受打折优惠、不时承担工部局的特定医疗任务、每年定期提供医院财务报表供工部局卫生及财务官员审查。

工部局开展的免费牛痘接种服务推行几年之后，很可能是公共卫生经费紧缩之故，于 1880 年全面停止。经过十几年的停顿，又于 1894 年重新开始。① 1897 年，卫生官格兰特在上海设立接种站。② 工部局实验室设立之后，工部局尝试制作小牛疫苗。至 1907 年，租界内十岁以下的中国儿童有一半都接种了牛痘疫苗。1911～1930 年，经工部局公共卫生处的推广，接受免费牛痘接种的人数总计超过 100 万。③

至于妓女定期医检和性病医院的经营，由于受到多方面的阻力，至 19 世纪末已无法继续维持，性病医院于 1900 年关闭。其业务并入当年新成立的华人隔离医院。然而，至 20 世纪第二个十年末，受国际形势的影响，工部局被迫再次面对预防性病和监管妓女的问题。在租界内道德改良人士的压力下，工部局被迫发起了"废娼运动"，拟逐步关闭租界内的妓院并取缔妓女。但是，由于废娼政策与现实存在诸多矛盾，尤其是在上海这样一个五方杂处、"一市三政"的城市，各"地方当局"之间缺乏精诚合作，"废娼运动"在推行了 5 年之后最终宣告失败，"废娼运动"既没有控制住性病，也没能消灭卖淫行为。④

---

① 据马长林推测，工部局再次兴办牛痘接种事业很可能是因为 1893 年天花的流行不仅导致许多华人居民感染天花而死亡，而且外侨感染的人数也在增加。参见马长林《上海的租界》，第 103 页。
② 《工部局卫生处长朱尔登博士讲演材料（1928～1937）》，U1-16-212，第 79 页。
③ 马长林：《上海的租界》，第 106 页。
④ 相关研究参见〔法〕安克强《上海妓女——19～20 世纪中国的卖淫与性》，袁燮铭、夏俊霞译，上海古籍出版社，2004；〔美〕贺萧《危险的愉悦：20 世纪上海的娼妓问题与现代性》；胡成《上海禁娼与在华西人的道德焦虑——以上海进德会为中心的观察（1918～1924）》，《新史学》第 22 卷第 1 期，2011 年，第 105 页。

二　新的发展

19 世纪下半叶，西方医学界出现了惊人的进步，在生物医学方面最显著的成就就是路易斯·巴斯德（Louis Pasteur）利用鹅颈瓶所做的肉汤保存实验以及科赫发现霍乱弧菌。新的科学发现逐渐改变着之前统治公共卫生学界的"瘴气致病论"，引导人们将特定疾病与某种微生物——细菌联系起来。由此，人们开始将关注的焦点，从清除环境中的"秽物"转移至寻找和消灭导致疾病的病菌。[①] 史丹莱于 1895 年在英国利兹大学皇家科学学院获得医学博士学位，并在包括英国西北热病医院（North-Western Fever Hospital）在内的多家医院实习过。[②] 可以肯定，他受到了这些最新医学成就的影响。因此，当他抵沪担任工部局卫生官后，立即着手建立致力于检验和消灭病菌的机构。

首先是工部局实验室。实际上自 1885 年起，工部局已开始进行零星的试验工作。最初，实验室只进行少量病理检验。1880 年，亨德森诊所的同事麦克劳德和米尔斯医生，在访问科赫教授在柏林的实验室期间，完成了对上海的霍乱弧菌的研究。资料显示，1897 年，工部局检验了176 个疑似白喉样本、73 个血清样本以及 3 个牛乳样本。从检验结果来看，此时的工作还比较业余。[③] 严格意义上的实验室到 1899 年才正式设立。[④] 1902 年，在史丹莱的建议下，工部局另外雇请了一名医生摩尔担任帮办卫生官，专门负责工部局实验室，"他在实验室从事化学和细菌试验"。[⑤] 1906 年，史丹莱将工部局实验室拆分为两个部门——病理试验室和化学实验室，前者负责病理诊断和疫苗研制，后者则主要负责各类食品的化验和分析。

除了设立病理试验室和化学实验室，1898 年，史丹莱还向工部局董

①　刘士永：《公共卫生（Public Health）：近代华人社会里的新型西方观念》，载祝平一编《健康与社会：华人卫生新史》，第 16 页。

②　"Obituary," *The British Medical Journal*, April 18, 1931, pp. 687–688.

③　Historical Data on Public Health Matters etc., U1 - 16 - 4695, p. 168.

④　Historical Data on Public Health Matters etc., U1 - 16 - 4695, p. 168.

⑤　《工部局卫生处长朱尔登博士讲演材料（1928～1937）》，U1 - 16 - 212，第 75 页。

事会提出要在上海设立一所巴斯德研究院。① 随后工部局批准他前往东京考察狂犬疫苗的制作方法，为设立巴斯德研究院做准备。次年春天，巴斯德研究院在上海成立，负责治疗狂犬病以及生产包括狂犬病疫苗在内的各种疫苗。笔者将在下一章中对工部局实验室（包括病理试验室、化学实验室和巴斯德研究院）所进行的工作详加论述，以展示 20 世纪工部局公共卫生管理的转型和发展。

其次是局属医院。1898 年之前，工部局自身只拥有一所规模不大的性病医院。史丹莱上任之后，于 1899 年建议董事会设置一所专门的华人隔离医院，同时接管原性病医院的业务。② 1900 年该华人隔离医院建成投用，但由于资金所限，这所隔离医院只是临时性的。次年，工部局接管了由上海英国侨民筹款创办的维多利亚护理院。③ 1902 年，工部局又耗银 18464 两在施高塔路购买了一块地皮，用于修建外侨隔离医院。④ 1904 年，该院正式建立并投入使用，用于收治租界内外侨传染病患者。1914 年，一所正式的专门收治华人的隔离医院在虹口地区建成。1923 年，工部局设在公济医院的花柳病诊所（Venereal Disease Clinic）开业。1924 年，工部局又接管了宏恩医院（Country Hospital）。⑤ 1927 年，公共卫生处又在公济医院内增设了肺病诊所（Tuberculosis Clinic）；同年，设立肺病疗养院（Tuberculosis Sanatorium）和精神病院（Mental Ward）。⑥ 20 世纪 30 年代，工部局又在华德路监狱和厦门路监狱分别设立监狱医院。以上即工部局所创办或接管的所有医院，再加上专为工部局职员服

① 《工部局董事会会议录》第 13 册，1898 年 8 月 17 日，第 593 页。此前，亨德森医生亦曾向董事会建议创办一所巴斯德研究院，未被纳税人会议采纳。

② 《工部局董事会会议录》第 14 册，1899 年 2 月 1 日，第 470 页。

③ 1897 年，上海英国侨民为庆祝维多利亚女王登基 60 周年，筹集了一笔善款，设立了一所护理院，命名为维多利亚护理院。该院位于施高塔路，与工部局隔离医院毗邻。1901 年 3 月 27 日，该院被移交工部局管理。参见 "Report of Hospitals and Nursing Services Commission 1930 – 1," *Municipal Gazette*, August 27, 1932, p.376; "Victoria Nursing Home," *Report for the Year 1901*, U1 – 1 – 914, p.150；《工部局董事会会议录》第 14 册，1901 年 3 月 14 日，第 583 页。

④ 《工部局董事会会议录》第 15 册，1903 年 1 月 8 日，第 581 页。

⑤ 1924 年由美国富商查尔斯·雷纳（Charles Reyna）捐赠给工部局，该院于 1926 年正式开业。参见《工部局董事会会议录》第 23 册，1926 年 2 月 24 日，第 625 页。

⑥ 肺病诊所和花柳病诊所均设在公济医院内，参见 Health Committee Minute Book, No.1, 1924－1935, U1 – 1 – 124.

务的三所医院，共计 13 所。

表 6 - 3　工部局局属医院一览

医院名称	创办时间	位置	所属区域	备注
维多利亚护理院 （Victoria Nursing Home）	1897	施高塔路	北区	20 世纪 30 年代搬迁至大西路
华人隔离医院 （Chinese Isolation Hospital）	1900	有恒路（今余杭路）北面	北区	1914 年重建医院大楼
外侨隔离医院 （Foreign Isolation Hospital）	1904	靶子路（今武进路）	北区	
莫干山疗养院 （Mokanshan Sanatorium）	1907	浙江省莫干山	浙江省	
精神病院 （Mental Ward）	1907	施高塔路	北区	设于维多利亚护理院内
华捕医院 （Chinese Police Hospital）	1909	海能路（今海南路）	北区	
印捕医院 （Indian Police Hospital）	1917	海能路	北区	
花柳病诊所 （Venereal Disease Clinic）	1923	北苏州路	北区	设于公济医院内
肺病疗养院 （Tuberculosis Sanatorium）	1927	靶子路	北区	
肺病诊所 （Tuberculosis Clinic）	1927	北苏州路	北区	设于公济医院内
宏恩医院 （Country Hospital）	1926	大西路	西区	由雷纳捐赠
工部局监狱医院 （Municipal Gaol Hospital）	1933	华德路（今长阳路）、厦门路	北区、东区	包括华德路监狱医院和厦门路监狱医院

注：1. 工部局公共卫生处及各卫生分处所设立的牛痘接种站未统计在内。

2. 1899 年，为便于管理，工部局将公共租界划分为东、中、北、西四个行政区。

资料来源：Historical Data on Public Health Matters etc. , U1 – 16 – 4695。

如表 6 – 3 所示，工部局所营办的医院主要包括三类：第一类为传染病医院或门诊，包括两所隔离医院、肺病疗养院、肺病诊所、花柳病诊所、精神病院；第二类为工部局职员医院，包括两所巡捕医院、维多利亚护理院莫干山疗养院、工部局监狱医院；第三类为综合性医院，只有唯一的一所，即受赠的宏恩医院。从关注焦点来看，除了专门收治职员的医院外，工部局将重心放在了经营传染病医院上。在这一时期，工部局为何愿意花如此多的资金建造多所传染病医院呢？

　　这依然和20世纪医学知识的传播和公共卫生管理理念的转变有关。前文已反复提及，至19世纪末，政府和国家对于民众的医疗事务负有明确的责任已经逐渐成为一种共识，尤其是传播迅速、影响广泛的传染病，诸如霍乱、天花等，政府更是必须采取措施预防其发生并控制其传播。在19世纪下半叶，租界可资利用的收治外侨和华人传染病人的医院主要是公济医院、仁济医院。但实际上，让公济医院和仁济医院充当租界的传染病隔离医院，颇有些"赶鸭子上架"的意味。一方面，随着租界的扩展，仁济医院和公济医院所在的地方逐渐成为市中心，无论是卫生官还是租界纳税人，都认为其不适宜收治传染

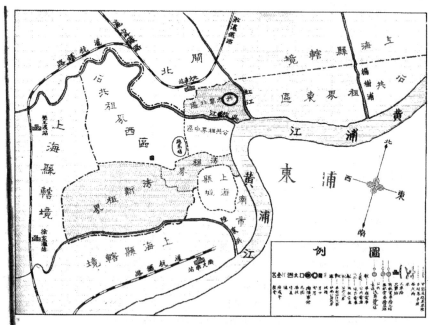

图 6 - 2　工部局局属医院位置

图片来源：李卓吾、朱扬善制图《上海商埠交通图》，中国城市制图社，1929。图中黑色圆圈和黑点为笔者所加。

病人；① 另一方面，医院的管理者和一些开业医师亦认为医院的设施不足以收容天花和霍乱病人。② 因此，"为了保护西人居民的身体健康，在距租界以外某地购一块地皮，用以设置一所收容华人霍乱患者的医院，实属极端需要"。③

如图 6 - 2 所示，工部局两所隔离医院和两所巡捕医院以及维多利亚护理院均位于黑色圆圈范围之内。吴淞江北岸黑色圆点所示位置，为花柳病诊所和肺病诊所（均设于公济医院内）所在地，租界西区黑色圆点所在位置为宏恩医院。结合表 6 - 3 来看，工部局传染病医院较多设立于 20 世纪头十年内，且集中于北区。在 20 世纪初，这一地区远离租界中心，且靠近河流和火车站，便于运送传染病患者，确实是设立传染病医院的理想之所。

第三节　卫生行政经费概述

随着租界面积的扩大和租界人口的日益增加，租界内关涉公共卫生的事务越来越多，作为市政管理机构的工部局参与公共卫生管理的范围和力度也相应越来越大；同时，从 1854 年工部局起用巡捕监管环境卫生事务起，至粪秽稽查员、菜场稽查员等卫生行政官员的任命，以及粪秽股、菜场股和医疗股的相继设立，再到 1898 年之后公共卫生处和公共卫生委员会的先后设立，工部局公共卫生行政管理人员不断增多，管理机构亦日益庞大，分工更加细密。工部局所有卫生行政管理人员的设置和机构的运转，以及管理事务的执行，都仰赖于工部局对公共卫生的财政

---

① 租界开业医师伯奇（Fredk J. Burge）从 1893 年起就多次向工部局董事会陈请在郊区设置专门的隔离医院收治传染病人，但董事会以经费不足未予批准。伯奇与董事会的往来信件，参见 Foreign Isolation Hospital：History & Development，U1 - 16 - 614，pp. 3—11。1895 年租界内霍乱流行，仁济医院收治了大量霍乱病人。此举引起了居住附近的纳税人芬奇（R. Finch）的注意，他致信董事会，抗议医院将病人的尸体暴露在庭院中，"认为居于市中心的仁济医院不应接收传染病人，建议工部局在郊外修建一临时的传染病医院"。芬奇与董事会的往来信件，参见 *Report for the Year 1895*，U1 - 1 - 908，pp. 116—117。

② 伯奇医师认为仁济医院和公济医院对于天花和霍乱均无足够的收容能力和隔离条件。参见 Foreign Isolation Hospital：History & Development，U1 - 16 - 614，p. 12。

③ 《工部局董事会会议录》第 12 册，1896 年 6 月 2 日，第 540 页。

投入。因此，要理解工部局公共卫生管理的发展变化，势必需要对其卫生行政经费的来源、审批及实际开支状况做一简单介绍。

一　卫生行政经费来源及审批

作为一个侨民"自治政府"，工部局的卫生行政经费首先主要来源于租界内公共税收。[①] 1845 年上海租界开辟后，根据议定的《土地章程》第 12 条，于次年设立了道路码头委员会，负责向租界内租地人征收各类税费，用于修建"木石桥梁，保持道路清洁，树立路灯，设立灭火机，植树护路，挖沟排水，雇用更夫"，[②] 这形成了租界辟设初期财政运作的雏形。1854 年，工部局成立后，继承了道路码头委员会的征税权力，除了继续向租界内租地外侨征收税费外，亦开始向不断涌入租界的华人征税。

总的来说，工部局的公共税收主要包括以下几类：按土地估价的一定比例，由租地人或土地占有人每半年缴付一次的地税；按房租的一定比例征收的房捐；对使用公共租界码头装卸货物的商人征收的码头捐（或称货物捐）；对各行业业主或从业人员征收的执照捐；以及各类其他特别捐税。值得注意的是，尽管在法理上来说中国政府对租界内居民拥有征税权，但事实上，工部局以租界内外侨人口不多，不足以承担工部局的开支为由，在事实上夺去了对租界内华人的征税权。而华人一方，尽管是缴纳税收的主体，但是直至 1929 年之前，都未能进入租界当局决策层。

其次，工部局每年经营公共卫生事务的收益，亦能抵扣部分卫生行政开支。如本书第三章所述，工部局通过将租界内出粪权承包出去，能够获得一定的售粪收益。又如，工部局卫生官发起的性病诊疗服务以及 1877 年开业的工部局性病医院，均能在一定程度上为工部局获取收益。

---

① 关于公共租界财政税收状况的研究，参见王庆彬《上海公共租界的财政》，硕士学位论文，华东师范大学，2018。

② 王铁崖编《中外旧约章汇编》，第 68 页。

表 6 - 4　1865~1896 年工部局售粪及性病医院收入

单位：两

年份	售粪收入	性病医院收入	年份	售粪收入	性病医院收入
1865.4.1 ~ 1866.3.31	2634.81		1881	2896.52	527.27
1866.4.1 ~ 1876.3.31	1014.35		1882	3600.00	500.00
1867.4.1 ~ 1868.3.31	3848.57		1883	3602.12	458.21
1868.4.1 ~ 1869.3.31	6968.30		1884	3707.76	494.59
1869.4.1 ~ 1870.3.31	9362.02		1885	3896.20	452.98
1870.4.1 ~ 1871.3.31	3891.04		1886	3661.21	894.85
1871.4.1 ~ 1872.3.31	—		1887	2968.88	386.99
1872.4.1 ~ 1873.3.31	2818.38	480.58	1888	—	—
1873.4.1 ~ 1874.3.31	1937.12	458.63	1889	3008.33	476.29
1874.4.1 ~ 1875.3.31	1435.39		1890	2980.78	544.44
1875.4.1 ~ 1875.12.31	—		1891	2968.88	491.07
1876	2153.96		1892	2987.58	507.42
1877	1976.90	121.90	1893	2961.43	538.63
1878	1799.26	358.40	1894	3022.82	559.35
1879	2080.14	464.29	1895	3237.37	632.39
1880	2349.89	843.84	1896	4074.19	641.26

注：1. 空白栏表示当年未出现该项收入。

2. "—"表示当年该项数据缺失。

3. 1867~1870 年，除了售粪收入，工部局还对租界内居民征收"粪秽捐"，为制表方便，笔者将两笔收益加在一起。

资料来源："Finance Statement," *Report for the Year 1865—1896*, U1 - 1 - 879—U1 - 1 - 910。

　　如表 6 - 4 所示，在 19 世纪 60 年代，工部局每年通过售粪获得的收益相当可观，某些年份甚至超过当年粪秽股的支出（19 世纪 60 年代粪秽股的年度支出参见表 6 - 5）。性病医院的收入虽然不多，但也可以抵扣一部分该院的维持经费开支。

　　除以上所列举的项目之外，工部局公共卫生类的收益还包括对各类食品店肆征收的执照费、对公共屠宰场所收取的屠宰费、牛棚寄养费、工部局实验室提供的各项服务及售卖疫苗等的收入、局属医院的收益等。这类收益不仅种类繁多，而且有的并未在年度财政报表中单独列出，因此笔者无法在此将各年的收益情况一一统计出来。但可以肯定的是，这类收益数目并不算小，并且在很大程度上分担了工部局的财政负担。

此外，当遇有大型市政或公共设施建设时，工部局往往还会通过发行"政府公债"的方式来筹措资金。例如，1862年5月，为完成下水道系统修建计划，租界租地人大会授权工部局发行年利率为10%的公债以筹款132000两，同时建立10%年利率的偿债基金。① 工部局还曾委托汇丰银行发行"政府公债"。这类公债会以政府的公共税收来逐年进行偿还，因此，仍可将其归入公共收益一类。

至于工部局卫生行政经费的审批，则明显遵循西方代议制政府的行政审批程序。卫生经费的预算或决算，由卫生行政人员或执行机构按各条目分别拟出，交由公共卫生委员会（初为警备委员会）和财务委员会预审，预审通过后再交由董事会审核。经董事会讨论通过的预、决算案，于每年3、4月提交至租界纳税人会议（1869年之前为租地人大会）进行表决通过。

租界纳税人会议是租界内最高决策机构，对于租界财政拥有绝对的话语权，租界每年的年度财政决算及下一年的财政预算，均须得到它的认可和批准。此外，如因修建市政工程需要临时追加大笔开支时，亦须召开纳税人会议对此进行审议。但是，除特别重大的项目外，纳税人会议一般只审核每年的预算经费额度，而对于这笔经费的具体分配和使用，则由董事会开会讨论决定，计划外的支出更是需要董事会的特殊批准。大到重要公共卫生设施的建设，小到普通卫生行政职员的工资津贴，都需报请董事会核准。这类记录在工部局董事会的会议记录中比比皆是。例如，1899年4月，董事会即"决定续订与克里斯蒂先生的聘约。其聘约将于本月30日到期，续订的聘约为期3年，月薪200两"。② 董事会将卫生经费分为常规开支和非常规开支两类，每年由公共卫生处编制预算上报公共卫生委员会和财务委员会审核，最后由董事会批准。1927年，董事会又将非常规支出分为A、B、C三类：A类为工部局已经批准或认为是紧急的、B类为在经费允许情况下应该实施的、C类为今年不予考

---

① 《工部局董事会会议录》第1册，1862年4月7日，第635～636页；"Shanghai Ten Percent Drainage Loan of 1862 and Sinking Fund," *The North-China Herald*, April 12, 1862。

② 《工部局董事会会议录》第14册，1899年4月19日，第482页。

虑的。在 1927 年的预算中，修建印捕和华捕医院大楼被认为是 A 类，批准拨款 30000 两，而莫干山疗养院新建房屋则被归为 C 类，只得到了 100 两的拨款。[①]

二　历年卫生经费统计与分析

总的来说，早期租界内人口有限，工部局通过税费获得的收入有限，其遵循的基本财政方针是量入为出。首先，工部局将大部分财政收入都用于捕房开支。从 1855 年起，捕房经费一直占工部局总预算的 50% 左右，甚至一度达到 60%。其次，对租界内的基础设施建设的投入，是仅次于捕房的开支。由此，在这两项之外，工部局可用于公共卫生的经费就变得比较有限了。

表 6 – 5　1860～1899 年工部局公共卫生开支一览

单位：两，%

年份	（公共）卫生处开支			巡捕医疗开支	卫生开支	工部局总开支	卫生开支占工部局总开支比例
	粪秽股开支	菜场股开支	医疗股开支(含医院补助金)				
1860. 4. 1～1861. 3. 31	—					—	
1861. 4. 1～1862. 3. 31							
1862. 4. 1～1863. 3. 31	—					—	
1863. 4. 1～1864. 3. 31	8185. 39			—	8185. 38	269578. 94	3. 0
1864. 4. 1～1865. 3. 31	3015. 89			2396. 00	5411. 89	236919. 90	2. 3
1865. 4. 1～1866. 3. 31	2796. 34			1744. 22	4540. 56	140157. 20	3. 2
1866. 4. 1～1867. 3. 31	—			—	—	—	
1867. 4. 1～1868. 3. 31	4972. 19			1565. 24	6537. 43	338251. 64	1. 9
1868. 4. 1～1869. 3. 31	8421. 28			1543. 77	9965. 05	229632. 18	4. 3
1869. 4. 1～1870. 3. 31	13855. 45	1110. 00	121. 71	1413. 30	16500. 46	268558. 64	6. 1
1870. 4. 1～1871. 3. 31	14600. 75	1344. 06	1529. 53	1499. 95	18974. 29	282492. 97	6. 7
1871. 4. 1～1872. 3. 31	—	—					

---

① Health Committee Minute Book, No. 1, 1924−1935, U1 – 1 – 124, p44.

续表

年份	（公共）卫生处开支			巡捕医疗开支	卫生开支	工部局总开支	卫生开支占工部局总开支比例
	粪秽股开支	菜场股开支	医疗股开支（含医院补助金）				
1872.4.1～1873.3.31	18228.38	1640.54	3178.21	1492.18	24539.31	319575.74	7.7
1873.4.1～1874.3.31	12436.91	1580.78	1302.69	1511.68	16832.06	263248.90	6.4
1874.4.1～1875.3.31	14008.64			1345.60	1306.88	16661.12	258245.89	6.5
1875.4.1～1875.12.31	—			—	—	—	—
1876	14431.96			9575.36	162.91	24170.23	247542.25	9.8
1877	14487.21			4977.43	480.22	19944.86	240013.17	8.3
1878	13330.78			5195.94	280.00	18806.72	275099.99	6.8
1879	13962.52			5439.31	148.99	19550.82	247522.45	7.9
1880	14760.62			5418.67	233.35	20412.64	242962.82	8.4
1881	15387.36			5001.29	372.76	20761.42	264728.37	7.8
1882	17746.03			5100.60	388.67	23235.30	302059.99	7.7
1883	18524.14			6237.73	444.41	25206.28	388920.59	6.5
1884	19350.88			10292.74	579.40	30223.02	361964.59	8.3
1885	19060.81			5213.58	974.04	25248.43	298220.37	8.5
1886	19925.02			5214.21	877.61	26016.85	357338.25	7.3
1887	21171.49			5327.93	1249.75	27749.17	399102.68	7.0
1888	22479.89			5271.84	1029.99	28781.72	489130.36	5.9
1889	23996.74			5438.61	911.19	30346.54	474668.34	6.4
1890	25081.28			5679.78	1511.22	32272.28	487360.28	6.6
1891	30183.36			5772.85	1491.41	37447.62	471672.95	7.9
1892	30331.59			5934.78	1355.75	37622.12	550256.76	6.8
1893	30266.15	2635.78	7245.5	985.07	41132.5	520572.28	7.9
1894	34322.81	4602.61	11733.18	1079.86	51738.46	577605.37	9.0
1895	38835.03	5283.31	5722.25	1556.55	51397.14	605592.99	8.5
1896	48761.02	5764.20	17116.79	1747.63	73389.64	853496.35	8.6
1897	60292.54	6650.28	19784.67	2244.15	88971.64	955912.27	9.3
1898	63339.96	7108.04	18878.19	2220.26	91546.45	1000410.53	9.2

续表

年份	（公共）卫生处开支			巡捕医疗开支	卫生开支	工部局总开支	卫生开支占工部局总开支比例
	粪秽股开支	菜场股开支	医疗股开支（含医院补助金）				
1899	58747.36	9189.06	20846.23	1876.35	90676.98	1079336.94	8.4

注：1. 空白栏表示当年尚未出现该项开支。

2. "—"表示当年该项数据缺失。

3. 卫生处实际上在1870年才成立，但为表格制作的方便，统一将其放在表头。

4. 百分比的计算，按照四舍五入的原则统一保留至小数点后一位。

资料来源："Finance Statement," *Report for the Year 1860—1899*, U1-1-877—U1-1-913。

　　表6-5展示了19世纪下半叶工部局历年的公共卫生开支数额。可以看出，在19世纪60年代，工部局的卫生开支占总开支的比例较低，但呈总体上升的趋势。19世纪70年代之后，这一比例大致维持在8%。其中，粪秽股所负责的环境卫生开支，占这一阶段卫生开支的大头。

　　1898年公共卫生处成立之后，对原有的卫生行政管理人员和机构予以继承和改组，粪秽股并入卫生股，马路清扫、垃圾移运事务移交工务处，局属医疗机构的开销计入公共卫生处总务办公室项下。从1908年起，墓地、火葬场、公共殓房和游泳池划归公共卫生处管辖。

　　"任何一种制度的建立，都必须有相应的制度费用支撑。组织是需要费用的，组织程度越高，对费用的要求也越高。"[1] 表6-6显示，20世纪上半叶，由于工部局行政机构规模的快速膨胀，无论是工部局的卫生开支，还是工部局的总开支，都大大超越了前一阶段。不过，我们还可以发现，尽管卫生开支从数额上来说大幅度增加了，但这一时期卫生开支占总开支的比例，总体上来看，比起前一阶段略有下降，大部分年份在5%～8%，某些年份甚至低于5%。

　　综观1860～1937年工部局的卫生支出状况，可以发现，相较于同一时期工部局捕房和工程师处（后更名为工务处）的支出经费而言，工部局对公共卫生事务的投入，实在算不上充裕。但与同一时期上海特别

---

① 熊月之主编《上海通史》第5卷，第93页。

表6-6　1900～1937年工部局局公共卫生开支一览

单位：两，%

年份	公共卫生处开支				工务处马路清扫和垃圾移运等开支	巡捕医疗开支	卫生开支	工部局总开支	卫生开支占总开支工部局开支比例
	总务开支（含各局属医疗机构）	卫生股开支	菜场股开支	维多利亚护理院开支					
1900	17430.34	13046.72	11131.48	2718.61	65389.42	2151.49	111868.06	1276753.06	8.8
1901	23190	12000	11790	7000	78194	2200	134374	1504380	8.9
1902	21637.79	13203.43	11484.34	6096.51	85679.14	2867.80	140969.01	1648074.18	8.6
1903	31706.52	21303.55	754.32	1481.61	97846.73	3379.72	156472.45	2024643.13	7.7
1904	17861.20	18882.01	1008.18	1014.73	99391.19	3196.28	141153.59	2031969.41	6.9
1905	15751.50	12812.85	3964.68	12456.45	102064.98	2992.20	150042.66	2384944.11	6.3
1906	17033.75	26486.04	955.00	9536.09	—	3643.91	—	2440981.88	—
1907	63141.86	25141.78	5111.04	15264.25	—	4131.36	—	3257413.33	—
1908	123022.23				—	6983.36	—	3243676.76	—
1909	170526.73				—	8340.00	—	2789700.60	—
1910	161628.72				—	9565.63	—	2763527.92	—
1911	—				—	—	—	—	—
1912	206896.64				89310.40	11552.49	307759.53	2987678.19	10.3
1913	170646.54				91004.61	9091.07	270742.22	3559775.23	7.6
1914	180699.85				90528.75	13153.60	284382.20	3289582.91	8.6

续表

年份	公共卫生处开支				工务处马路清扫和垃圾移运等开支	巡浦医疗开支	卫生开支	工部局总开支	卫生开支占工部局总开支比例
	总务开支（含各局属医疗机构）	卫生股开支	菜场股开支	维多利亚护理院开支					
1915		203267.55			92143.65	11827.07	307238.27	3790029.99	8.1
1916		154137.62			93402.89	11227.47	258767.98	4088590.38	6.3
1917		155090.30			97441.90	10238.42	262770.62	3538045.39	7.4
1918		213225.38			103592.65	13538.05	330356.08	8830714.12	3.7
1919		274192.13			107356.89	11604.79	394153.81	6815984.98	5.8
1920		365770.67			121635.56	27633.31	515039.54	9620215.87	5.4
1921		420906.65			110525.21	32256.20	563688.06	12080007.10	4.7
1922		496637.11			120263.43	40312.92	657213.46	14802854.50	4.4
1923		523613.97			126963.68	45585.30	696162.95	12221102.10	5.7
1924		658155.32			131021.52	48081.63	837258.47	13326106.40	6.3
1925		703206.52			146092.00	55432.68	904731.20	16467581.00	5.5
1926		774459.81			179378.46	59977.99	1013816.26	16354002.05	6.2
1927		865948.33			195956.57	73767.99	1135672.89	13484508.25	8.4
1928		845100.81			205740.66	86016.57	1136858.04	14176923.65	8.0
1929		821002.28			259476.57	110388.04	1190866.89	19545093.33	6.1
1930		978373.56			327714.51	139707.81	1445795.88	37465103.01	3.9

续表

年份	公共卫生处开支				工务处马路清扫和垃圾移运等开支	巡捕医疗开支	卫生开支	工部局总开支	卫生开支占工部局总开支比例
	总务开支（含各局所属医疗机构）	卫生股开支	菜场股开支	维多利亚护理院开支					
1931	1304356.62				356283.16	159813.51	1820453.29	35351192.08	5.1
1932	1442250				—	146939.93	—	—	—
1933	1328400.85				336062.07	165689.84	1830152.76	43882044.02	4.2
1934	1866518.89				487761.97	227402.33	2581683.19	47801982.22	5.4
1935	1946861.32				400463.46	239816.46	2589141.24	35483662.01	7.3
1936	3603948.16				326371.23	231799.68	4162119.07	36481135.80	11.4
1937	2120535.78				278590.89	227825.66	2626952.33	47048141.30	5.6

注：1. 空白栏表示当年尚未出现该项开支。
2. "—"表示当年该项数据缺失。由于1906～1911年工务处未将马路清扫和垃圾移运的开支单独开列，而是分散于各个条目之中，笔者无从将其整理出来，因此这6年的卫生开支及其占总开支的比例无法计算出来。
3. 百分比的计算，按照四舍五入的原则统一保留至小数点后一位。
资料来源："Finance Statement," Report for the Year 1900－1937, U1－1－914—U1－1－951。

市政府的卫生经费投入（大部分年份其比例为 2% ~ 5%）相比，[1] 工部局的卫生开支占总开支的比例较前者为高，且更加具有稳定性。即便与今天发达国家和地区诸如英国、中国香港的卫生经费投入相比，其时工部局的卫生经费投入也不遑多让。

小　结

综上所述，19 世纪末 20 世纪初，公共租界公共卫生行政管理经历了一次大的转向，即从"公共卫生"（Sanitary）转向"公共健康"（Public Health）。具体来说，主要表现在以下两个方面。

首先，从公共卫生行政管理的内容来看，尽管工部局的公共医疗管理在 1870 年后逐渐发展起来，但总的来说，受"瘴气致病论"的影响，工部局所有管理措施的焦点集中在环境和病人身上，其中，尤以确保环境清洁，进而消除"瘴气"为主要目标。这些内容，正是 sanitary 一词所包含的意义。

1898 年以后，原有的管理措施大部分得以延续并继续发展。同时，在"细菌致病论"的影响下，公共卫生处的工作重心明显从环境与病人身上转向显微镜下的各种微生物。原有措施除了在量上有明显的扩大以及在技术上的更新之外，在具体实施上并无质的变化。但是，工部局的认知却发生了变化。街道清扫、污水与废弃物处理已不完全是为了环境清洁，而是要消除肮脏环境中的致病细菌，公共医疗的目的也不仅仅是管制病人，也是要发现和消灭患者身上的病菌。此外，从 19 世纪末 20 世纪初起，工部局次第创办了实验室、传染病医院、疗养院等。一方面，以这些机构为依托，发现致病细菌并研制疫苗与之对抗，进行疾病预防，成为生物科学医学比公共卫生运动更快速、更有效地控制疾病的保障；另一方面，发展这些事业需要更多的技术和资金支持，这使工部局在公共卫生管理中扮演更为关键的角色。

其次，从卫生行政管理机构的设置来看，1898 年之前，公共卫生管

---

[1] 《上海卫生志》中统计了 1912 ~ 1949 年上海市政府卫生事业费支出及其占地方财政支出的比例，参见《上海卫生志》编纂委员会编《上海卫生志》，上海社会科学院出版社，1998，第 68 页。

理分属三个不同的部门，操之于为数不多的几名行政人员之手。1898 年之后，统一的公共卫生处成立，卫生官（或公共卫生处长）成为部门的唯一首脑。这标志着工部局的公共卫生行政管理从多部门分管的状态下分化出来，发展为单独、统一的管理分支。在此后的发展中，作为行政执行部门的公共卫生处进一步扩展、整合，其内部组织架构和职掌趋于成熟和完备。同时，参照英国政府的组建模式，① 工部局在这一时期又设立专门的公共卫生委员会，一方面作为董事会在公共卫生事务上的决策咨询机构，另一方面亦代替董事会监督公共卫生处的工作。由此，在公共卫生行政管理方面，工部局确立了决策、咨询和执行三位一体的行政管理模式，既提高了管理的效率，又可以达到对行政执行机构的监督和约束之效。

而从工部局对租界内公共卫生的经费投入来看，随着人员和机构的壮大，工部局卫生经费的数额也越来越大，但是，其占工部局总开支的比例在 1870～1937 年并未出现太大的起伏变动，显示了工部局公共卫生政策的稳定和连续。从经费的支出项目来说，前一个阶段，环境卫生是主要的支出项。而到后一个阶段，由于各类局属医疗机构的设立，以及传染病防治在租界公共卫生管理中的地位日趋重要，这类事务的开支便逐渐成为公共卫生管理中的主要开支。

---

① 关于英国的政府体制，参见 Harold Plaskitt & Percy Jordan, *Government of Britain and the Commonwealth*, University Tutorial Press Ltd. , 1968。欲了解英国的内阁委员会，可参考顾俊礼主编《西欧政治》第 5 章 "政府和内阁"，经济科学出版社，2001；〔英〕约翰·格林伍德、〔英〕戴维·威尔逊《英国行政管理》，汪淑钧译，商务印书馆，1991，第 71～74 页。

第七章　工部局实验室与疾病防治

19 世纪末 20 世纪初，工部局公共卫生管理开始转型。由于与病理诊断及传染病预防的紧密关系，工部局实验室在公共卫生管理中的地位凸显，被认为是公共卫生处最为核心的部门。以实验室为依托，工部局公共卫生管理的重心开始由清洁环境转向发现和对抗致病的病菌，具体措施包括病理诊断、疫苗研制与疾病防治、食品检验等。本章拟首先概述工部局实验室历年业务的发展情况；其次以自来水和牛奶的检验为个案，展示公共卫生处实验室的食品监管工作；最后选取狂犬病为案例，论述公共卫生处所进行的传染病防治工作，以此更为清楚和具象化地展示 1898 年之后工部局公共卫生管理的施政重点。

第一节　实验室业务发展概述

工部局实验室正式设立于 1899 年。在此之前，麦克劳德和米尔斯医生就已在工部局的支持下进行细菌学实验。上章已提及，从 1897 年起，实验室开始进行病理检验工作。1902 年，在史丹莱的建议下，工部局聘请了一名具有细菌学及病理学专业背景的医生担任帮办卫生官，主管实验室工作。1906 年，工部局又新设立了一个化学实验室，由新上任的药剂师沃克领导，专门负责与公共卫生有关的食品检验工作。[1] 再加上 1898 年设立的巴斯德研究院，由此，工部局实验室共包括三个部门：病理试验室、化学实验室和巴斯德研究院。三者业务各有侧重，概括起来主要有三类：病理诊断、药物研制与分发和食品检验。

首先是病理诊断。所谓病理诊断，主要是由病理试验室化验病人或动物的血清样本，通过检测其中所含的病菌以确定患有何种疾病。病理诊断是工部局实验室最早进行的业务之一，最初所诊断的疾病包括：伤

---

[1]　Historical Data on Public Health Matters etc., U1 – 16 – 4695, p. 207.

寒、马耳他热、疟疾、霍乱、白喉、鼠疫、回归热等。[①] 病理诊断业务
发展非常迅速，至 1907 年，负责病理诊断业务的莫尔医生宣称，不仅本
地医师，连外埠医师也能够使用这一业务了。[②]

表 7 - 1　1897～1937 年工部局实验室病理诊断样本数量统计

单位：个

年份	样本数量	年份	样本数量	年份	样本数量
1897	249	1911	21469	1925	8171
1898	—	1912	23322	1926	10916
1899	214	1913	21430	1927	11453
1900	625	1914	19865	1928	12597
1901	625	1915	16582	1929	15452
1902	277	1916	21146	1930	17140
1903	350	1917	20852	1931	18274
1904	601	1918	22775	1932	26728
1905	806	1919	25766	1933	29020
1906	918	1920	27494	1934	38519
1907	779	1921	5656	1935	46088
1908	2240	1922	4966	1936	50492
1909	18265	1923	6550	1937	55551
1910	20559	1924	7297		

资料来源："Public Health Laboratory," *Report for the Year 1898—1937*, U1 - 1 - 911—U1 - 1 -
950；Historical Data on Public Health Matters etc. , U1 - 16 - 4695, pp. 168—195。

　　表 7 - 1 清晰地显示了 1897～1937 年工部局实验室病理诊断业务的
发展状况，总体来说，业务量波动上升，尤其自 1909 年起，其诊断的病
理样本大幅增加。这是因为 1908 年工部局在例行的常规检查中，检测到了
感染鼠疫的死鼠，因此，从次年起，加大了捕鼠和死鼠检疫力度。1909
年，实验室仅检测的死鼠样本就达到 17364 个，约占所有样本量的 95％。[③]

①　Historical Data on Public Health Matters etc. , U1 - 16 - 4695, p. 168.
②　*Report for the Year 1907*, U1 - 1 - 920, p. 84.
③　*Report for the Year 1907*, U1 - 1 - 920, p. 128.

对死鼠的定期检验延续至 1920 年才停止。从 1921 年起，普通病理诊断样本数量有所下降，此后随着诊断业务的扩展，又继续回升。至 1936 年，病理试验室所从事的普通病理诊断业务增至 22 大类，包括肠热病、斑疹伤寒、回归热、起伏热症（凝集反应）、白喉、疟疾、黑热症、痢疾、肠虫卵症、霍乱、鼠疫（人类）、麻风、痨病、脑脊髓液、梅毒密螺旋体、白浊、切片、自身菌浆、验血、华塞门氏试验、甘氏试验、炭疽（人体）等。① 工部局实验室所进行的病理诊断，是依据"细菌致病论"，以现代生物医学为依托，通过检测样本中的病菌类型来判定疾病种类，相较于传统单纯通过病症来诊病的方法，无疑更具科学性和准确性。

除了化验本局医院所递呈的样本外，工部局的病理诊断业务也面向社会。为此，工部局规定，"凡将标本送请本局病理试验室试验者，均须预缴试验费"。② 1930 年，工部局对病理诊断收费制度和标准进行了修订，"凡将标本送请本局病理试验室为华塞门氏试验者，须将规定应纳之试验费同时呈送。病人确系贫困而有医生证明书者，仍按向例得予免费试验"。③ 同时，又将收费标准作了变更，外埠亦按此价收费。④

表 7 - 2　工部局实验室病理诊断收费标准

单位：元

项别	1921 年所定收费标准	1930 年所定收费标准
有机体之真菌学及其他试验，玻璃片、洗喉物之显微镜试验（不用人工真菌繁殖法）	5	2
用人工繁殖法，试验不传染物质之单一有机体（如尿水、胸膜水及血浆之人工繁殖等）	5	4
能传染物质中，传染性真菌之隔离（如痰唾、洗喉物等，唯白喉不在此限）	7	6
脓血、血水、脑膜脊水等之细胞试验	0	2

① 《工部局 1936 年年报》（中文版），U1 - 1 - 962，第 309 ~ 310 页。
② 《第 3983 号：病理试验室征收试验费事》，1930 年 9 月 17 日，《工部局 1930 年公报》（中文版），U1 - 1 - 1009。
③ 《第 4011 号：为本局病理试验室征收试验费事》，1930 年 10 月 8 日，《工部局 1930 年公报》（中文版），U1 - 1 - 1009。
④ 《第 4021 号：为修订本局病理试验室所收试验费事》，1930 年 10 月 8 日，《工部局 1930 年公报》（中文版），U1 - 1 - 1009。

项别	1921 年所定收费标准	1930 年所定收费标准
肠膜脊水之细胞计算（以前并入前项试验纳费 5 元）	5	5
尿液中之肾脏软质赘疣及沉淀物之试验	5	2
尿液中之痨病菌及淋毒球状真菌之试验	5	3
卵细胞及肠胃寄生虫之试验	2	1
华塞门氏反应之试验	10	8
华塞门氏反应之复验	5	4

资料来源：《第 4021 号：为修订本局病理试验室所收试验费事》，1930 年 10 月 8 日，《工部局 1930 年公报》（中文版），U1 - 1 - 1009。

至 1937 年，工部局规定，对于取自租界内患传染病的病人的标本，免收化验费。而租界外居民，则仍收取一定的费用。工部局所认定的传染病包括：炭疽、脑膜炎、霍乱、白喉、白痢、赤痢、麻风、疟疾、玛泰岛热病、鼠疫、肺痨、狗疯症、回归热、猩红热、血吸虫病、斑疹伤寒、伤寒及副伤寒。[①]

从工部局制定的收费标准及其修订来看，病理诊断在当时并不是普通人用得起的医疗服务。但工部局也在尽力降低收费标准，直至取消租界内居民传染病诊断的收费，甚至规定贫困者可以凭医生的证明而免费进行华塞门氏反应试验，可见工部局亦不反对试验室的医疗资源可惠及租界内更多居民。而这，也凸显了工部局试验室在传染病防治上的重要地位和作用。同时，从其对于租界内和租界外居民的不同收费标准来看，工部局所提供的公共卫生服务，主要针对的还是租界内居民。

其次是药物研制与分发。所研制的药物包括各种疫苗和预防性药物。1899 年，实验室即已培养制造出马鼻疽菌素和结核菌素，鼠疫、伤寒和霍乱的预防注射剂，以及用于预防天花的抗疫血清（anti-vaccinal serum）。次年，有 6000 试管小牛疫苗从实验室分发至本地和外埠，可供 1.8 万人接种。1903 年，疟疾抗毒素、白喉抗毒素相继研发并投入生产。

---

① 《第 4838 号：为修正本局病理及化学实验室收费表事》，1937 年 8 月 4 日，《工部局 1937 年公报》（中文版），U1 - 1 - 1016。

1908 年，工部局改用甘油处理和保存牛痘疫苗，使其保存期延长，可以广泛地运送至远东各地。从工部局分发出去的牛痘疫苗，每一管上都贴有"上海工部局实验室"字样，并注明从实验室送出的日期及供应痘苗的小牛编号，由此，发生任何失误都可以追溯到源头。[1] 此外，巴斯德研究院专门负责研发治疗狂犬病的药物，并负责收治狂犬病患者，这将在本章第三节详细论述。

工部局实验室所生产的各类疫苗和预防药物，被广泛用于租界内的传染病防疫事业。分布在租界各处的卫生分处，均设有牛痘接种站，定期免费为租界内外侨和华人接种疫苗。在天花流行期间，租界内私营医院和医生亦可向工部局实验室申请免费痘苗。[2] 关于推广免费接种，详见前述。此外，设备齐全的工部局防疫汽车队，按照各卫生分处所定日程，分别定期前往学校、工厂、市场等地，进行种痘或注射预防霍乱疫苗等。这些措施，使工部局实验室的最新研究成果得以迅速在租界内居民中推广，客观上有助于预防流行性传染病在上海的大规模暴发。

最后是食品检验工作。食品检验工作分为两部分：1906 年成立的化学实验室负责对"与公共卫生有关的产品"的成分进行分析；从 1922 年起，病理试验室开始对食品细菌含量进行检测，确定其是否超标。1907年工部局年度报告显示，最初工部局化学实验室所关注的"与公共卫生有关的产品"包括牛奶、自来水、煤气三种，此外，也零星从事对戒烟药（anti-opium remedies）、酒及黄油、面包等的化验工作。[3] 此后，随着检验技术的不断进步，实验室承担化验的食品种类也越来越多。至 1930年，化学实验室所进行的检验包括：牛奶、自来水、煤气成分分析，游泳池清洁度分析，毒物检验、含尼古丁（鸦片及吗啡）的物品检验，各类吃食及酒类的化验，等等。接受细菌含量检测的则主要为自来水、牛奶、冰激凌三大项。[4]

与病理诊断业务类似，食品检验业务亦面向整个社会。在工部局档案中，笔者尚未发现早期实验室关于食品检验的收费情况。1908 年，董

---

① Historical Data on Public Health Matters etc. , U1 – 16 – 4695, p. 172.

② "Notification No. 2486," *Municipal Gazette*, December 20, 1917, U1 – 1 – 982.

③ *Report for the Year 1907*, U1 – 1 – 920, pp. 84—85.

④ 《工部局 1930 年年报》（中文版），U1 – 1 – 956，第 134 – 142 页。

事会收到采矿协会分析实验室主任席内瓦博士的来信，请求工部局实验室提高其化学分析的收费，以保障私营化验机构的利益。[①] 在卫生官的建议下，通过对比香港政府的收费标准，董事会最终决定，进一步降低对食品检验的收费，而对矿产物等的分析则适当提高收费标准。

表 7-3　1908 年工部局实验室对各种检验物质的收费标准

单位：两

种类	测试类型	费用
水（化学和细菌学检验）		50
牛奶		5
黄油		30
酒		40
矿产品、合金、金属等	对一种成分进行定性测试	10
	全面定性分析	25
	对一种成分进行定性分析	35
煤	综合分析	35
	热值	15
各类汽油	综合分析	50
	燃点	5
建筑材料	关于质量的化学和物理学分析	50
毒理学检查	定性分析	50
	定量分析	100

资料来源：*Municipal Gazette*，1908，U1-1-973，pp，257—260。

针对公众递送的样本的检验，工部局提出了几点规定。

1. 工部局有权拒绝对达不到公众重要性级别的样本进行分析。

2. 对可能影响公共卫生的食物卫生的检验，只象征性地收取少量费用。

3. 必须清楚说明样本的来源地。

---

① 《工部局董事会会议录》第 17 册，1908 年 7 月 8 日，第 560 页；Minutes of Watch Committee，July 13，1908，U1-1-82，p.462。

4. 不接受破碎的样本。

5. 所有分析的样本归工部局所有。

6. 工部局不接受任何针对分析检验结果提出的申述。[1]

表 7 - 3 工部局所制定的收费标准说明，工部局将与公共健康有关的食物与商业产品作了区分。在董事会看来，"纯粹为公共卫生进行的分析，从某种意义上来说，其收费仅是象征性的，而对商业性产品的分析费用，则是按照与私人分析员的收费相区别的原则制定的"。[2]

以上即工部局实验室成立之后业务发展之大致情况。总的来说，作为公共卫生处的核心部门，工部局实验室所进行的病理诊断、药物研制与分发以及食品检验工作，无疑是工部局公共卫生管理工作的基础和核心。离开了它，公共卫生处所主持的医院、食品监管、传染病防治、检疫消毒等所有工作均无法有效开展。从其所确定的收费标准一再降低来看，工部局亦认识到它在公共卫生管理中的地位和作用。接下来，笔者将分别论述工部局以实验室为依托所进行的食品监管和狂犬病防治。

第二节　食品监管
——以牛奶、自来水为例

19 世纪下半叶，工部局主要通过改善食品生产或售卖环境，以及设置专人稽查的方式来监管食品卫生。稽查人员主要通过视觉、嗅觉等外在观感来判断食品是否适于食用。工部局实验室成立之后，利用最新的生物医学知识和检验学知识，食品稽查手段发生了巨大的变化。本节选取牛奶和自来水作为考察对象，来探讨公共卫生处时期新的食品卫生监管方式。

一　牛奶监管

前文已述，上海直至 1869 年"爱尔夏"牛引入后，才有专门的乳用

---

[1] "Municipal Laboratory," *Municipal Gazette*, October 8, 1908, U1 - 1 - 973.

[2] 《工部局董事会会议录》第 17 册，1908 年 9 月 16 日，第 570 页。

牛种，而这些乳用牛种在很长一段时间内又集中于外侨手中，华人奶场中的牛只，除了少数杂交乳用牛种外，多为水牛及黄牛。据菜场稽查员1882 年 7 月的统计，所有供应租界的华人奶场存栏牲畜中，本地母牛 29头，水牛多达 190 头，而奶牛只有 19 头。① 1898 年，卫生官将水牛奶和奶牛奶进行化验并做了对比，发现水牛奶的脂肪含量远高于奶牛奶（水牛奶为 7.5%、奶牛奶为 3.7%），这意味着水牛奶比奶牛奶更不易被人体消化吸收。长期以来，华人在水牛奶中掺水，或者将水牛奶与奶牛奶加以混合出售以调整脂肪含量，成为早期上海牛奶销售中的"潜规则"。②

除掺水之外，从工部局档案来看，抽取牛奶脂肪（fat-abstracted）用于制造黄油，为增加黏稠感掺入水淀粉、豆乳、花生浆、米汤等，亦是常见的一些掺假行为。工部局实验室甚至还曾在一些牛奶中发现不明胶质。

掺假行为既是对消费者的欺诈，更给牛奶饮用者带来了极大的健康隐患，尤其是掺入了不干净水的牛奶，成为霍乱、痢疾等的传染源。因此，查验掺假成为实验室早期牛奶检验中最重要的工作之一。

1. 查验掺假

1899 年下半年，工部局颁布修订后的《领照奶场章程》，规定卫生处官员"可以随时取走奶制品样本用于分析"。③ 此后，公共卫生处稽查员"每月对大量样本进行检查以便让每一个奶场处于足够的监管之下，样本都从运输途中的牛奶中抽取"。④ 自 1909 年 6 月起，公共卫生处还在每周出版的《工部局公报》上刊载"黑名单"，向公众通报那些被发现掺假的奶牛场的名字。⑤

检视历年实验室工作报告，可以发现，最初几年牛奶的检验并无具体固定的量化评判标准。直至 1906 年，在新上任的分管化学实验室的药剂师沃克的主持下，实验室通过对大量牛奶样本的分析，才将上海牛奶脂肪含量的标准值定为 4.5%（英国为 3%），非乳脂固体（non fatty sol-

---

① "Return of Animals Kept in Native Dairies,"《上海公共租界工部局关于华人牛奶棚存栏牲畜双周简报和卫生稽查员的年度报告》，U1-2-1105，第 54 页。

② "Milk Supply," *Report for the Year 1898*, U1-1-911, p. 83.

③ 参见附录第二部分。

④ "Milk Supply," *Report for the Year 1905*, U1-1-918, p. 159.

⑤ "Health Officer's Report for May," *Municipal Gazette*, June 10, 1909.

id）含量的标准值则定为 8.25%（英国为 8.5%）。[1] 如果脂肪及非乳脂固体含量低于标准值，则牛奶被认定掺水或已经被抽取脂肪。如表 7-4 所示，自 1898 年起，工部局实验室所抽查的牛奶样本总的来说呈增长趋势，掺假比例却呈下降趋势。1906 年由于确定了明确的标准值，该年检测出来的掺假比例明显高于上一年，但这一比例在 1907 年达到峰值后则持续下跌，进入 20 世纪第二个十年后又有所上升，至 1925 年起才又重新跌落。1922 年，公共卫生处长戴维斯将 1919～1920 年上海与伦敦及英格兰和威尔士地方市镇的牛奶掺假比例进行了对比，发现上海略高于伦敦，但是比英格兰和威尔士地方市镇的比例为低。[2] 这反映了租界牛奶供应水准的提高，同时，亦证明了执照、访查及化验制度相配合的牛奶监管机制所取得的不俗成效。

表 7-4　1898～1937 年牛奶样本掺假情况

单位：个，%

年份	抽查样本数	掺假样本数	掺假样本所占比例
1898	14	6	42.9
1899	113	7	6.2
1900	59	1	1.7
1901	68	15	22.1
1902	52	6	11.5
1903	64	7	10.9
1904	226	25	11.1
1905	279	23	8.2
1906	263	57	21.7
1907	345	121	35.1
1908	365	86	23.6
1909	383	75	19.6
1910	467	64	13.7
1911	449	54	12.0

---

[1] "Milk Supply," *Report for the Year 1906*, U1-1-919, p.183.

[2] 伦敦牛奶的掺假比例为：1919 年，7.7%；1920 年，6.7%；1921 年，5.1%。英格兰和威尔士地方市镇牛奶的平均掺假比例为 9.6%。参见 "Analyze," *Report for the Year 1922*, U1-1-935, p.123A。

续表

年份	抽查样本数	掺假样本数	掺假样本所占比例
1912	456	67	14.7
1913	511	45	8.8
1914	505	44	8.7
1915	430	16	3.7
1916	433	23	5.3
1917	329	6	1.8
1918	335	4	1.2
1919	474	17	3.6
1920	691	61	8.8
1921	630	62	9.8
1922	694	47	6.8
1923	1130	82	7.3
1924	1236	31	2.5
1925	1622	42	2.51
1926	1714	32	1.87
1927	1876	29	1.55
1928	1880	16	0.85
1929	2073	30	1.45
1930	2119	50	2.36
1931	2034	46	2.26
1932	1084	45	4.15
1933	1165	33	2.8
1934	1138	20	1.8
1935	1116	4	0.36 *
1936	1074	24	2.23
1937	963	24	2.49

* 原文为 6.35% ，有误，当为 0.36% 。

资料来源："Municipal Laboratory," *Report for the Year 1898—1937*, U1 - 1 - 910—U1 - 1 - 949。

第四章中已经提及，对于无照奶场的违法行为的稽查，工部局显得颇为力不从心，因为"只有在商人们真正在租界内从事交易时被抓住才能对其进行起诉"。① 因此，为鼓励公众参与监督牛奶的质量，1906年董事会议决：纳税人送来牛奶样品要求分析和告发有关奶场，如果发现牛奶掺水，可以无须付费。② 同时，工部局还将无照奶场的牛奶亦列为抽样检查对象。从1922年起，实验室开始对不同来源的牛奶样本的掺假比例进行统计和对比分析。

表7-5　1922~1937年不同来源牛奶样本掺假比例对照

单位：%

年份	领照奶场掺假比例	无照奶场掺假比例	公众送来样本掺假比例
1922	4.9	50	35.7
1923	4.3	50	36.1
1924	2.15	40	6.6
1925	1.72	41.66	14.70
1926	1.01	88.88	25.00
1927	1.13	25.00	41.17
1928	1.24	72.72	45.45
1929	0.78	54.17	—
1930	1.62	90.90	40.00
1931	2.00	30.00	12.00
1932	2.81	34.21	23.08
1933	1.0	39.6	9.1
1934	0.9	33.3	25.0
1935	0.19	4.76	7.69
1936	0.87	34.88	0.00
1937	0.00	58.54	0.00

资料来源："Municipal Laboratory," *Report for the Year 1922-1937*, U1-1-935—U1-1-950。

如表7-5所示，与领照奶场相比，无照奶场的掺假比例经常处于极高数值，公众送来样本的掺假比例亦不低（其中很多亦购自无照商人）。

① "Unlicensed Dairies", *Report for the Year 1924*, U1-1-935, p. 165.
② 《工部局董事会会议记录》第16册，1906年5月23日、6月13日，第641、644~645页。

这也从侧面印证了工部局所实施的监管制度在一定程度上是有效的。同时，实验室的查验结果也为工部局对这些违法行为进行起诉提供了明确的依据。

2. 查验病菌

尽管已经实行奶场执照制度，并加大力度查验牛奶掺假，但租界外侨对牛奶供应仍有诸多不满。除了前文已经提及的无照奶场及掺假问题一直未能得到彻底解决外，随着"细菌致病论"越来越为大众所认知，以及上海越来越成为外侨举家定居之地，牛奶中的细菌含量越来越为公众关注，[①]因为"儿童和病弱者的健康通常十分依赖供应的牛奶的纯净度"。[②]

1898 年，工部局兽医惠特尼正式向工部局提出了牛结核病传染给人的问题。他报告说，英格兰的专家估计人类中至少 50% 的结核病直接或间接源于奶牛，目前上海的牛群和侨民中均有感染结核病的，虽然还没有实际证据证明侨民中有多大比例的结核病源于牛群，但他仍建议应"不惜任何代价采取措施确认潜在的疾病威胁"。[③] 此外，根据最新的生物学知识，牛奶亦是霍乱弧菌、伤寒菌等极易寄居的载体，牛奶从出产到送至消费者的过程中，很可能由于奶牛、奶场、挤奶工、气候等原因而沾染病菌。唯一的预防办法是杀死细菌，而将牛奶煮沸是最简易的灭菌方法，因此，卫生官一再告诫，"无论什么季节，购买华人奶场产品的人都要非常注意并确保在饮用前以煮沸或其他方式对牛奶进行灭菌"。[④]

虽然通过煮沸牛奶可以达到灭菌效果，但总有粗心的侨民忘记这样做，或者忘记监督家里的华仆将牛奶煮沸。更为重要的是，正如卫生官所说："尽管伤寒、霍乱、结核以及白喉等的病菌可以通过煮沸杀死，但公众有权要求所供应的牛奶中不含这些病菌。"[⑤] 也即是说，卫生官认为"租界政府"有义务保证在租界内有纯净安全的牛奶供应。

---

① 欧美各国这一时期也较为关注牛奶的质量问题，出台了相关的法律法规。参见魏秀春《英国食品安全立法研究述评》，《井冈山大学学报》2011 年第 2 期；兰教材《美国1906 年纯净食品药品法之由来》，《史学月刊》2011 年第 2 期。

② "Veterinary Surgeon's Report," *Report for the Year 1898*，U1-1-911，p. 82.

③ "Veterinary Surgeon's Report," *Report for the Year 1898*，U1-1-911，p. 82.

④ "Dairies," *Report for the Year 1897*，U1-1-910，p. 97，类似的说法在卫生官的年度报告中一再提及。

⑤ "Milk Supply," *Report for the Year 1898*，U1-1-911，p. 83.

从 1899 年起，工部局要求所有领照奶场均须接受结核菌素试验，患结核病的牛要打上标记并送至工部局屠宰场宰杀。① 不过这种方法在 1901 年被工部局叫停，因为在该年伦敦召开的第一届英国结核病大会上，科赫提出与当时主流说法相反的观点：人的结核和牛的结核是两种不同的疾病，人类不会感染牛的结核。② 这个小插曲亦反映了当时远离欧洲的工部局接受最新医学研究成果的速度之快。

在牛奶集中消毒灭菌方面，1898 年，董事会曾议决华人奶场的牛奶在售卖给公众前须进行消毒灭菌，但从此后的记录来看，很显然，由于没有相应的设备和技术，这一决议并没有得到贯彻。③ 1901 年，租界内的利物浦公司（Liverpool Co. Ltd.）引入了一台能够一天消毒 12000 瓶牛奶的设备，似因收费昂贵，亦没有得到普遍应用。④ 同一时期，卫生官史丹莱亦多次呼吁由工部局设立一公共灭菌站，对供应租界的牛奶进行统一的检测、灭菌、装瓶、称量，可惜由于纳税人意见不一，该建议长时间被搁置，牛奶的灭菌也长期游离于工部局的监管之外。⑤ 进入 20 世纪 20 年代，这一问题才再次引起了广泛的讨论和关注。

1921 年 5 月，福勒分别致信《字林西报》及工部局总办。在信中，除了批评现有措施的不足和执行不力以致未能有效制止掺假行为外，他还呼吁侨民关注纯净牛奶供应问题，建议尽快组建一个小组委员会来考虑纯净牛奶供应问题。⑥ 在公共卫生处长的回信中，除了对福勒的指责

---

① 参见附录第四部分。科赫于 1889 年推出了结核菌素试验法，在尚未得到明确临床试验结论之前，该法就被迫不及待用于患者身上，但最终证明其对于肺结核患者效用并不大。〔美〕洛伊斯·N. 玛格纳：《医学史》，第 454~455 页。

② 后来的研究证明科赫的结论是错误的，但鉴于科赫当时在细菌学领域的地位，工部局为慎重起见，仍然暂停了结核菌素试验。

③ 巴斯德于 1865 年发明"巴氏灭菌法"，后经不断改进，被用于杀灭酒、牛奶、人血白蛋白等液体中的细菌。而该法直至 1908 年后才开始用于商业。参见顾佳升《牛奶杀菌和奶制品安全》，《中国食品卫生杂志》2008 年第 3 期。

④ "Milk Supply," *Report for the Year 1901*, U1-1-914, p. 128.

⑤ "Milk Supply," *Report for the Year 1905*, U1-1-918, p. 159.

⑥ 《福勒致代理总办函》，1921 年 5 月 23 日，*Report for the Year 1921*，U1-1-935，pp. 140A-141A，代理卫生官戴维斯承认福勒的批评，但他也为公共卫生处的工作进行了辩护，辩称，现在奶场的建设，虽然不十分完美但大体让人满意。他认为导致牛奶供应监管不力的原因主要有两点：一是会审公廨的惩罚措施并不足以威慑违法者；二是一战之后公共卫生处稽查员数量严重不足。

做出辩解外，他借机再次提出了兴建公共灭菌站的问题。[1]

　　事实上，对于由工部局设立公共灭菌站，全权负责租界内牛奶灭菌，租界内侨民本身就意见不一。例如，纳税人诺布尔（J. Noble）致函《字林西报》，建议由工部局统一向奶场收购符合标准的牛奶，进行集中灭菌和灌装后负责出售，禁止任何在租界内私人出售或投递奶制品的行为。[2]可的牛奶有限公司（The Culty Dairy Company Ltd.）股东朗布尔（V. J. Rumble）亦希望工部局能接管租界的牛奶供应。[3] 而一些人则表示反对。一位自称"支持者"的纳税人致函《字林西报》称："这样做（引者：设立公共灭菌站）就意味着来自各个奶场的牛奶将混杂在一起，但他希望获知自己所喝的牛奶是在怎样的环境中生产出来的，而不是从不明奶牛或本地母牛身上获取。"[4] 除了上文提及的资金问题外，一些纳税人亦担心牛奶供应商不愿配合。总而言之，兴建公共灭菌站的方案看似理想，但是由于众口难调以及耗资庞大，最终作罢。

　　1923年1月11日，一些关心租界牛奶供应的纳税人集会商讨提高租界牛奶质量事宜。会后，其向工部局提交了10条改良办法，并建议筹组一专门的咨询委员会。[5] 双方经过商谈，2月28日，董事会正式同意设立纯净牛奶委员会，成员包括可的牛奶公司成员、关心牛奶供应的纳税人。此外，还邀请公董局派员参加。该委员会的职责是："为维护出售牛奶之纯洁度以及保证向租界和受工部局管理的界外马路居民供应新鲜牛奶起见，本委员会负责调查上海及邻近地区牛奶供应的管理状况并且向工部局提出委员会认为可取的和实际可行的建议。"[6]

---

[1]　戴维斯赞同1908年史丹莱的观点，认为真正需要花大力气解决的是牛奶的灭菌问题，因为牛奶从产出到送达消费者的过程中极易受到污染，且不容易避免。而要解决灭菌问题，最理想的措施是设立一个公共灭菌站。但是，他预计侨民们不会同意，因为在格拉斯哥，这样一所灭菌站初期就投入23000镑。最终，戴维斯认为在目前的条件下，唯一安全的方法是居民在自己的厨房消毒自己的牛奶。参见《代理总办致福勒函》，1921年6月3日，*Report for the Year 1921*，U1-1-935，p. 141A。

[2]　"Pure Milk Supply," *The North-China Daily News*, January 12, 1923.

[3]　"Pure Milk," *The North-China Daily News*, January 3, 1923；"Pure Milk," *The North-China Daily News*, January 6, 1923.

[4]　"Pure Milk Supply," *The North-China Daily News*, January 15, 1923.

[5]　相关讨论过程及决议参见 "Shanghai's Milk Supply," *The North-China Daily News*, January 20, 1923；《改良牛奶事宜之讨论》，《申报》1923年1月14日，第14版。

[6]　《工部局董事会会议录》第22册，1923年5月30日，第646页。

经过调查和一系列商讨，该委员会于 1923 年底向工部局递交了报告。其给出的解决方法主要包括：（1）专设工部局兽医负责领照奶场奶牛健康，以保证充足的牛奶供应，并适当处理染疫牲畜的尸体；（2）为改善牛奶质量及制止掺假行为，委员会一致建议实施牛奶分级制度，将奶场分为 A、B 两级，不同级别奶场需满足不同的条件，与此同时，委员会亦将起草的相应的执照条件提交工部局；（3）公共卫生处长还建议工部局自设一模范奶场，所产之牛奶专供医院使用。[①] 报告提交后，经公共卫生处官员及公共卫生委员会反复讨论，最终决定接受第 2、3 条，尤其应着力实施奶场分级制度。[②]

1925 年 3 月 5 日，工部局发布第 3333 号公告，正式公布经修订的新的执照领取条件，即日实施。按照不同的领照条件，奶场被分为 A、B 两个等级。3 月 26 日，又发布新的奶场建筑条件，规定 A 级奶场于 1925 年 10 月 1 日起开始执行该条件，B 级奶场于 1929 年 10 月 1 日起执行。[③] 1928 年又对建筑条件进行了部分修订。[④] 从 1924 年起，各奶场依据新的执照条件开始了新一轮改建，并于 1931 年上半年相继完成。

从新的领照条件来看，其对于 A、B 级奶场的牛奶生产场所、生产过程及挤奶工的卫生等均做出了专门的规定。相对于 B 级奶场来说，对 A 级奶场的牛奶质量的要求更高，即要求其必须使用巴氏灭菌法对牛奶进行灭菌。也即是说，在没有公共灭菌站的情况下，要成为 A 级奶场，就必须自行装备灭菌设备或者将所有牛奶送至配备有灭菌设备的奶场消毒。这一门槛将大多数奶场挡在了 A 级奶场的大门外。[⑤]

1925 年，工部局实验室还开始对牛奶进行细菌学检验，暂时采纳了大不列颠卫生部所建议的标准，即经巴氏灭菌法灭菌的牛奶，每毫升细菌总数不超过 3 万只，每 0.1 毫升内不能出现大肠杆菌；未经消毒的生

---

① 纯净牛奶委员会的详细报告参见 "Pure Milk Supply," *Report for the Year 1923*, U1 - 1 - 937, pp. 146—149。

② 《工部局董事会会议录》第 22 册，1924 年 7 月 16 日，第 686 页。公共卫生处官员及公共卫生委员会对于该报告的评论以及对新起草的执照条件的修改意见，参见 "Milk Supply," *Report for the Year 1924*, U1 - 1 - 938, pp. 181—184。

③ 1925 年奶场执照条件及建筑规则参见附录第四部分。

④ 参见《工部局关于牛奶营业之公告》，《申报》1928 年 2 月 17 日、18 日，均在第 14 版。

⑤ 从实际执行情况来看，直至 1932 年，8 家领照奶场中仍有 1 家未安装灭菌设备。

奶每毫升细菌总数不超过 20 万只，每 0.01 毫升内不能出现大肠杆菌。[①]
1932 年，工部局始规定所有 A 级奶场不得向租界供应生奶。[②] 此后，总
体来说，A 级奶场主要供应灭菌奶，B 级奶场则主要供应生奶。1933 年
7 月 1 日，公共卫生处将细菌标准推及 B 级奶场：每毫升牛奶中细菌总
数不超过 100 万只，每 0.001 毫升内不得出现大肠杆菌。[③] 1936 年，又
颁布通告，要求自该年 7 月 1 日起，所有领取工部局执照的奶场所产之
奶制品一律强制消毒。[④]

此外，鉴于上海牛群患结核病的比例颇高，1930 年起，实验室在
牛奶细菌学检验中又增加结核杆菌检测一项，以便使公共卫生处能及
时了解各奶场结核病流行情况，并使奶场主和公众注意这种疾病以防
止其蔓延。[⑤] 由于被检测出患有结核病的奶牛将被一律送至屠宰场宰杀，
这给奶场主造成了极大的损失，遭到其抵制。[⑥] 为鼓励奶场进行结核杆
菌检验，工部局于 1936 年在 A 级奶场之上又增设 A. T. T.（T. T. 为
Tuberculosis Test 的缩写，A. T. T. 意即通过结核杆菌检验的 A 级奶场）
级奶场。对于这项检验，公共卫生处长曾向公众申明：T. T. 牛奶并不
保证绝对没有结核杆菌存在，但是现在各国均实行此法，公共卫生处
"殊无理由与世界各国背道而驰也"。灭菌法虽然亦可防御疾病，然犹
属"第二道防线"，而"预防胜于治疗"，将结核杆菌检验当作防止病
菌的第一步，那么防菌胜于灭菌就不言而喻了。[⑦] 这也体现了进入 20
世纪后预防医学对于工部局卫生官员公共卫生理念的影响及其在租界的
实践。

采用分级制度后，在奶场的评判标准中，增入了牛奶品质这一重要

---

① "Dairies and Milk Supply," *Report for the Year 1925*，U1 - 1 - 939，p. 150.
② 从实际情况来看，这一规定并未彻底执行，例如，1933 年实验室仍在 A 级奶场抽取了
　　19 份生奶样品。
③ "Milk Supply," *Report for the Year 1925*，U1 - 1 - 939，p. 150.
④ 《为牛乳强制消毒事》，《上海公共租界工部局公报》第 7 卷第 24 期，1936 年 6 月，第
　　1 页。
⑤ 《工部局 1932 年年报》（中文版），U1 - 1 - 958，第 237 页。
⑥ 相关案例参见《租界当局要检查牛结核症引起可的公司反抗》，《社会医药》第 4 卷第
　　4 期，1937 年，第 568 页。
⑦ 《租界当局要检查牛结核症引起可的公司反抗》，《社会医药》第 4 卷第 4 期，1937 年，
　　第 568 页。

因素，奶场的差距一下被拉开。如表 7 - 6 所示，分级制度实施当年，只有 3 家奶场被工部局认定为 A 级。[1] 此后，A 级奶场数量逐渐增多，B 级奶场数量则逐渐下降，至 1937 年二者数量持平。同时，A 级奶场由于实力更为雄厚，其产奶量亦逐年攀升。至 1934 年，A 级奶场供应的牛奶已经占到租界牛奶市场份额的 66%。[2]

表 7 - 6 1925～1937 年供应租界的 A、B 级奶场数量

单位：家

年份	A 级奶场数量	B 级奶场数量	年份	A 级奶场数量	B 级奶场数量
1925	3	34	1932	8	18
1926	6	29	1933	9	18
1927	7	26	1934	10	17
1928	8	25	1935	12	15
1929	8	21	1936	11	15
1930	9	20	1937	14	14
1931	8	19			

注：1937 年的 14 家 A 级奶场中含 4 家通过结核菌素试验之 A 级奶场。
资料来源：*Report for the Year 1925—1937*，U1 - 1 - 939—U1 - 1 - 950。

A 级奶场所供应的灭菌牛奶由于被公认品质优于 B 级奶场牛奶，因此其价格较之未消毒的生奶要贵得多。以 1932 年为例，每品脱（约 473 毫升）A 级灭菌奶售价可达 0.35～0.42 元，而同等数量的生奶价格仅为 0.2～0.3 元。[3] 价格的差距使奶商尝到了甜头，也对未获得 A 级奶场执照的奶场主起到了刺激和示范作用。A 级牛奶成为安全和卫生的保证，A 级执照亦成为牛奶商人进行广告宣传的资本。[4] 1936 年实行结核菌素试验后，通过该试验的 A 级奶场则更是少之又少，更显得物以稀为贵。当

---

[1] "Dairies and Milk Supply," *Report for the Year 1925*，U1 - 1 - 939，p.150，这三家奶场分别为：可的牛奶有限公司、模范奶场（The Model Dairy）、上海牛奶公司（The Shanghai Milk Supply Company）。

[2] 《工部局 1934 年年报》（中文版），U1 - 1 - 960，第 321 页。

[3] 《工部局 1932 年年报》（中文版），U1 - 1 - 958，第 315 页。

[4] 时在上海的中西文报刊上，这类奶制品广告比比皆是。相关研究参见李忠萍《从近代牛乳广告看中国的现代性——以 1927～1937 年〈申报〉为中心的考察》，《安徽大学学报》2010 年第 3 期，第 106～113 页。

1937 年夏季兽医钟荣洲到上海休假时，其观察到的上海奶场就是这么一番状况。在其对一些 A、B 级奶场和几所未领照奶场进行访问和比较后，A 级奶场的卫生状况以及工部局的奶场分级制度令其赞叹不已。[①] 这也从侧面反映了工部局所实行的牛奶监管制度的成功。

二 饮用水水质监测

1. 自来水水质监管

1883 年 8 月 1 日，在工部局的推动和扶持下，自来水公司正式向租界侨民供应自来水。当年 12 月，该公司即委托老德记洋行的化验室对其设在街头的消防栓的自来水水样进行了水质分析。分析结果如下。

> 自来水极度洁净，其适于生活和生产之用。其中存在少量有机物，没有动物污染及矿物质污染，硬度适中，与伦敦和许多大型工业城镇相比令人满意。可以注意到轻微的混浊（用纸可以滤去），我们发现是少量的硅酸镁乳所致，其对人体无害。[②]

一切似乎都显得令人满意：工部局成功地在租界内促成了自来水的供应，而自来水水质又被证明是那么的洁净。令人欣喜的成果使工部局忽略了一点：在 1880 年 8 月 31 日其与自来水公司签订的协议中，并未对自来水水质做出任何具体的规定，仅仅是要求自来水公司向租界供应"清水"——一个相当模糊的指称。[③]

从 1883 年租界实现自来水供应起，直至 1892 年，在工部局档案中都没有任何有关工部局对自来水水质进行监管的记录。笔者推测，这很可能是由于这一时期工部局的注意力主要放在与自来水公司协商限制自来水水费征收标准上，再加之自来水公司坚持定期清洗蓄水池、滤池及

---

① 钟荣洲：《上海牛乳业之概观》，《农声》第 203～204 期，1937 年。
② Alexander Jamieson, "Report on the Health of Shanghai for the Half Year Ended 31st March, 1884," *Medical Reports*, Vol. 27, 1884, p. 33；上海市自来水公司编史组：《上海城市给水事业史：早期上海的给水事业（1870 年至 1883 年）》未刊稿，1986，第 144～145 页。
③ 参见梁春阁《利益的守护人：工部局监管下的近代上海公共租界供水事业的发展（1868～1911）》，附录一。

管道，这期间自来水水质一直未出现大的纰漏，[①] 因此在自来水水质的监管上，工部局长时期未有积极作为。

1892年3月24日，《字林西报》刊登了一篇署名为"W"的读者来信，批评上海在水质监管上远远落后于其他地方，建议工部局应委派某个专门的权威每月对自来水公司供应的自来水进行一次检测。[②] 随后，老德记洋行致信《字林西报》对此予以解释，声称事实上其每月均对自来水公司所产自来水进行化验，只不过工部局并未向大众公布水质报告。[③] 次年1月，由于居民反映自来水的过滤情况不理想，董事会遂让卫生官写信提醒自来水公司注意此事，同时议决此后卫生官须每月将自来水公司的水质分析单连同报告一并提交董事会审核，所需费用由工部局支付。[④] 这可视为工部局关注自来水水质之开端。及至1899年，工部局实验室正式成立，有了技术支撑的工部局，正式开始对租界内的自来水进行持续的定期化验，以此监管自来水水质。

自1899年起，工部局实验室开始每月对租界内的自来水采样并进行化学分析，此后自来水月度化验分析成为定制。其分析内容包括水中的固体杂质含量及硬度、氯含量、游离氨含量、蛋白氨含量、硝酸盐含量以及细菌数量。[⑤] 历年的分析结果显示，自来水经过了认真细致的过滤。但是，这并不意味着自来水就是安全的。

总的来说，自然水体中不洁物主要有两大类：有机类和无机类。无机类的不洁物，多为各种性质的盐类和气体。当它们没有过量时，这类物质，除少数特例外，不会对人体健康产生危害。它们在水中多呈悬浮状态，大部分可以通过沉淀和过滤的方法（在水中施以明矾或氧化铝进

① 记录在案的两次水质污浊问题，一次发生于1891年10月，另一次发生于1892年2月初，两次均是局部地区的管道出现铁锈所致，经冲洗管道后很快予以解决。参见上海市自来水公司编史组《英商上海自来水公司董事会会议记录：简短的摘要（1879～1911）》未刊稿，第63、66页。

② 该信被《北华捷报》全文转载，参见"Correspondence: The Water Supply," *The North-China Herald and Supreme Court & Consular Gazette*, April 1, 1892; 上海市自来水公司编史组《英商上海自来水公司董事会会议记录：简短的摘要（1879～1911）》，第67页。

③ 上海市自来水公司编史组：《英商上海自来水公司董事会会议记录：简短的摘要（1879～1911）》，第67页。

④ 《工部局董事会会议录》第11册，1893年1月10日，第523页。

⑤ 参见工部局年度报告中所载自来水分析表（Analysis of Shanghai Waterworks Water）。

行沉淀过滤）加以去除。而有机类不洁物主要是由水中动植物腐烂而产生的细菌造成，其经常被认为是诱发腹泻、霍乱等的原因，这类物质，在当时的消毒技术下并不容易完全去除。① 工部局实验室的研究证实：自来水公司所进行的沙滤工作将水中的微生物含量减少了98%，同时还大幅度减少了溶解于其中的有机物，是令人满意的沙滤。② 然而，虽然明矾似乎对水中的细菌有毁灭性的功效，但是它并不能消除水中的伤寒或者霍乱病菌。③

在消毒技术受限的情况下，工部局只能靠加强水质监管来严把质量关。1918年起，卫生官连续几年向董事会建议："鉴于水供应很可能遭到污染，因此应对实验室进行的细菌学检验予以更多关注。"④ 1921年，工部局实验室分析师与自来水公司细菌学家一起对自来水进行了检验，确定了自来水的微生物检验指标为每公升自来水中大肠杆菌数量不超过40个。⑤ 从1923年起，工部局实验室开始对自来水样本的化验采用这一标准。1927年，工部局又将细菌标准修改为每公升自来水中大肠杆菌数量不得超过10个。⑥

从工部局实验室的检验结果来看，1923～1937年，不合格水样的比例忽高忽低，并无规律可循。之所以如此，除了偶尔过滤失败之外，最主要的原因在于：工部局实验室不仅从靠近自来水公司的消防栓采集水样，亦从租界各区的支管道甚至家庭水龙头采集水样。而自来水出厂后，

---

① 笔者没有找到有关自来水公司使用何种消毒技术的资料，但从后文福勒教授的报告（福勒在报告中建议在澄清的水中加入各类杀菌剂，特别是使用各种形式的氯或者紫外线）推测，1918年之前，自来水公司所使用的消毒方式是在水中加入氯系化合物，即我们通常所说的漂白剂。参见 "Report on the Problem of Water Supply and Sewage Disposal in Shanghai," *Report for the Year 1918*, U1-1-931, pp. 145A—157A。

② "Water Supply," *Report for the Year 1899*, U1-1-912, p. 111.

③ "Water Supply," *Report for the Year 1903*, U1-1-916, p. 109.

④ "Water Supply," *Report for the Year 1918*, U1-1-931, p. 132A.

⑤ 《实验室分析师致卫生处副处长函》，1921年8月19日，Water Supply: Examination of Waterworks Water, U1-16-1979, p. 2。肠道病原菌在水中很容易死亡或变异，因此数量很少，检测起来较为困难。大肠杆菌由于相对容易探知，因此自19世纪便是饮用水检测中应用最为广泛的指示菌。如果大肠杆菌超标，则水被认定为遭受肠道病原菌污染。例如，我国于2006年在《生活饮用水卫生标准》中规定，每1000ml饮用水中大肠杆菌不得超过3个。

⑥ "Water Supplies," *Report for the Year 1927*, U1-1-941, p. 154.

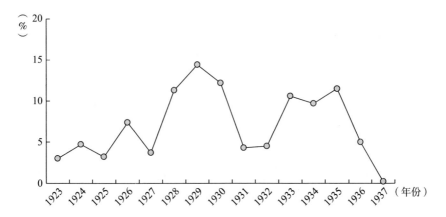

图 7 - 1　1923 ~ 1937 年工部局对自来水细菌学检验结果

注：自 1933 年起，工部局将取自自来水管总龙头与小龙头的水样分开进行化验。

资料来源：*Report for the Year 1923—1937*, U1 - 1 - 937—U1 - 1 - 950。

由于支管道本身不洁或者管道经过的土壤是受污染的渗水性土壤，在输送过程中遭受了局部性污染。[①] 由于这种污染本身是随机性事件，因而每年所检测出的不合格水样比例也呈现随机性。

对于实验室的检测结果，工部局和自来水公司均不满意。工部局认为居民的饮水质量并未得到安全的保障，而自来水公司一方则颇感委屈，因为这一检测结果抹杀了水厂在自来水过滤和消毒方面的努力。因此，双方都有意谋求改善这种状况。

1924 年 4 月，工部局实验室在虹口菜场检查到两个不合格水样，[②] 并发现这一污染是由该处自来水管道的重新安装所致。公共卫生处副处长遂立即致信自来水公司，要求该公司立即采取措施清洗管道，并告知将向该片区民众发出警告。自来水公司亦很快做出反应，当日即对有问题管道作了处理。随后，公共卫生处提请公共卫生委员会商议如何监管出厂后的自来水水质问题。经讨论，6 月 18 日，公共卫生委员会议定了监管办法。

---

① "Water Supplies," *Report for the Year 1924*, U1 - 1 - 938, p. 142.

② 1924 年全年共抽查了 234 个水样，其中不合格水样为 11 个。参见 "Water Supplies," *Report for the Year 1924*, U1 - 1 - 938, p. 142。

1. 实验室同时从不同区域取样，以便确认是部分或者总体水质有问题。

2. 只要发现细菌值超标，立即电话通知自来水公司予以检修。①

前文已述，1880 年工部局与自来水公司所签订的协议并没有对自来水水质做出任何具体规定。在 1905 年重订的协议中，这一内容依然付之阙如。因此，当 1924 年虹口菜场水污染事件发生后，自来水公司遂于该年 6 月致信董事会，要求在协议中增入明确的自来水纯净标准，但因遭到公共卫生处长的反对而作罢。公共卫生处长反对的理由是：上海的水源是肮脏不洁的，污染主要来自那些患肠道疾病的人。因此他认为即使确立这样一种标准，这种水是否可以安全饮用也值得怀疑，其反而是对公众的误导。②

及至 1928 年，自来水公司总工程师兼经理皮尔森（Pearson）再次致信工部局，申述了自来水在输送过程中极易遭到污染的事实，要求在新的协议中设定一个明确的自来水离厂时的水质标准。同时他保证自来水公司会继续尽最大努力防止水在输送途中受到污染。③ 工部局实验室首席分析师经过对靠近自来水公司的消防栓的水的检测，认为其达到了合格的卫生标准，因而建议："有必要通过在我们的公开报告中做出更为清晰的布告来帮助他们（引者：指自来水公司），告知公众局部（local）和总的污染的区别。"④ 这一建议最终得到了董事会的批准。在当年双方新订立的协议中，增入了详细的自来水水质出厂标准。

化学标准：

（1）总共溶解的固体不超过每升 800 毫克。

（2）总硬度（hardness）不超过每升 300 毫克。

---

① Water Supply：Examination of Waterworks Water, U1 – 16 – 1979, p. 41.

② 双方往来函件参见 Water Supply：Examination of Waterworks Water, U1 – 16 – 1979, pp. 14—17。

③ 《皮尔森致工部局总办函》，1928 年 6 月 13 日，Water Supply：Examination of Waterworks Water, U1 – 16 – 1979, p. 24.

④ 公共卫生处官员的讨论参见 Water Supply：Examination of Waterworks Water, U1 – 16 – 1979, pp. 25—27。

（3）氯化物中所含氯不超过每升 300 毫克。

（4）铅含量不超过每升 0.1 毫克。

（5）铜含量不超过每升 0.2 毫克。

（6）锌含量不超过每升 5 毫克。

（5）铁含量不超过每升 0.5 毫克。

纯净标准：

浑浊度中硅垢不得超过每升 10 毫克。

细菌标准：

发酵乳糖不得超过每升 10 毫克。[①]

值得注意的是，在该标准中，并未对诸如大肠杆菌之类的细菌的含量做出任何规定，这也印证了在当时的技术条件下，自来水公司无力对水中所含病菌进行完全清除。此后，工部局实验室专注于监督自来水输送过程中的污染问题。自 1933 年起，实验室对取自总龙头和小龙头的自来水水样的化验结果进行分开统计。

表 7 - 7　1933～1937 年总龙头和小龙头水样化验结果对比

年份	小龙头水样			总龙头水样		
	样本数（个）	不合格数（个）	不合格比例（%）	样本数（个）	不合格数（个）	不合格比例（%）
1933	355	40	11.3	61	4	6.6
1934	348	35	10.1	44	3	6.8
1935	398	46	11.6	3	0	0
1936	390	22	5.6	51	0	0
1937	375	1	0.3	30	0	0

资料来源：*Report for the Year 1933—1937*，U1 - 1 - 947—U1 - 1 - 950。

如表 7 - 7 所示，取自小龙头的水样远远多于总龙头水样，这意味着工部局的监管重心由自来水出厂水质逐渐转移至输送过程中的水质。小

---

① "Waterworks Negotiation，" *Report for the Year 1928*，U1 - 1 - 942，p. 102；"Extract from an Agreement between the Shanghai Waterworks Company and the Shanghai Municipal Council，Dated 6 April 1928，" Water Supply：Enquiries & Requests，U1 - 16 - 1974，p. 28.

龙头水样不合格比例较之总龙头为高，印证了自来水在输送过程中极易遭受污染。而从该表所显示的数据又可看出，尽管工部局和自来水公司均采取了各种措施，但是，在当时当地的技术、气候、土壤等条件下，还是不能彻底保证自来水绝对安全，因此，在历年的报告中，公共卫生处官员始终强调，自来水在饮用之前最好将其煮沸。

不过，我们并不能因此否认工部局促成自来水供应以及监管自来水水质的努力及其成效，至少，与同时期上海南市及闸北自来水厂相比，其水质要优异得多。[①] 而自 1883 年实现自来水供应后，直至 1937 年，租界内并未暴发过一次水源性霍乱流行事件，[②] 亦可从侧面印证工部局的监管成效。

2. 井水水质监管

自 1883 年租界内实现自来水供应后，租界内自来水用户逐年攀升，至 1900 年，已达到 21968 户。1920 年，史丹莱卸任卫生官时，更是达到了 59207 户。[③] 尽管工部局尽力控制自来水的价格，但是仍有大部分租界居民无力负担自来水费用或者不愿使用自来水。[④] 而居民与自来水公司之间，亦因水费问题时常发生纠纷。因此，在自来水之外，井水是租界居民的另一主要饮用水源。诚如时人所说："在上海的市区内，为了自来水的纠纷，对于开凿深邃之自流井，需要更殷，而其普遍之程度的发展，也为意料中事。"[⑤]

---

① 《南市自来水与英租界自来水之比较》，《申报》1926 年 12 月 8 日，第 11 版；《闸北自来水与英租界之比较》，《申报》1926 年 12 月 8 日，第 11 版。

② 在相邻的闸北地区，闸北自来水厂自来水水质历来遭受诟病。1926 年，自来水消毒不善，引发了一场霍乱大流行，导致了数以千计的人口死亡，甚而引发了要求取缔闸北自来水厂的呼吁。《闸北市民呈请取缔自来水》，《申报》1926 年 3 月 18 日，第 14 版。

③ 参见梁春阁《利益的守护人：工部局监管下的近代上海公共租界供水事业的发展（1868～1911）》，附录五。实际上，自来水公司的自来水并不仅仅供应租界居民，毗邻的闸北地区许多居民也在使用该公司自来水。1910 年前后，自来水公司为扩展其供水业务，甚至卷入了租界扩张案，引发了一系列冲突。详见梁春阁《利益的守护人：工部局监管下的近代上海公共租界供水事业的发展（1868～1911）》。

④ 1900 年租界内总户数约为 61439 户，1920 年约为 136674 户。这一数据根据邹依仁对租界的人口总数统计及每户平均人口的估计推算而出，参见邹依仁《旧上海人口变迁的研究》，附录表 2、表 12。这一数据远大于同期使用自来水的居民户数，此外，船户尚不在统计之列。

⑤ 朱枕木：《上海之地质与凿井》，《申报》1934 年 1 月 30 日，第 21 版。

在 19 世纪，对于上海的井水水质究竟如何，其是否适于生活和生产之用，上海的侨民实际上并无十分明确的认知。19 世纪 80 年代初，自来水公司工程师赫特（J. W. Hart），部分出于宣传自来水的需要，声称："从浅井所汲取的水，以目前条件来看，不能认为是安全的。深井的深度范围在 300 ~ 700 英尺（约为 91 ~ 213 米）之间，从之取得的深井水，决不能归入'软水'一类，而应将其大部分列入'硬水'类或者'极硬水'类。"[①] 无论井水是否适于饮用，事实上，井水却一直在日常生活中被广为使用。而且，如前文所说，在奶场中也大量使用井水，有的甚至被掺入牛奶中。此外，可以肯定的是，在当时的技术条件下，由于许多井凿得不深［在 300 英尺（约 91 米）之内］，故井水口感甚为不佳。因此，工部局所做的第一件事就是进行化学分析，以弄清上海的井水是否适合作为生活用水。

相关的记录最早见于 1901 年。该年，工部局实验室为了确认地表水深度和温度的波动值，开凿了一口试验井，发现水的纯净度受到自然过滤的影响。[②] 但是，从实验室年度报告来看，直至 1921 年，该机构才开始对井水进行化学检验。总的来说，相较于自来水，井水口感不佳，工部局所采集的井水样水质大体较好，但所有井水都较硬。[③] 1925 年，实验室对井水样本进行了全面的矿物质分析，并将其与自来水样本进行了对比。通过对比分析发现，井水的矿物质含量远远高于自来水。不同地点不同地层，甚至同一地点不同地层的井水水质都存在差异，因此经过连续多年的分析和化验后，工部局才最终于该年慎重得出了上海井水无毒的结论。[④]

"鉴于上海及周边深井的数量迅速增加，并且它们越来越成为水供应的重要来源"，公共卫生处长遂考虑尽可能对这些深井的数据进行全面收集。从 1926 年起，实验室开始将井水的化学分析列为实验室常规分析之一。如表 7 - 8 所示，为尽可能多地收集资料，除了化验本埠井水样本外，

---

①　上海市自来水公司编史组：《上海城市给水事业史资料汇编之五：英商上海自来水股份有限公司历史文件选编（一）》未刊稿，1986，第 60 页。

②　"Water Supply," *Report for the Year 1903*, U1 - 1 - 916, p. 109.

③　"Analyze," *Report for the Year 1921*, U1 - 1 - 935, p. 111A.

④　"Analyze," *Report for the Year 1925*, U1 - 1 - 938, p. 132.

实验室亦接受上海周边地区，甚至来自南京、宁波、威海卫的井水样本。化验的结果显示，"各种水样之性质，与业经验出之性质，大抵相同"，[①]即"上海之所有深井水料，在一切实用方面，均可谓来源无毒"。[②]

表 7 - 8　1926～1937 年井水化学检验样本数

单位：个

年份	本埠样本数	外埠样本数	年份	本埠样本数	外埠样本数
1926	60	—	1932	28	11
1927	15	—	1933	55	6
1928	14	—	1934	87	7
1929	24	16	1935	52	5
1930	42	26	1936	35	1
1931	30	19	1937	35	3

资料来源：*Report for the Year 1926—1937*，U1 - 1 - 939—U1 - 1 - 950。

经过分析，从化学性质上来说，上海的井水被证明适于生活之用。但在日常检查中，工部局却经常发现遭受污染而不适于饮用的井水样本。[③] 为此，从 1933 年起，工部局实验室又将井水的细菌学检验纳入常规性工作。

表 7 - 9　1933～1937 年井水细菌学检验样本数

单位：个，%

年份	井水样本数	不合格样本数	不合格样本比例
1933	86	30	34.9
1934	—	—	—
1935	—	—	—
1936	271	79	29.2
1937	210	55	26.2

资料来源：*Report for the Year 1933—1937*，U1 - 1 - 947—U1 - 1 - 950。

---

① 《工部局1931年年报》（中文版），U1 - 1 - 957，第 164 页。
② 《工部局1933年年报》（中文版），U1 - 1 - 959，第 252 页。
③ 从1926年起，几乎每年工部局实验室都会检测到受到污染的井水样本。参见相关年份《工部局年报》。

　　从表7-9来看，因为水井大多为私人开凿，缺乏如自来水那样的统一而严格的过滤及消毒程序，所以其受污染程度远比同时期的自来水受污染程度高。实验室经过调查发现，井水之所以易遭受细菌污染，大部分"系因取汲方法未臻妥善"，亦有一部分"系因凿井时有偶然混入井腔之物质，或井腔本身之有缺点"。①　那么，面对如此众多分散于私家地产上的水井，工部局如何采取措施加以监管呢？

　　1926年4月，工部局帮办致信工部局法律顾问，询问：工部局是否有权禁止在私人地产上凿井，禁止深井水作为家庭之用，同时在租界内强行推广使用自来水。②　法律顾问在回函中表示：现有的《上海洋泾浜北首租界章程》及其附律并没有授权工部局禁止私人或私人公司开凿水井，而要增入新的附律来禁止这一行为亦不可能。但是法律顾问认为，尽管不能强迫纳税人使用自来水，但他确定董事会为了公共卫生天然地有权检查以及从私井采集样本，以及为了同样的目的填没供应不纯净的水的井。为此，他建议工部局利用附律第12条，通过拒绝占用街道以安放排水道、输水管道等来阻止井水的商业化，但同时，对于有影响力的地产商，在其所开凿的井水得到工部局认可时，允许其将井水供应给其租客。③　对于法律顾问的建议，笔者暂未在档案中找到工部局对此做出的反应。不过从此后的发展来看，工部局基本上接受了法律顾问的建议，并做了进一步的规定——要求申领凿井执照。但意外的是，迈出深井监

---

①　《工部局1933年年报》（中文版），U1-1-959，第252页。

②　《帮办致法律顾问函》，1926年4月9日，Water Supply：Artesian Wells Regulations，U1-1-1991，p.2。

③　《法律顾问致帮办函》，1926年4月15日，Water Supply：Artesian Wells Regulations，U1-1-1991，pp.3—4. 附律第12条的内容为：未经工部局书面同意或者未得到其他法律授权，任何人不得任意对工部局管理之下的人行道、标志或者街上的其他东西予以替换、占用或者作出任何变更，否则将可能遭到处罚或者处不超过25元的罚款，以及按照每平方英尺不超过1元的价格赔偿被替换、占用或变更的街道的人行道、标志或其他东西。（原文为：Every person who willfully displaces, takes up, or makes any alteration in the pavement, flags, or other materials of any street under the management of the Council, without their consent in writing, or without other lawful authority, shall be liable to a penalty or fine not exceeding twenty-five dollars, and also a further sum not exceeding one dollar for every square foot of the pavement, flags, or other materials of the street so displaced, taken up, or altered.）参见 Shanghai Ordinances, Local Laws, etc., *Land Regulations and Bye-Laws for the Foreign Settlement of Shanghai*, *North of the Yang-King-Pang*, The North-China Herald Office, 1907, p.13.

管第一步的却不是公共卫生处，而是工部局工务处。

1930年2月，工务处草拟了一则布告提交总办处，打算对租界内深井开凿进行规范管理。不过，布告却仅仅从工务处的角度出发，只要求欲开凿水井之人须向工务处长报告水井位置及其他相关的信息。[①] 3月12日，总办处将该则布告寄送自来水公司及公共卫生处征求意见。自来水公司建议，1928年双方协议中的化学、纯净和细菌标准应同样适用于井水。[②] 其意图很明显，以高标准要求井水质量，从而遏制租界内水井的开凿及井水供应量，相应的使自来水的消费市场得以扩大。在与公共卫生处官员商讨并考虑了1926年法律顾问的意见之后，公共卫生处长于3月25日复函帮办，建议在布告中增入有关工部局"天然地有权为了公共健康，可以稽查并从私井采集样本，同时为了同一目的关闭供应不洁水料的水井"的内容。[③]

此后，总办处、公共卫生处及工务处三部门继续进行协商，不断完善对凿井的监管条件。至1933年12月，最终由公共卫生处要求开凿水井实行申领执照制度，并向总办处提出了凿井领照条件草案。[④] 经三部门进一步商议，该执照条件最终于1933年12月订定。1934年5月15日，工部局在《工部局公报》上发布第4467号公告，即工部局《深井执照条例》，并定于6月1日起正式实施。兹将执照条款照录如下。

（一）凡水井开凿，须准工部局执行公务之人员随时查看。（二）水井不得在公路廿尺以内开凿。（三）井中排出物，非得工部局许可，不得任其流入公沟。（四）应设备敷用之沉淀池，如其水沟淤塞时，井主须自出资加以清除。在公路段内之水沟，须由公局

---

① "Construction of Well of Boring for Supply of Water," Water Supply: Artesian Wells Regulations, U1-1-1991, p.8.

② 《上海自来水公司来函》，1930年3月10日，Water Supply: Artesian Wells Regulations, U1-1-1991, pp.6—7.

③ 《卫生处长致帮办函》，1930年3月25日，Water Supply: Artesian Wells Regulations, U1-1-1991, pp.14—15；公共卫生处官员关于此问题的往来信函参见Water Supply: Artesian Wells Regulations, U1-1-1991, pp.11—13.

④ 《代理卫生处长致总办函》，1933年12月22日，Water Supply: Artesian Wells Regulations, U1-1-1991, pp.20—21.

清除，其费井主担任之。凡井中排除物，不得流入秽水系统（sewerage system）之中。（五）井中取出之水，非经卫生处化验证明适宜者，不得以供家用。（六）请愿此项执照之人，应先存五十元为保证金，已备拨充初步化学检验及细菌检验之费。（七）水井开凿后，须准局员随时取样，以备查验。此系为公众卫生起见，查验不再收费。①

与此同时，鉴于井水不合格比例颇高，而井水常供民众饮用，工部局决定，自 1934 年 6 月 1 日起，凡供家庭饮用（就最广义而言）之井水，必须合于某种化学及细菌标准，如不达标准，则予以填没。② 关于井水所必须达到的化学及细菌标准，工部局亦做了明确说明，并且规定井的深度必须达到 300～800 英尺（约为 91～244 米）。③

除了要求凿井须申领执照以及对井水水质作出要求外，由于工部局无权在租界内强制推广使用自来水，这就使许多食品生产和售卖场所得以自由选择使用成本较为低廉的井水，这为租界内的食品监管埋下了隐患。此外，尽管要求凿井须申领执照，但是工部局"无法明确地得知位于私人地产上的水井的数量，就像我们没有权力进入私人地产一样"，也即是说，工部局无法确保所有正规的食品场所所使用的水均健康卫生。为了杜绝这种情况，按照公共卫生处长的建议，工部局修订已有的各类食品生产及销售场所的执照条款，规定这些场所使用的水必须得到公共卫生处的认可，公共卫生处可随时查验。经公共卫生委员会讨论后，1934 年 11 月，工部局发布第 4523 号布告，对工部局各类食品执照条件进行了修改，增入了对供水的规定，并定于 1935 年 1 月 1 日起执行。④

① "Municipal Notification No. 4467: Deep Well Boring Permits," *Municipal Gazette*, May 15, 1934, U1 - 1 - 999；《工部局拟定凿井执照章程》，《申报》1934 年 5 月 16 日，第 13 版。1935 年 1 月 11 日，工部局对第 7 条内容做了修改，规定工部局职员"得以时莅井采取水样，不得阻止。如初次之正式检验结果满意者，以后取样检验，不再收费。若初次检验不合，则重加检验时，局方得再征收手续费"。参见《工部局改订井水检验规则》，《申报》1935 年 1 月 11 日，第 11 版。

② 《工部局 1934 年年报》（中文版），U1 - 1 - 960，第 265 页。

③ 参见《工部局卫生处对于井水之说明》，《申报》1934 年 5 月 17 日，第 11 版。

④ "Municipal Notification No. 4523: Licence Conditions-Water Supply," *Municipal Gazette*, November 15, 1934.

这可视作对凿井执照章程的补充。

凿井作为一种私人事务，工部局却用行政权力介入并加以管理，本是有违西方一贯尊重私人权益的惯例的，但其却坚持如此，甚至不惜以曲解《上海洋泾浜北首租界章程》附律的方式，来获得本不存在的权限以对私井加以监管，实现其保卫公共健康的目的。因此，尽管其实行的凿井执照制度遭到了一些反对，[①] 不过，从工部局年度报告来看，其仍然将这一制度坚持实施了下去。

第三节　狂犬病防治

狂犬病又称恐水症，是由狂犬病毒所致的人畜共患急性传染病。野狗一直是狂犬病传播的主要媒介，其感染狂犬病毒的概率高，除直接咬人致人患狂犬病外，野狗与家犬接触也容易将狂犬病毒传染给家犬，再由家犬传染给人。狂犬病潜伏期很长，且在潜伏期内无任何症状。在巴斯德治疗法发明之前，狂犬病一旦发病，其死亡率几乎为 100%。故该病是一个由动物传染给人的高死亡率疾病。夏季由于天气炎热，动物尤其是犬类动物都易烦躁和冲动，加之人们穿戴较薄，一旦被带有狂犬病毒的动物所伤，易感染狂犬病毒，因此夏季成为狂犬病感染的高峰期。为了控制和消灭公共租界内的狂犬病，工部局卫生部门主要从两方面着手来加以防治——控制传染源以及治疗感染狂犬病毒者。

一　捕杀野狗及管理家犬

公共租界创设于黄浦江畔，创设初期，周围均是华人乡村，难免有乡村野狗进入租界，并不时有野狗咬伤居民的事件发生。[②] 工部局档案显示，迟至 1867 年，工部局便已开始设法在租界内捕杀野狗。该年夏季，工部局发布布告称："鉴于最近在租界内发生狂犬病多起，工部局强

---

① 例如，华人团体即反对实施凿井领照制度，认为这是工部局为帮助自来水公司售水而实施的策略。如果这一方案实施的话，则自来水公司将可随意加价。参见 Water Supply: Artesian Wells Regulations, U1-1-1991, p. 94。

② 目前笔者所见工部局统计的最早死于狂犬病的数据为：1875 年有 2 人死于狂犬病。参见 "Rabies," Historical Data on Public Health Matters etc., U1-16-4695, p. 114。

烈劝告全体居民，在暑热持续期间，……在租界街道上发现有未戴口套的狗，一律捕捉，在四十八小时内未有人认领者，一律杀死。"①并将此消息知会各国领事。除此之外，工部局还鼓励居民协助捕获病狗。1876年5月8日，工部局捕房张贴布告："凡捕获病犬一只，并将活犬送交老闸捕房者，赏制钱100文。病犬即于彼处杀死。董事会会议同意此项开支为50元。"②当年之内，并无一只病狗送来，直到次年才有少量病狗被送交。③

工部局的捕狗行为引起了一部分华人的异议。董事会"会议收到了6家慈善机构华籍干事的来信，来信恳求工部局把捕房捕获的迷路狗和无主认领的狗交给他们而不要把这些狗杀掉，这些机构答应把它们关起来让主人来认领，或者把这些狗用船运到和上海不相往来的地方去"。尽管董事会对于这些野狗收容处的状况并不十分满意，他们还担心被送走的狗很快会寻路返回上海，但最终还是决定通知来信人："同意他们领走无主认领的狗，但要他们把狗的耳朵戳个洞做个记号，这样就容易识别它们，如果任何一只狗再次出现在租界，则凡被捕房捕获的就不准取走。"④

但是将狗交由慈善团体照料并放生的效果并不好。1896年，工部局收到了美国驻宁波领事的抱怨，"称苏州的一个慈善团体将大量的狗放生到宁波"。工部局通过调查发现，该年实际上有4600只狗被捕获送至该机构，但在其收容处里，只发现了很少的狗。⑤于是，工部局自1898年起不再继续将捕获的狗送往苏州的慈善机构，而是把无人认领的狗全部处死。⑥1899年，工部局甚至邀请万国商团组织专门射击队前往租界周边偏远地区击杀未戴口络的狗。⑦此后，由巡捕捕杀在公共租界内游荡的无口络的狗成为一项常例，一直持续到20世纪。

---

① 《工部局董事会会议录》第3册，1867年8月2日，第614页。
② 《工部局董事会会议录》第6册，1876年5月8日，第734页；"Rabies," Historical Data on Public Health Matters etc. , U1 - 16 - 4695, p.114。
③ "Rabies," Historical Data on Public Health Matters etc. , U1 - 16 - 4695, p.114.
④ 《工部局董事会会议录》第8册，1883年3月6日，第498页。
⑤ "Rabies," Historical Data on Public Health Matters etc. , U1 - 16 - 4695, p.115.
⑥ "Rabies," Historical Data on Public Health Matters etc. , U1 - 16 - 4695, p.115.
⑦ "Rabies," Historical Data on Public Health Matters etc. , U1 - 16 - 4695, p.115.

对租界内居民所养犬类，工部局实行了不同于野狗的策略。在处死捕获的流浪狗之前，工部局设置了一定的缓冲时间，供养犬的主人前来认领，以防止家犬被误杀。但是，在认领时需要收取 50 分的认领费。①在制定的管理条例的措辞上，也明显区分了野狗和家犬。例如，在 1893年颁布的一份条例中，工部局称："如果未带项圈的狗被发现在租界马路上游荡，将被捕获。"② 1899 年 1 月 1 日，工部局出台的《狂犬病及犬上口络管理条例》开始实行，规定家犬外出必须戴口络，既防止家犬染上狂犬病毒，又避免家犬咬人。③ 当年 3 月，董事会要求巡捕更加严格地执行该管理条例，"把一切虽然戴了口络但不合规定的狗都视为未戴口络；并且要他把他认为必要的建议尽快向会议报告。同时，会议还指示总办撰写通告，宣称今后不论是在租界内还是在租界附近地方，所有未戴口络的狗均将予以捕捉或窒杀，这些狗的主人一旦查明将予惩罚"。④ 而给予的处罚是对狗的主人罚款 10 元。⑤

这一规定遭到了西人的反对，被认为是不合法的。1899 年 7 月，甚至发生了几起"由于违反戴口络规章而被捕捉的狗所引起的对工部局做法的反对意见"的事件，⑥ 工部局被迫做出调整：被捕捉的狗的主人可以选择交纳 10 元赎金，或接受其本国领事公堂的传唤。⑦ 据统计，1902年西人向工部局所缴纳的罚金总额为 1080 元。工部局严格执行这一规章。1902 年 12 月，荷兰驻沪总领事阿德瓦凯特（Advocaat）的一条没戴口络的狗被巡捕捉住，阿德瓦凯特拒绝缴付赎金，工部局即将此事交给领事团处理。领事团决定在领事法庭上对荷兰领事提出起诉，由瑞典、挪威总领事出任法官，最后判决课以 5 荷兰盾的罚金。⑧ 这一事件被工部局当作经典案例记载于档案之中，其表明，在当时，领事团对于工部局

---

①　《工部局董事会会议录》第 13 册，1898 年 8 月 24 日，第 594 页。

②　"Rabies," Historical Data on Public Health Matters etc., U1 - 16 - 4695, p. 114.

③　*Report for the Year 1899*, U1 - 1 - 912, p. 100.

④　《工部局董事会会议录》第 14 册，1899 年 3 月 15 日，第 476 页。

⑤　"Rabies," Historical Data on Public Health Matters etc., U1 - 16 - 4695, p. 116.

⑥　《工部局董事会会议录》第 14 册，1899 年 7 月 26 日，第 497 页。

⑦　"Rabies," Historical Data on Public Health Matters etc., U1 - 16 - 4695, p. 116；《工部局董事会会议录》第 14 册，1899 年 7 月 26 日，第 497 页。

⑧　"Rabies," Historical Data on Public Health Matters etc., U1 - 16 - 4695, p. 120.

在公共租界范围内消灭狂犬病的努力也是予以支持的。

同年，纳税人召开特别会议，讨论通过了关于《上海洋泾浜北首租界章程》附律第 34 条的修改，授权工部局董事会征收养狗执照税。在实行时，每条狗每年的执照费由最初拟议的 5 元降为最终确定的 1 元，[①] 因为董事会声称这项章程的目的在于管制而不在于税收。[②] 1900 年，法租界也确立了养狗执照制度，他们所发的养狗执照在公共租界同样有效。执照为中英文双语版，上面书明狗主人的姓名住址、狗的特征、执照号数、执照期限等。养狗执照制度要求所有的狗必须戴口络才能予以登记注册，[③] 且"所领之执照不准另与别人顶替执用；号数铁牌应当悬于犬之项圈上；所有执照以及号数铁牌如遇巡捕查验，应即给阅；犬在街市或公众之处应有完好合宜嘴罩，但须使犬仍得呼吸饮水；无论何项酬劳银钱，不准给予本局各等人员。如有违犯照内各条款者，本局当将执照或暂时收回，或竟即吊销，其犬由巡捕拘拿扣留，或仍将领照人交捕送办。凡巡捕拘获之犬，如已拘留三日，倘无原主前来认领，则或出售，或击毙，或照本局所定之办法办理，均不给偿"。[④]

一条狗一个号数，这在很大程度上方便了工部局对家犬的管理。工部局财务处每年向总办汇报当年养狗执照申领数额，并附上上年领有养狗执照而今年尚未继续申领执照的居民名单。1919 年即有 2644 条狗申领了执照，1920 年上半年，有 1319 条狗申领了执照。[⑤] 工部局还在当地中英文报纸上发布布告，定时提请租界居民注意，应向当地捐务办公室申领养狗执照。

由于居民多对狂犬病了解不深，经 Mr. Scharff 提议，工部局又在养狗执照上附上了打印的关于狂犬病的中英文介绍。[⑥] 后来，工部局公共卫生处甚至将猫也列入管制范围，"有种种理由可信，犬类所患之狗疯

---

① 后执照费又涨为 5 元，法租界为 3 元。参见《上海公共租界工部局总办处关于养狗执照等事》卷 1，U1－3－798，第 26 页。

② 《工部局董事会会议录》第 14 册，1899 年 11 月 29 日，第 514 页。

③ "Rabies," Historical Data on Public Health Matters etc., U1－16－4695, p. 117.

④ 《上海公共租界工部局总办处关于养狗执照等事》卷 1，U1－3－798，第 33 页。

⑤ 《上海公共租界工部局总办处关于养狗执照等事》卷 1，U1－3－798，第 33 页。

⑥ "Rabies," Municipal Gazette, October 7, 1915, U1－1－980, pp. 429－431；《工部局董事会会议录》第 10 册，1890 年 7 月 22 日，第 686 页。

症，极多由猫类传染。故兹并警告养猫之人，为保护公共卫生起见，倘猫在街道上发现，当即将其枪毙"。①

养狗须领取执照的制度，一改上海过去对于狗的存在放之任之的习惯，严格区分出了野犬和家犬，极大地便利了工部局对于犬类的管理。对于领取执照的狗，工部局卫生部门可以较好地监控其健康状况。而未领取执照的狗，一律被视为无主野狗，由工部局巡捕予以捕捉和溺毙，尽管在手段上不太人道，但是，就公共租界内狂犬病的控制而言，这些措施在很大程度上掌控了疾病的传染源头。

二 巴斯德研究院与狂犬病防治

除了严格控制可能传染病毒的犬类之外，19 世纪末，工部局还开始了对狂犬病的医学防治工作。1885 年，法国生物学家路易斯·巴斯德成功研制出预防狂犬病的疫苗，这 "被称为微生物学上最伟大的成就"。② 该年 7 月 6 日，巴斯德及其医院的同行们利用其研制的疫苗，成功地救治了一名 9 岁孩童约瑟夫·密斯特。10 月，巴斯德将该治疗方法的描述呈交给了巴黎科学院，并于 1888 年创设了巴黎巴斯德研究院。报纸和期刊很快传播了对狂犬病疫苗的报道并对细菌学说产生了很大的兴趣。③

对欧洲医学发展的动态，工部局首任卫生官亨德森医生无疑是相当敏锐的。在狂犬病疫苗研制成功仅仅五年后，1890 年，远在东亚港口城市上海的亨德森医生便向工部局董事会提议，申请经费 2000 两用于设立一所巴斯德研究院以用于研究狂犬病。④ 在后续的报告中，亨德森医生进一步阐述了巴黎的巴斯德研究院的成绩，并称在上海维持这样一所研究院每年需银 2000 两或者更多一点。董事会认为纳税人不太可能批准这一方案的实施，但仍愿意将其提交纳税人会议进行审议。⑤ 很可

① 《第 5008 号布告：为预防狗疯症事》，1938 年 11 月 2 日，《工部局 1938 年公报》（中文版），U1－1－1017，第 584 页。

② 〔美〕洛伊斯·N. 玛格纳：《医学史》，第 504 页。

③ 〔美〕洛伊斯·N. 玛格纳：《医学史》，第 506 页。

④ 《工部局董事会会议录》第 10 册，1890 年 6 月 10 日、24 日，第 677、680 页。

⑤ 《工部局董事会会议录》第 10 册，1890 年 7 月 22 日，第 686 页。

惜的是，该年纳税人会议纪要中的预算案中，并未出现对此研究院的拨款。

及至1898年新的卫生官史丹莱上任后，在上海设立一所巴斯德研究院的计划再次被提上了日程。1898年8月24日，董事会批准史丹莱前往东京考察狂犬疫苗的制作方法并购买合适的设备以设立一所巴斯德研究院。[①] 经过约六个月的准备，次年3月，上海公共租界巴斯德研究院（又称狂犬病治疗所）正式对公众开放。研究院坐落于汉口路和河南路交界处的工部局行政大楼一楼，由于它是工部局直接出资兴建的机构，其经费来源均为租界税收拨款，所以，该研究院的工作一直由工部局卫生官员负责。公共卫生处成立后，该院归公共卫生处管理。1900年，法租界公董局与工部局达成协议：公董局向巴斯德研究院捐款600两，条件是该院接收来自法租界的病人来院治疗。[②] 1907年，公董局再次向巴斯德研究院捐款1000两。[③] 在1938年法租界设立自己的巴斯德研究院之前的相当长一段时间内，法租界内患狂犬病的病人都在工部局所设的巴斯德研究院内就诊。

巴斯德研究院在成立之初，由卫生官史丹莱直接负责。[④] 其采用的治疗方法是：被狗咬伤的病人都要在麻醉后接受早期的烧灼治疗，如被诊断为有染上狂犬病的危险，再使用巴斯德法治疗。这是上海也是中国最早运用近代科学方法治疗狂犬病的机构。[⑤] 在该院成立的第一年，即有12名病人在该院接受巴斯德法治疗。[⑥] 从1899年成立起至1937年，在工部局巴斯德研究院接受治疗的病人共有6922名，其中死亡人数为46人。

---

① Historical Data on Public Health Matters etc. , U1－16－4695, p. 120；《工部局董事会会议录》第13册，1898年8月31日，第594页。

② 宋忠民：《上海公共租界的狂犬病防治》，《档案与史学》2001年第5期，第68～69页。

③ 刘永纯：《上海巴斯德研究院七年来防疫接种之统计》，《中华医学杂志》第31期，1945年。

④ 《工部局董事会会议录》第13册，1898年12月28日，第610页。

⑤ 宋忠民：《上海公共租界的狂犬病防治》，《档案与史学》2001年第5期。

⑥ "Rabies," Historical Data on Public Health Matters etc. , U1－16－4695, p. 116.

表 7 - 10　工部局巴斯德研究院历年收治狂犬病人数及死亡人数

单位：人

年份	收治人数	死亡人数	年份	收治人数	死亡人数
1899. 3 ~ 1899. 12	12	0	1919	65	2
1900	5	2	1920	83	1
1901	28	3	1921	87	2
1902	43	4	1922	107	0
1903	47	1	1923	87	0
1904	22	0	1924	92	0
1905	25	1	1925	135	0
1906	16	0	1926	154	0
1907	20	0	1927	199	0
1908	25	0	1928	189	5
1909	28	0	1929	325	0
1910	34	2	1930	646	5
1911	25	0	1931	660	1
1912	25	0	1932	312	3
1913	41	0	1933	397	2
1914	38	0	1934	520	5
1915	70	0	1935	749	2
1916	57	0	1936	884	4
1917	45	0	1937	567	1
1918	58	0			

资料来源："Rabies," Historical Data on Public Health Matters etc., U1 - 16 - 4695。

　　从巴斯德研究院早期业绩来看，诊治人数并不多，这在很大程度上与华人对于西方医学所持的犹疑态度有关，他们在被疯狗咬伤后大多并不会寻求西医的治疗。[①] 为了让更多的华人知晓工部局巴斯德研究院，从 1907 年起，工部局公共卫生处在华人中间散发"防止狂犬病"的中

　　①　*Report for the Year 1901*，U1 - 1 - 913，p. 116；Arthur Stanley，"The Shanghai Pasteur Institute," *The Journal of Hygiene*，Vol. 1，Issue 2，1901，pp. 260—268.

文通告，宣传治疗狂犬病的知识，使被狗咬伤者知道应去巴斯德研究院治疗。① 得益于良好的宣传，到巴斯德研究院接受治疗的人数此后逐渐增多，甚至一些外省市的人也慕名而来。例如，1903 年和 1915 年，就有一名来自天津的幼儿和一名来自内陆的男孩前来就诊。但因为来得不及时，尚未完成治疗全过程就去世了。②

除了诊治病人外，巴斯德研究院还进行自主研究。1902 年，巴斯德研究院进行实验，把上海狂犬病毒注射到野兔身上，观察到其潜伏期最短的只有 9 天，而欧洲及其他地方的狂犬病潜伏期较长，为 14～21 天。巴斯德研究院通过化验分析和临床医疗判断得出结论：上海狂犬病毒的毒性特别强。③ 根据实验结果，自 1922 年起，巴斯德研究院遂启用戴维·森普尔（David Semple）爵士发明改良的巴斯德治疗法，根据这一方法，研究院大量制造预防狂犬病疫苗，向外埠那些不能前来上海诊治的病人发售。时任该院主管官员、后出任公共卫生处长的朱尔登建议，董事会应遵循巴斯德研究院的传统，免费向外埠的病人发放足够 2～3 周剂量的注射液，而对于外埠的医生，则收取 20% 的费用，发放足额的剂量。董事会以租界纳税人不能为外埠病人的费用埋单为由拒绝了这一建议，改为向外埠医生发售注射液，仅收取成本价。最终，成本价被核定为 10 两银子。④ 10 两银子以当时的物价来看并不低，相当于一个普通五口之家两个月的生活费。因此，即便工部局收取的仅仅只是成本价，昂贵的开销仍然将穷苦病人拒之门外。

除了对患者进行医疗上的防治外，对于租界内咬人的狗以及被巡捕捕捉送至捕房狗栏里的狗，从 1902 年开始，该研究院也加以化验和检查，以确定是否感染狂犬病毒。⑤ 此外，法租界公共卫生处还曾于 1938 年和 1940 年两次建议两租界联合对租界内的狗强制注射疫苗以预防狂犬病。但不知何故，工部局公共卫生处拒绝了该提议，在 1940 年 12 月的公共卫生委员会会议上决定："1. 不要求强制对狗注射，2. 建议狗的主

---

① "Rabies," Historical Data on Public Health Matters etc., U1 - 16 - 4695, p. 121.

② "Rabies," Historical Data on Public Health Matters etc., U1 - 16 - 4695, pp. 121, 124.

③ "Rabies," Historical Data on Public Health Matters etc., U1 - 16 - 4695, pp. 118, 124, 125.

④ 《上海公共租界工部局卫生处关于供应疯犬咬伤防疫注射液等文件》，U1 - 16 - 2636，第 5～9 页。

⑤ "Rabies," Historical Data on Public Health Matters etc., U1 - 16 - 4695, p. 118.

人对他们的狗注射以预防狂犬病，……4. 发布一个特殊的广告和告示宣传此事。"① 1941 年，时由日本当局接管的工部局公共卫生处规定，凡向日本运送的狗，在登船前须接受注射疫苗，注射费为每条狗 15 元。②

巴斯德研究院作为工部局局设机构，其工作时间与工部局其他机构保持一致。但是，作为一个医疗机构，这种作息时间对于租界内居民就诊来说十分不便，因此，为了保证患者能在研究院下班之后第一时间得到急救，工部局也在积极谋求解决之道。租界内医院众多，有工部局局属医院，如外侨隔离医院、华人隔离医院等；有教会医院，如公济医院、仁济医院等；还有很多私立医院。很多私立医院都或多或少地每年从工部局领取一定量的补助金。经工部局的协调联络，租界内一些医院也开始收治狂犬病患者。例如，1932 年 12 月 7 日，工部局以英文、中文和日文在《工部局公报》上发布第 4297 号公告。

> 为布告事，照得自本年十二月一日起，犬咬诊治室将设在汉口路及河南路转角处本局总办公处一楼。诊视时间照常。且为使被犬所咬或被其他动物所咬之人，在通常诊视时间之后，得以及早救护起见，经下开各医院院长之慨允，增订办法如左。西人可赴公济医院、宏恩医院或华德路巡捕医院诊治。日本人可赴北四川路一四二号福民医院或公济医院诊治。华人可赴仁济医院或华德路巡捕医院诊治。凡经各该医院如此治疗之人，须于翌晨九时，至犬咬诊治室诊治。由汉口路及河南路转角处出入。③

这种安排在工部局巴斯德研究院门诊时间之外更具重要价值。这一方法以通告形式在报上登载，令民众尽知，收到了预期效果。为了统一治疗标准，1936 年，工部局公共卫生处制定了治疗狂犬病的标准方案。

---

① Health Committee, 1938. 2—1941. 3, U1 - 1 - 126, pp. 129—131.

② 《上海公共租界工部局总办处关于疯狗症、犬类注射证书（收费）》，U1 - 4 - 703，第 1～2 页。

③ 《第 4297 号：为犬咬诊治室迁移事》，1932 年 12 月 7 日，《工部局 1932 年公报》（中文版），U1 - 1 - 1011，第 482 页；《上海公共租界工部局总办处关于狗疯病治疗事》，U1 - 3 - 3340，第 3～4 页。

1. 凡被兽类咬伤者，须自被咬之日起连续接受 10 天治疗，同时将该兽交工部局狗舍进行观察，如在这 10 天内该兽无狂犬病迹象，病人的治疗即可停止；

2. 与死于狂犬病的兽类有接触史者，须接受 15 天治疗；

3. 凡被有狂犬病嫌疑的兽类所咬之人，须接受 15 天治疗，每日注射 2.5 毫升含量为 3% 的预防狂犬病疫苗。[①]

正是由于工部局较早地引进了当时较为先进的治疗方法，以及该疗法在租界内多所医院的应用，上海租界内狂犬病的死亡率一直维持在较低的水平上，这从前文所列的数据中即可窥见。

小　结

本章论述了 19 世纪末 20 世纪初以来公共卫生管理的重大发展之一，即工部局实验室的成立及以其为主要依托的各项公共卫生事业的变化和发展。综观工部局实验室所从事的业务，可以看出，由于这一阶段"瘴气致病论"逐渐为"细菌致病论"所取代，公共卫生处"对传染病的控制的尝试是基于对发病原因的了解，因此，实验室被置于公共卫生处的大脑的这一位置"。[②] 食品检验是为了尽早发现病菌以免病从口入，病理诊断是为了通过找到病菌确定疾病类型从而对症下药，药物研制与分发则是为了通过对抗病菌来治愈疾病。

实验室各项业务的开展，为新的公共卫生管理政策的实施提供了技术保证，丰富和发展了原有的公共卫生管理内容。最为明显的是，原有的食品卫生监管得到极大程度的发展，医疗卫生管理亦转向以发现和对

---

① 宋忠民：《上海公共租界的狂犬病防治》，《档案与史学》2001 年第 5 期。

② 《卫生处为报刊所撰有关租界卫生史的文章（1928～1944）》，U1 - 16 - 227，第 4 页。费唐亦在其报告中称，"鉴于实验室与病理诊断以及传染病预防的紧密关系，其被认为是本部门（引者：公共卫生处）工作的最重要的核心"，参见 Feetham's Report：Various Departmental Matters, U1 - 16 - 198, p. 20。

抗病菌为主要手段的疾病预防。工部局自设医疗研究机构，以公共开支来介入居民的吃喝拉撒问题，体现了其为了保障公共健康，积极向私人领域扩展的一面。在下一章中，笔者将继续论述工部局公共卫生管理的另一重要面相——营建局属医院和管理非局属医院。

第八章 工部局对医院的经营和监管

与传统中国寺庙或地方官员所办的"六疾馆""养病坊"等传统的疗病场所不同，近代医院是在清末才开始由西方传入中国并很快遍及华人社会。已有研究指出，在西方社会，近代医院的产生也经历了漫长而复杂的过程。实际上，一直到19世纪后期，西方医院仍比较类似于传统的慈善机构，以收容贫苦病人为主。医院的治疗方式、所依据的专业知识，仍处于传统向现代的过渡期。[1] 这些特征也体现在19世纪寓沪外侨创办的西式医院上。从1844年起先后设立的仁济、公济、体仁（1882年并入同仁）、同仁等医院，均承担了大量的医疗慈善救济工作。而作为侨民"自治政府"的工部局，在整个19世纪下半叶，仅于1877年创办了一家规模不大的性病医院。因此，为了较好地行使其公共医疗管理职能，工部局不得不依赖租界内已有的几所非局属私营医院。由此，工部局开始对它们实施管理。自1870年起，工部局即主要以发放定期补助金的形式资助这些医院。

进入20世纪后，更多的私营西式医院在上海开业。对工部局来说，面对数量庞大、形式多样的局属和非局属医院，要实现巨细靡遗的全面监管，既非其所愿，也非其能力所及。但如放任它们自由发展，亦非明智之举。因此，如何在有限的财力和物力的情况下对这些医院进行有效的管理，并使其成为工部局的重要助力，成为新阶段工部局公共卫生管理的重要内容之一。前文已述，对于非局属医院，工部局根据自己的财政能力，按照自己的需要，挑选了16家私营医院进行监管。在16家非局属私营医院之中，由于不同的医院对租界居民，尤其是对侨民的重要程度不同，工部局对它们的管理方式和力度也有很大差别。鉴于医院的

---

[1] 梁其姿：《近代中国医院的诞生》，载祝平一编《健康与社会：华人卫生新史》，第41～64页。

数量庞大，逐一叙述工部局对每家医院的管理既不可能也无必要，因此，本章将选取两所沪上知名且对租界居民影响甚大的非局属医院——仁济医院（今上海市仁济医院）与公济医院（今上海市第一人民医院），以及工部局隔离医院（包括华人和外侨）为研究对象，考察工部局对三所医院的不同管理方式，评估其管理效果，进而揭示这些管理措施背后的复杂动因。

第一节　工部局对仁济医院的管理

作为最早在上海创办的西式医院，仁济医院的主要创办者兼管理人雒魏林，既是伦敦会传教士，亦是中华医学传道会派往上海发展传教事业的人员之一，因此，"无论自创始启念与日后发展，仁济医院自当是基督教医药传道形式的具体实践。再确定讲，是自道光十八年（1838）英美在华传教士所努力推动的一项重大的传教工作"。[①] 医院的创办目的决定其服务对象主要是潜在的受教群体——贫苦华人。关于仁济医院的发展历史，王尔敏已有很好的梳理与介绍，笔者不再作赘述。本节主要考察的是，作为一家主要收治华人的西式医院，仁济医院究竟如何在上海"生存"，工部局对仁济医院如何监管，仁济医院以何种方式回报工部局的支持？

一　仁济医院的经营管理

自1844年创院以来，仁济医院就对华人提供免费医疗服务。从医院历年收入表可以看出，直至1904年，在长达60年的时间里，仁济医院未向病人收取任何费用。[②] 及至笪达文医生（Dr. C. J. Davenport）接任院长后，因财政负担难以承受，才改变政策：根据病人的偿付能力酌量收费。1905年，对门诊病人每名收费10文。[③] 除了日常运营开支外，仁济医院还需要维护和扩建医院院舍，以谋求进一步发展。这虽然是偶尔为

---

① 王尔敏：《上海仁济医院史略》，《近代上海科技先驱之仁济医院与格致书院》，第10页。

② E. S. Elliston, *Ninety-five Years a Shanghai Hospital, 1844—1938*, p. 44—46.

③ E. S. Elliston, *Ninety-five Years a Shanghai Hospital, 1844—1938*, p. 16. 但对于如何判定病人的偿付能力，书中并没有进行说明。

之，但却是一笔较为庞大的花销。① 因此，作为一家慈善性质的医院，仁济医院能屹立上海近百年并不断有所发展，中外绅商、社会团体的大量捐款是其存续的基础。

据时人 E. S. Elliston 回顾，该院自 1844 年开业后，房租即由伦敦会和中华医学传道会分担，同时伦敦会还负责医师雒魏林的薪酬。而医院的日常开支则由中华医学传道会在上海外侨中募集。② 1845 年，雒魏林用其私人行医所得，在山东路一带以每亩 40 元购地 5.5 亩。1846 年兴建新院舍的资金，其中 2381 元来自中华医学传道会的募捐，另向上海丹拿洋行（Turner and son Co.）贷款 1000 元。③ 自 1846 年定址"麦家圈"山东路后，在很长一段时间里，仁济医院的资金来源主要由以下几部分组成：固定捐款（subscriptions）、一般捐款（donations）以及不定期的特别捐款；④ 1869 年起，会审公廨亦开始将部分罚款捐赠给仁济医院；⑤ 工部局和公董局分别于 1870 年和 1874 年开始向仁济医院提供补助金；再加上始自 1905 年的病患收费。这些即仁济医院的全部资金来源渠道。

最初，医院规定：提供固定捐款的洋行、公司的职员可免费入院治疗。从 1901 年起，医院取消了这项特权，因为"固定捐款已经占很小的

① 例如，1846 年兴建新院舍共花费 3381 元（西班牙银），而从 1847 年 7 月至 1848 年 12 月，医院的常规开支共计 747.75 元（西班牙银）。参见 The Committee, *Report of the Chinese Hospital at Shanghae: From July 1st 1847 to December 31st 1848*, 1849, p. 22。

② E. S. Elliston, *Ninety-five Years a Shanghai Hospital, 1844—1938*, p. 5。

③ E. S. Elliston, *Ninety-five Years a Shanghai Hospital, 1844—1938*, p. 6；关于 1844 年、1845 年仁济医院捐款名单及捐款数额，详见 E. S. Elliston, *Ninety-five Years a Shanghai Hospital, 1844—1938*, pp. 44—46。

④ 仁济医院会不定期收到来自私人的捐赠或在兴建院舍时募集特别资金，这类收入或开支均不会计入其常年收支表中。但是，我们能从一些零星的材料中看到，这类特别捐款或特募资金虽然次数较少，但往往数额颇巨，关系重大。例如，1846 年特募资金 2381 元；1874 年特募资金 4600 两，并接受 Mr. William Cameron 的遗赠 1500 两；1902 年为扩建医院，新成立的荣誉委员会募集了 8472 两；1923 年收到 Mr. C. S. Taylor 的遗赠 6 万两，遗嘱要求用这笔钱为医院新建一个侧翼或病房；1926 年收到 1 万两匿名捐赠；而最大的一笔数额当数 1927 年收到寓沪前建筑师、房地产商雷士德的遗赠 100 万两及一些地产。参见 E. S. Elliston, *Ninety-five Years a Shanghai Hospital, 1844—1938*, pp. 6，12，17，18。

⑤ 会审公廨之所以向仁济医院提供捐赠，是因为该院经常收治生病的华人犯人。这一捐赠延续至 1909 年停止。

比例了"。为了增加医院的收入，医院理事会还积极劝募华人绅商捐款。1860 年，仁济医院开始提供中文版医院年报，鼓励华人富绅参与仁济医院事务。① 在当时上海发行量最大的《申报》上，亦经常可以见到仁济医院劝募捐款的消息。

另外，医院的存续也得益于有效的管理。正如王尔敏所说："（仁济医院）在一个组织机构体制而言，也是一个创业典范。对仁济医院开创体制，雒氏一开始即奠定其有效体制，良好基础。"② 1846 年仁济医院搬迁至山东路后，即于当年 12 月 3 日召开了首次捐款人年会（The First Meeting of Subscribers）。会上，捐款人审核了医院账目并选出 7 名理事（trustees），同时通过了 8 项条款。这 8 项条款构成了医院最初的托管契约（The Trust Deed）。其中最要者为前 5 条。

> 1. 理事应有 7 人。
> 2. 捐款人每年选举一委员会，3 人为法定有效人数。
> 3. 每年捐款不少于 5 两银子者，有权在捐款人年会上投票。
> 4. 医院宗旨在于对华人有所裨益。
> 5. 捐款人年会须每年一月在医院召开。③

捐款人年会每年开会一次，听取年度报告及审核医院账目，但并不负直接管理之责。真正直接监管医院事务的是其选出的 7 名理事，医院所有产业也都归属于理事会。也即是说，医院的一切收入和开支都需得到理事所组成的医院理事会的批准。④ 除理事之外，医院的主要负责人为院长兼医师雒魏林，他在捐款人年会之前的 1846 年 1 月即组建了中华

---

① 韩雅各编《上海医院述略》，1861 年印中文年报。转引自王尔敏《上海仁济医院史略》，《近代上海科技先驱之仁济医院与格致书院》，第 8 页。

② 王尔敏：《上海仁济医院史略》，《近代上海科技先驱之仁济医院与格致书院》，第 11 页。

③ 按照伦敦会和医院达成的谅解，理事中必须有一名由伦敦会提名。首位来自伦敦会的理事即为麦都思。长期在医院工作者称，理事有时为 7 人，有时只有 4 人，并非严格按照最初的规定设置。参见 E. S. Elliston, *Ninety-five Years a Shanghai Hospital, 1844—1938*, p. 25。

④ E. S. Elliston, *Ninety-five Years a Shanghai Hospital, 1844—1938*, p. 26.

医学传道会上海分委员会，该委员会帮助雒魏林经营医院。① 此后，由医院院长组成的委员会直接负责医院日常医疗事务，医院理事会负责监管医院经营即成为定制。

表 8 - 1 1844 ~ 1938 年仁济医院历任院长

时间	名字	身份	去职原因
1844. 2 ~ 1857. 12	雒魏林	伦敦会传教士 中华医学传道会成员	返回英国
1857. 12 ~ 1858	合信（Benjamin Hobson）	伦敦会传教士	生病返回英国
1858 ~ 1860	顾惠廉（William H. Collins）	英国圣公会传教士	被接替
1860 ~ 1864	韩雅各	伦敦会传教士	生病
1865 ~ 1883	约翰斯顿	上海开业医师	不详
1884 ~ 1904	M 公司（即亨德森 等经营的诊所）	由上海开业医师亨德森、 麦克劳德和米尔斯共同开办	M 公司业务 增长无法兼顾
1904. 7 ~ 1926	笪达文	伦敦会医生	病故
1926	Henry Fowler	伦敦会医生	暂时代理
1927 ~ 1938	巴德森（J. L. H. Paterson）	伦敦会医生	上海沦陷

资料来源：E. S. Elliston, *Ninety-five Years A Shanghai Hospital*, *1844—1938*。

由表 8 - 1 可知，仁济医院的院长主要为伦敦会派遣的医学传教士，间以本地开业外籍医师为之，保证了医院事务掌握在专业医师手中。值得注意的是，凡是伦敦会派遣来华的医学传道士，均不从医院领取薪水，而是接受伦敦会微薄的薪金以维持家用。后期，医院更是自行开设护士学校，其每年的巨额耗费，均凭恃中外绅商的捐助。在资金募集方面，中华医学传道会是其强有力的支持者，为该院募集了巨额资金。而医院的一众理事会成员，更是中外名流，为医院的经费筹集尽心竭力，并受捐款人委托代为监督医院的日常运营。因此，相较于中国传统社会的私家诊所仅靠医生个人之力，仁济医院的组织管理更加类似于一个现代股份制公司。

---

① 首届委员会由 Mr. A. G. Dallas、Mr. T. C. Beale、Mr. Charles（担任医院会计）以及雒魏林本人组成，理事是委员会的当然成员。参见 E. S. Elliston, *Ninety-five Years a Shanghai Hospital*, *1844—1938*, pp. 6、26。

二　工部局对仁济医院的管理

对于这样一所开办于租界内并得到众多外侨和华人绅商关注的医院，考察其资金募集及管理运营，我们惊讶地发现，工部局的身影出现得并不多。正如第五章所述，早期工部局选择以少量年度补助金的形式来支持租界内已有私营医院的发展。

从现有资料来看，1870 年以前，工部局与仁济医院的接触仅限于收治捕房送治的犯人和巡捕，工部局按价付给报酬。1860 年，工部局巡捕在仁济医院住院需由工部局付费，每人每天 1 元。① 从 1870 年开始，工部局开始对仁济医院发放年度补助金，当年仁济医院从工部局处收到200 两补助金。何以工部局突然在 1870 年开始对仁济医院发放补助金呢？E. S. Elliston 认为这是由于工部局逐渐意识到了仁济医院对租界社会的贡献。② 而实际上，这与工部局卫生官所要实施的一项新的计划有关。

亨德森出任工部局医官后，即提出要在上海及附近地区的华人中推广牛痘接种的计划。而早在这之前，在雒魏林的主持下，仁济医院即已开始对华人实施牛痘接种。此外，雒魏林还亲自培训华人医师黄春甫，让黄氏在上海县城分设诊所培训种痘助手，分别到其他地方为乡村儿童接种牛痘。③ 仁济医院的牛痘接种成绩鼓舞了亨德森医生，他在给工部局的报告中称，"当我听到约翰斯顿医生（引者：时任仁济医院负责人）和他的助手在去年进行了 1670 次接种的手术，并获悉这一措施在当地人中间的普及率稳步上升，这更加直接地影响到外国的居民，这使我相信为了中国人的安全以及我们的利益，禁止在外国租界内进行接种的时日业已来到"。④ 因此，亨德森要力争"取得上海当地的医务人员的同情和合作"。⑤ 或许，这正是工部局逐渐意识到的"仁济医院对租界社会的贡献"，它也打算利用仁济医院已经积累起来的接种经验。正是从此时起，工部局开始有意识有计划地对仁济医院的医疗资源加以利用，使之为工

---

① 《工部局董事会会议录》第 1 册，1860 年 12 月 26 日，第 607 页。
② E. S. Elliston, *Ninety-five Years a Shanghai Hospital, 1844—1938*, p. 29.
③ E. S. Elliston, *Ninety-five Years a Shanghai Hospital, 1844—1938*, p. 16.
④ 《工部局董事会会议录》第 4 册，1870 年 2 月 11 日，第 686 页。
⑤ 《工部局董事会会议录》第 4 册，1870 年 2 月 11 日，第 687 页。

部局的公共卫生管理服务。

工部局种痘站最初设于体仁医院，1876 年体仁医院种痘站关闭后，工部局将种痘站交由仁济医院经营，并将该院的年度补助经费提升至 600 两。[①] 从 1870 年开始，工部局每年的预算案中均为仁济医院留有一笔专门的补助金。在之后的岁月中，补助金额随着医院规模的扩大、收治病人数的增多及工部局财力的增长亦不断增长。[②] 作为对补助金的回馈，医院须向工部局免费提供一些医疗资源。前文所述的经营牛痘接种站即是一例。由于这方面的记录不多，此处仅以 1904～1905 年为例，简要说明医院对工部局的回馈，兹列举如下。

1. 在 1904 年和 1905 年，医院收治了 178744 名门诊病人和 2617 名住院病人。

2. 大部分是马路事故、遭受袭击以及中毒的病人，这在 1904 年的报告中可以确知。

3. 华捕和外籍巡捕经常使用医院，他们带病人前来检查，汇报情况并从在会审公廨负责的医生处获取证明书。监狱医院的囚犯（prisoners from the cells）也被送来检查，并且如有需要，他们会被留院观察。嫌犯（convicts from the jail）如果病得太严重以致监狱医院不能医治或者如果需要手术，也被送至医院病房。在过去两年，50 名犯人或者嫌犯被送至医院监禁和羁押，花费了医院大约 110 元。

4. 中央、老闸、新闸和静安寺捕房的华捕以及部分虹口捕房的华捕，经常在医院接受治疗，医院发给他们证明书以证明他们适合还是不适合履职。一年大约有 400～500 名巡捕到门诊看病，总共大约有 2000 次的来访。在 1904 年和 1905 年，616 名华捕入院，住院

---

① "Hospitals," Estimate for the Year 1876 with Remarks by the Council for the Foreign Community of Shanghai and Its Committees of 1875—1876, U1 - 1 - 888, p. 7.

② 1876 年增至 600 两，1901 年为 1000 两，1906 年增至 2000 两，1913 年增至 3000 两，1916 年增至 5000 两，1925 年猛增至 20000 两，1933 年国民政府"废两改元"后，每年补助法币 28000 元（约为 20000 两白银）。参见 E. S. Elliston, *Ninety-five Years a Shanghai Hospital, 1844—1938*, pp. 36—37。

天数为 6083 天。以上所有的治疗和药品都是免费提供的。①

　　总的来说，仁济医院接受工部局的常规补助金，相应的，它对工部局提供的服务包括：协助防治租界内传染病、免费收治华人贫苦病人、免费收治华捕以及为他们进行入职体检、收治由捕房送来的犯人和突发事故病人等。

　　在常规补助之外，1870～1937 年，工部局还两次向仁济医院发放特别补助。第一次在 19 世纪 70 年代。当时工部局打算兴建一所自己的性病医院，董事会为此于 1873 年筹集了 2000 两银子，卫生官亨德森医生在福州路租赁了一处房屋准备用于设立性病医院。该计划遭到了当年纳税人会议的否决，时值仁济医院正在翻新医院大楼，约翰斯顿医生便申请暂时借用闲置的性病医院房屋，而董事会亦乐得做了一个顺水人情。② 不仅如此，1874 年，董事会还将之前预算中投票通过的关于性病医院的 2000 两拨款转交仁济医院理事会，但同时，董事会亦要求，工部局职员的医疗费用可从中扣除。③

　　第二次特别补助的发放是在 1907 年。当年，仁济医院拟购买医院毗邻的地产进行扩建，于是写信请求董事会资助。在 4 月 10 日的董事会会议上，董事们一致认为："（医院）不应该请董事会帮这个忙。……同时总董指出由于该医院纯属当地的设施，因而向租界内有钱的华商提出呼吁是不会得不到他们的响应的。"④ 但是，在 17 日的会议上，当董事会讨论对仁济医院的复函草稿时，董事们的想法又发生了些许变化。想法的转变是由于亨德森的报告："英国伦敦会与医院的关系影响了医院在华人当中的声望，这就在某种程度上说明了为什么向医院认捐和赠款的华人如此少的原因。"⑤ 因此，总董认为："由于该机构承担的是社会

---

① 1905 年 12 月，仁济医院致信工部局请求增加年度补助金时，在信中列举了该院 1904～1905 年的成绩。参见 "Shantung Road Hospital," *Report for the Year 1905*, U1-1-918, p. 385。
② 《工部局董事会会议录》第 5 册，1873 年 7 月 28 日，第 648 页。
③ 《工部局董事会会议录》第 6 册，1874 年 3 月 31 日，第 610 页。
④ 《工部局董事会会议录》第 16 册，1907 年 4 月 10 日，第 690 页。
⑤ 《工部局董事会会议录》第 16 册，1907 年 4 月 17 日，第 691 页。

工作，……主张董事会应该在扩展计划中予以合作。"① 最终，工部局亦特别拨款 5000 两以示襄助。②

但是，除了常规补助金发放以及仅有的两次特别经费支持外，工部局其实一直避免卷入仁济医院的管理事务中。相较于下一节将要论述的公济医院，工部局董事自始至终没有进入仁济医院的管理当局。1918年，工部局拒绝直接管理仁济医院更是工部局这一态度的明证。

早在 19 世纪末，仁济医院管理者即努力促成新建医院大楼。因为仁济医院自 1874 年新的医院主楼完工后，至 19 世纪末，主楼未再进行翻修，设备亦未更新，在院长笪达文看来已经颇为老旧了，这使仁济医院无法为公众提供更好的医疗服务。③ 尽管在 20 世纪的前十几年中医院当局一直为此而努力，但始终未筹集到足够的资金以完成这项计划。④ "随着对医院的服务需求的持续增加，整个困局被医院理事们摆到了工部局面前。"⑤

1917 年 9 月 5 日，仁济医院理事会召开会议。在会上，主席 Mr. L. J. Cubitt 充满危机感地声称："过去很多年由于缺少人员、充足的房子和因财政紧张而无力购买现代设备，医院发展受到了很大限制。……工部局医院的创办意味着仁济医院病人的流失，来自两个租界当局以及纳税人的捐赠将会终止。……换句话说，工部局医院的设立将意味着仁济医院的终结。"⑥ 因此，最好的办法是让工部局接管仁济医院。医院理事会议决，邀请工部局的一名董事加入医院理事会，作为工部局的代表，同

---

① 《工部局董事会会议录》第 16 册，1907 年 4 月 17 日，第 691 页。

② E. S. Elliston, *Ninety-five Years a Shanghai Hospital，1844—1938*, p. 13.

③ 笔者以为，医院希望扩建与 19 世纪下半叶西方医学和上海医院的发展有关。一方面，西方医学在 19 世纪下半叶的大规模发展，使医药事业越来越倚重于实验室。先进的医疗仪器在医学治疗中的作用越来越凸显。细菌学的出现无论对医院手术室还是病房都提出了更高的要求，因此，为了保住旧有系统中最有价值的东西并将其与最新技术结合起来，仁济医院迫切需要重建医院大楼、更新设备。另一方面，在 19 世纪最后 25 年里，上海滩新设了多家同类型的医院，如同仁医院、广慈医院等，成为仁济医院强有力的对手，也迫使仁济医院致力于谋求发展。

④ 在仁济医院 1917 年年会上，会议主席 L. J. Cubitt 公开指责华人富商对医院漠不关心，认为医院的困局是华人的耻辱。参见 C. J. Davenport, *The Seventy-first Annual Report of the Chinese Hospital at Shanghai for the Year 1917*, 1918, p. 8.

⑤ E. S. Elliston, *Ninety-five Years a Shanghai Hospital，1844—1938*, p. 14.

⑥ *Municipal Gazette*, December 19, 1918, U1 - 1 - 983, p. 400.

时请求以34000两银子的价格购买目前医院主楼所在的伦敦会地皮。① 卫生官史丹莱经过调查认为仁济医院房屋老旧过时，必须重建，而这将花费巨额资金，故对此建议极力反对。② 次年，鉴于筹款日感困难，且"伦敦会来言谓医院如不购此地皮，则将售诸他人"，仁济医院便委托该院前理事库珀（1918年出任工部局公共卫生委员会委员）律师充当说客，向董事会力陈：仁济医院现有房屋虽然破旧，但仍可在数年内满足华人患者的需求，且该院向来在华人中影响颇大。③ 经工部局公共卫生委员会讨论，董事会于1918年11月29日答复仁济医院，拒绝派出董事担任该院理事，只是承诺"工部局当设法维持仁济医院"并向纳税人会议提议增加年度补助经费。而对于购地的请求，"工部局详察仁济医院地址，觉改造新式高屋，地方尚可敷用，若干年内无须购地"。④ 最终，工部局没有接管仁济医院，而是"通过给予1万两特别补助从而逃避了他们的道德责任"。⑤ 而仁济医院的重建，则一直等到1927年获得雷士德的遗产捐赠后才得以实现。

综观仁济医院的发展历程及其与工部局的交往，作为一所教会创办的慈善医院，它由创办人和院方自筹经费，自主经营，医院理事会对捐款人负责。虽然它被工部局选中，成为受到支持和监管的非局属医院之一，但由于其收治对象主要是华人，工部局只愿意对其给予有限的支持和监管，并不愿过分卷入医院的管理。工部局亦将这种办法推及到诸如体仁医院、同仁医院等租界内其他主要收治华人的非局属医院，并依据其对工部局公共卫生管理事业的"贡献"大小来决定年度补助金的多寡。正是通过发放补助金、减免捐税并审核医院账目的方式，工部局不仅达到了支持和监督非局属医院的目的，亦可方便地获取其所需要的社会公共医疗资源。

---

① Minutes of Health Committee, 1918—1923, U1 - 1 - 123, p. 20；*Municipal Gazette*, December 19, 1918, U1 - 1 - 983, p. 401.

② *Municipal Gazette*, December 19, 1918, U1 - 1 - 983, p. 400.

③ *Municipal Gazette*, December 19, 1918, U1 - 1 - 983, p. 400.

④ *Municipal Gazette*, December 19, 1918, U1 - 1 - 983, p.401；《关于仁济医院之函件》，《申报》1918年12月19日，第10版。

⑤ E. S. Elliston, *Ninety-five Years a Shanghai Hospital*, 1844—1938, p. 15.

第二节　工部局对公济医院的管理

1862 年，设在法租界孟斗班路的远征军医院关闭后，寓沪侨民越来越希望开办一所专门收治外侨的医院。最终，在江南教会传教士德雅克神父的努力下，筹集了一笔建院资金。[①] 据公济医院股东大会主席熙华德[②]（George Frederick Seward）回忆，1863 年的计划是将医院建成一个股份制公司，计划发行 500 股，每股 100 两。但实际上，医院只筹集到了 318 股，共 31800 两。[③] 利用其中的 28468.04 两，医院购买了四明公所的一块地皮，随即按照股份制原则成立。[④] 1864 年 1 月 1 日，公济医院在科尔贝尔路拐角处的法租界外滩开业。[⑤] 建院伊始，公济医院即确立了服务外侨的宗旨。

医院股东们大多数常住"母国"，因此他们推举几名寓居上海的股东作为托管人组成医院理事会，负责监管医院的财务状况及进行重大决策。医院的日常医疗护理事务，江南教会要求须由修女主持。1864 年 4 月 15 日，医院理事会主席耆紫薇（William Keswick）与圣樊尚·德·保罗修女会在巴黎签订协议，依据该协议，理事会与修女会共同经营医院，日常医疗护理事务主要由修女负责。[⑥] 最初，医院有 6 名修女，1867 年

---

① 〔法〕梅朋、傅立德：《上海法租界史》，第 256 页。

② 熙华德（1840～1910），1861 年被任命为美国驻上海领事，1863 年擢升为总领事。此后一直担任美国驻沪总领事直至 1876 年。在任期间，与上海道台黄芳协商划定了上海美租界范围，并于 1863 年与英租界合并，称为洋泾浜北首外人租界。1876 年 1 月至 1880 年 8 月担任美国驻华全权公使。1910 年病逝于纽约。

③ "Public Meetings: The Shanghai General Hospital," *The North-China Herald and Supreme Court & Consular Gazette*, December 23, 1875, p. 631；1922 年起担任仁济医院理事会秘书的 E. S. Elliston 记载，公济医院的创设资金来源于 318 名外国商人，参见 E. S. Elliston, *Ninety-five Years A Shanghai Hospital, 1844—1938*, p. 15。

④ "Shanghai General Hospital," *The North-China Herald*, August 11, 1866, p. 186. 这块地皮由于被认为不适合建造医院，不久即被卖掉。医院管理人遂以每年 2200 两的租金在法租界外滩赁屋开设医院。

⑤ Kerrie MacPherson, *A Wilderness of Marshes: The Origins of Public Health in Shanghai, 1843—1893*, p. 172.

⑥ E. S. Elliston, *Ninety-five Years a Shanghai Hospital, 1844—1938*, pp. 25—26. 该修女会的修女由于在克里米亚战争中的杰出表现以及其同情新教徒的立场，赢得了新教徒占多数的上海侨民社会的好感，参见〔法〕史式徽《江南传教史》第 2 卷，天主教上海教区史料译写组译，上海译文出版社，1983，第 92～93 页。

增至 10 名。如同在巴黎一样，修女们在医生不在时全权负责病房、管理药品、照管厨房和病床设施。①

　　作为一个私营股份制公司，医院理事会打算依靠医疗服务盈利来维持医院的正常运转。前来医院就诊者多为军舰上的士兵和商船上的水手，以及英法联军离开后留下的患病士兵。1864~1868 年，修女们共照料了 5138 名欧洲人和美洲人，其中大部分是英国人，另有少量法国人、美国人和德国人。② 最初，病房分两个等级：单人间每天收费 3两，"大病房"每天 1.5 两。最迟到 1872 年，病房改为三个等级：一等单人间，每天 3 两；二等五人间，每天 2 两；三等大房间（12~20 人），1.5 两。③ 但是，医院理事会并未能实现他们所期望的目标，"在医院存在的前十年，股东们没有得到过一个子儿的股息"。④ 1869 年前后，医院"由于其资产减少而遭遇了财政困难，其债务增加了，同时，它还受到公众的责备"。⑤

　　针对医院经营状况不佳，一方面，理事们从 1869 年起即劝导股东出让他们手中的股份，打算将医院产业全部归属一个永久性的托管委员会；⑥ 另一方面，医院向两租界当局求助。1872 年 3 月，两租界纳税人会议分别通过决议，给予该院资金补助，工部局每年 2000 两，公董局每年 1000 两。作为交换，公董局可以在医院三等病房享有 3 个免费床位且

---

① F. Campell Stewart, *The Hospitals and Surgeons of Paris：An Historical and Statistical Account of the Civil Hospitals of Paris*, *with Miscellaneous Information and Biographical Notices of Some of the Most Eminent of the Living Parisian Surgeons*, J. & H. G. Langley, 1845, pp. 22—23.

② 〔法〕史式徽：《江南传教史》第 2 卷，第 88 页。

③ 〔法〕梅朋、傅立德：《上海法租界史》，第 257 页。

④ Kerrie MacPherson, *A Wilderness of Marshes：The Origins of Public Health in Shanghai, 1843—1893*, p. 172；〔法〕梅朋、傅立德：《上海法租界史》，第 350 页。

⑤ 医院遭遇财政困难的原因有多方面，据程凯礼研究，随着蒸汽船取代帆船，前来医院就诊的付费病人以及住院天数减少，是医院收入减少的主要原因。而医院收治了大量无力负担医疗费的贫困病人，导致医院开支增加。参见 Kerrie MacPherson, *A Wilderness of Marshes：The Origins of Public Health in Shanghai, 1843—1893*, p. 172。

⑥ 理事们打算通过改进医院管理，让更多支持医院的侨民能关心医院的运营。医院统计，至 1875 年初，已出让的股份为 278 股。而至该年年底，则仅剩下 17 股没有出让。这 17 股的持股人大多为已经离开上海且行踪不可寻觅之人。参见 "Public Meetings：The Shanghai General Hospital," *The North-China Herald and Supreme Court & Consular Gazette*, December 23, 1875, p. 632。

其职员看病费用减免 30%。① 关于公济医院对于工部局的回报方式，笔者暂未在档案中见到 1872 年双方所达成的协议，但从之后的工部局董事会会议记录可以看出，其方式亦不外乎提供免费床位及为工部局职员看病打折两种。

从开办起，直至 1904 年工部局外侨隔离医院创办之前，公济医院是租界内唯一专门收治外侨的西式医院，其对租界侨民的重要性不言而喻。《北华捷报》曾评论说，在上海，可以说"没有比公济医院更有价值的本地医院了"。② 正因如此，作为侨民利益代表的工部局，自然不愿看到公济医院因财务问题而陷入窘况。相反，工部局希望在其能力范围内对公济医院进行管理，以便让它更好地为租界的侨民以及公共医疗事业服务。1875 年公济医院的搬迁，终于为工部局变更与公济医院的关系提供了机会。

一 医院搬迁及理事会改组

早期的公济医院一直是赁屋开诊。1875 年，由于地产人拒绝续订租约，医院不得不考虑搬迁。医院账目显示，1874 年底，医院账户余额为 14000 两。③ 医院理事会用这笔钱在位于虹口的恩迪科特花园购买了一块地皮。"不幸的是，他们向公众和私人募集资金没有成功"，因此，当医院理事会准备在新购买的地皮上建造医院大楼时，他们发现已经没有钱可以动用了。④ 为了让医院继续存在下去，他们决定向租界纳税人求助。于是，在接下来的两三年里，工部局、公董局及医院理事会围绕医院事务进行了长期讨论和协商，租界侨民也广泛关心和参与其中。

1875 年 5 月 22 日，医院理事会写信告知工部局董事会已购买地皮之事，并呈交了医院大楼规划图。⑤ 董事会于 6 月 14 日召集租界内开业医师开会，商讨公济医院选址事宜，以征求专业意见。与会人员对恩迪科

---

① 〔法〕梅朋、傅立德：《上海法租界史》，第 312 页。

② "The General Hospital," *The North-China Herald*, February 19, 1874, p. 154.

③ "Special Meeting of Ratepayers," *The North-China Daily News*, September 10, 1975, p. 247.

④ Kerrie MacPherson, *A Wilderness of Marshes: The Origins of Public Health in Shanghai, 1843–1893*, p. 179；卫生官亨德森称，恩迪科特花园花费了 12000 两，参见 "Special Meeting of Ratepayers," *The North-China Daily News*, September 10, 1975, p. 247。

⑤ 《工部局董事会会议录》第 6 册，1875 年 5 月 24 日，第 674 页。

特花园地皮的购买提出了诸多不满，最终亦未能达成一致意见。而对于大楼规划图，董事会亦不满意。① 尽管如此，董事会还是决定，如果医院能任命一位住院医生的话，就放弃反对这个地址，毕竟目前为止，租界只有这家医院可用。②

关于借款，早在 1875 年 5 月召开的纳税人会议上，就已批准，"在董事会对提议的医院地址满意的情况下，授权董事会向医院理事会出借一笔不超过 35000 两的公共资金"。③ 8 月 7 日，理事会将修改后的医院大楼规划图再次提交董事会，并正式请求借款 2 万两。④ 董事会对医院年度报告审核后，认为医院处于亏损而非盈利状态，担心除了偿付医院大楼的开支外，医院的维持也很有可能会成为工部局永久的财政负担，因此拒绝借款。⑤ 鉴于无法执行 5 月纳税人会议的决议，董事会再次将医院问题提交纳税人会议考虑。

1875 年 9 月 9 日，在 25 位租界选举人的联名要求下，公共租界纳税人特别会议在上海兰心剧院召开。会上，约翰斯顿医生突然提出了一个新的议案：要求医院理事会将地产移交工部局董事会，董事会接管公济医院并

---

① 与会医师包括工部局卫生官亨德森、公济医院理事约翰逊（Johnson）、海关医官詹美生、公济医院出诊医生利特尔、开业医师巴顿（Barton）以及仁济医院医生玛高温。对于恩迪科特花园地皮的批评，主要集中于三点：地皮价格过高、远离租界中心、周围环境不够卫生。而对于大楼规划图，通过与欧洲同类型医院的对比，董事和大多数医生们亦认为其造价过高。此外，会上还讨论了医院日常管理不应掌握在修女手中的问题。关于此次会议的详细讨论情况，参见《工部局董事会会议录》第 6 册，1875 年 6 月 14 日，第 677～683 页。一些租界侨民亦对理事会所购买的恩迪科特花园表示不满，在《北华捷报》上刊登的一封读者来信表示："公济医院理事会犯了一个严重的错误。他们在没有进行充分考虑，以及手边能够获得一块便利的土地的情况下，购买了一块昂贵且不方便的土地。……最好的办法是立即卖掉恩迪科特花园，并接受汉璧礼先生的馈赠。"参见 "Correspondence: The General Hospital," *The North-China Herald and Supreme Court & Consular Gazette*, August 28, 1875, p. 201。

② "Correspondence: The General Hospital," *The North-China Herald and Supreme Court & Consular Gazette*, August 28, 1875, p. 201.

③ "Annual Meeting of Ratepayers," *The North-China Daily News*, May 9, 1875, p. 234.

④ 《工部局董事会会议录》第 6 册，1875 年 8 月 9 日，第 692 页。

⑤ "The General Hospital," *The North-China Herald and Supreme Court & Consular Gazette*, August 28, 1875, p. 201. 董事会的判断来源于医院 1871～1872 年年度报告，报告声称，医院该年由于没有收益而不得不动用医院本金，且在两三年内本金就有可能用尽。参见 "Special Meeting of Ratepayers," *The North-China Daily News*, September 10, 1875, p. 247。

将其作为工部局的一个机构进行管理。^① 尽管不认同在会上突然提出议案的方式，但与会纳税人仍投票同意接受约翰斯顿的议案。对于接管医院，纳税人亦颇为心动，会议主席甚至询问总董白敦，董事会是否愿意管理这样一所医院。^② 最终，会议以116票对105票通过了一个决议：任命董事会为一委员会，负责与医院理事会协商接管医院事宜，以便将医院建成一工部局机构；董事会负责筹集3万两作为给医院的借款。^③ 根据纳税人特别会议的决议，董事会确定了与医院理事会进行下一步协商的基础。

第一，董事会应询问理事会是否准备交出全部财产与权利；

第二，刊登广告以征求医院地址是绝对必要的；

第三，一俟医院地址决定下来，必须公开征求设计图及预算；

第四，万一确定在恩迪科特花园或其他远离租界的地方，最好设一住院医师或住在医院附近的出诊外科医生；

第五，该医院由一管理机构管理，其人员组成一如既往，唯其中四名纳税人代表应每年由纳税人会议选举，而不是像到目前为止那样由理事会选举；

第六，与修女会所订契约必须加以修改。^④

依据确定下来的原则，董事会与医院理事会开始了新一轮关于借款及医院未来管理的商议。

但是，在1875年10月1日进行的协商会议上，^⑤ 理事会明确表示拒绝移交医院。^⑥ 同时，他们提出了一项新的方案：成立一个新的医院理事会，由3名领事、工部局总董、公董局总董、2名公共租界纳税人及1

① 关于纳税人特别会议的详细会议记录，详见 "Special Meeting of Ratepayers," *The North-China Daily News*, September 10, 1875, p. 247。

② "Special Meeting of Ratepayers," *The North-China Daily News*, September 10, 1875, p. 247.

③ "Special Meeting of Ratepayers," *The North-China Daily News*, September 10, 1875, p. 248.

④ 《工部局董事会会议录》第6册，1875年8月30日，第699页。

⑤ 商讨时间之所以延搁至此时，是因为之前医院一位重要的理事熙华德出差日本未归。

⑥ 理事会拒绝移交医院的理由有两点：一是由董事会单独接管医院有可能会失去公董局及领事的资金支持；二是如果医院成为工部局医院，则势必会将理事会中包括领事在内的外侨头面人物的活动置于纳税人的批评之下，这是他们不能接受的。参见《工部局董事会会议录》第6册，1875年10月1日，第706页。

名法租界纳税人组成，医院的产业移交新理事会。修建医院新大楼的资金，由工部局和公董局分别借款 15000 两和 7500 两。① 理事会的坚决态度激怒了董事会，他们威胁说要自建一所医院。但理事会亦毫不示弱，理事熙华德甚至傲慢地表示，"理事会并不是没有工部局之援助就无法经营该医院。……假如本租界公众不投票拨付必需的款项来建造一所新医院，理事会可能不得不租用其他地方"。② 在理事会的强硬态度之下，董事会并没有坚持要求医院理事会移交产业。③

实际上，从 1875 年 10 月 4 日的董事会会议记录来看，董事会本来也并不热衷于接管医院。董事会表示，"同意设立一管理机构，与理事会自己所提的几乎完全一样。因为他们一直认为，这样一个机构置于这样一种管理制度之下，要比直接由董事会来管理正常得多"。④ 而对于某些医院理事所担心的其行为可能会受到纳税人批评的问题，董事会则认为：

> 每年呈报报告与账目以待批准并接受批评，这丝毫无损于理事会本身。……只要钱是由公共基金拨付的，纳税人会议就有权知道用他们的钱来维持的机构究竟是如何经营的。毫无疑问，公众的利益是由选出来的理事会来代表的。……如少数人违反纳税人的意志将纳税人的钱花费掉了，则董事会要求将其报告与账目公之于众听取批评，无非是尽其职责而已！⑤

可见，董事会并非真的希望按照纳税人会议的决议接管医院，将其变为

---

① 《工部局董事会会议录》第 6 册，1875 年 10 月 1 日，第 706 页。关于理事会提出的详细方案，亦见 Annual Report of Shanghai Municipal Council，1875—1876，000 - B1，pp. 10—13。

② 《工部局董事会会议录》第 6 册，1875 年 10 月 1 日，第 707 页。

③ 《工部局董事会会议录》第 6 册，1875 年 10 月 4 日，第 708 页。

④ 《工部局董事会会议录》第 6 册，1875 年 10 月 4 日，第 708 页。但是对于新理事会的组成，董事会有不同意见，认为新的理事会应由 6 名公共租界纳税人和 1 名法租界纳税人组成，双方总董均不应参加理事会。同时应邀请 3 名领事与理事会合作管理医院，但在表决时，3 名领事总共只有 1 票。参见 Annual Report of Shanghai Municipal Council，1875—1876，000 - B1，p. 13。此外，董事会表达了单独负责医院而不与法租界合作支持医院的意愿。参见《工部局董事会会议录》第 6 册，1875 年 10 月 4 日，第 709 页。

⑤ 《工部局董事会会议录》第 6 册，1875 年 10 月 4 日，第 708 页。

工部局自己的医院。其真正关心的问题也并非是医院产业掌握在谁的手中，而是医院是否能成为一所"公用"医院，即"按照某种统一规章，对一切外国人开放，而不专对某些利益集团或某些国籍人士开放"。同时，确保租界侨民在承担医院财政责任后有权过问医院的管理，以及保证租界纳税人对医院经营状况进行严格监督。①

在进一步的磋商中，医院也许找到了一个更为理想的办法，他们确信自己可以得到一些财务上的收入，决定不再要求两当局给予 22500 两的借款，转而要求 7500 两作为捐赠。② 最终，双方于 1875 年 11 月 25 日协议，同意新的医院理事会由 3 名领事、4 名公共租界纳税人和 2 名法租界纳税人组成。医院事务及资产移交新理事会。新理事会对医院有绝对的控制和管理权，在每年 12 月 1 日或之前将医院的工作和账目进行公开发表。在此基础上，工部局向医院捐赠 5000 两。③ 之后，公董局也同意向医院捐赠 2500 两。此外，两租界当局每年给予医院的定额补助依然维持，工部局为每年 2000 两，公董局每年 1000 两。④ 这一方案于 12 月 6 日得到董事会同意并在次年纳税人会议上通过。⑤ 12 月 20 日，医院召开管理人大会，首届新理事会成员就任，并接管医院产业。⑥

---

① 《工部局董事会会议录》第 6 册，1875 年 10 月 4 日，第 708 页。

② 〔法〕梅朋、傅立德：《上海法租界史》，第 351 页。从 1976 年 4 月 29 日公济医院理事会会议记录来看，所谓的更为理想的办法是指：医院理事会以 28500 两的价格购买布莱顿（Blethen）的地皮，布莱顿则保证在 4 ~ 6 个月内提供新医院大楼，此外加上为医院购买新设备开支 1000 两，共计 29500 两。医院理事会偿付这笔款项的来源主要有以下几个：将恩迪科特花园折价 9000 两抵给布莱顿；医院董事会于 1875 年 12 月 28 日向 The Ladies' Bazaar Fund 以年利率 8% 借得 6000 两；工部局和公董局分别捐赠 5000 两和 2500 两；医院现金余额 2000 两；向 Père Aymeri 以年利率 5% 借得 2000 两；此外再加上当年两租界当局发放的共计 3000 两的年度补助金。参见 "Shanghai General Hospital," *The North-China Herald and Supreme Court & Consular Gazette*, April 29, 1876, pp. 406 − 407；"Public Meetings: The Ladies' Bazaar Fund," *The North-China Herald and Supreme Court & Consular Gazette*, December 30, 1875, p. 284。

③ Annual Report of Shanghai Municipal Council, 1875−1876, 000 − B1, p. 15.

④ Annual Report of Shanghai Municipal Council, 1875−1876, 000 − B1, p. 15.

⑤ 《工部局董事会会议录》第 6 册，1875 年 12 月 6 日，第 715 页。

⑥ "Public Meetings: The Shanghai General Hospital," *The North-China Herald and Supreme Court & Consular Gazette*, December 23, 1877, pp. 631 − 632. 首届新理事会成员包括：The Count de Chappedelaine、W. Henry Medhurst、W. Annecke、E. Iveson、L. Ewald、W. S. Fitz、C. W. Siegfried、A. Voisin、J. G. Purdon、W. V. Drummond 和 George Frederick Seward。其中 C. W. Siegfried 为现任工部局董事，J. G. Purdon 与 W. S. Fitz 分别在 1875 年、1876 年担任总董及董事。

工部局通过捐款 5000 两，一方面帮助公济医院成功搬迁至公共租界，得以继续收治外侨。1877 年 3 月，新的医院大楼完工并开始收治病人。当年医院报告显示：收治的病人数为 358 人，高于上一年的 295 人，来自病人的收入（包括收治的两租界当局职员，按每人 1 元收费）共 13802.60 两，扣除当年的总开支 12947.99 两，盈余 854.61 两。[①] "从 1880 年的 333 例升至一年后的 481 例，在接下来的许多年里平均每年 467 例，同时，开支令人满意地控制在收入的 3/1～2/1。"[②] 另一方面，董事会促成了医院理事会的改组。工部局委派的纳税人在新理事会的 7 票中占有 4 票，在决定医院重大事务时可以最大限度地保证医院顾及董事会的意志。同时，工部局并没有直接参与医院的日常管理，旧的经营方式仍然予以维持，日常医疗事务仍由修女负责。根据 1878 年订立的医院新托管协议[③]而制定的医院管理章程及条例，规定新理事会至少每三个月开会一次，全面负责包括财务、人事在内的医院事务。[④]

医院搬迁之后，工部局除继续发放年度常规补助金外，亦多次发放特殊补助金。一般来说，年度常规补助金主要用于鼓励医院收治贫困病人。由于医院的年度报告多已散佚，我们无法确知医院各年所收治贫困病人的状况，但 1878 年医院年度报告显示，该年公济医院用于公共租界贫困病人的开支是 1218.78 两，用于法租界贫困病人的开支为 523.29 两。[⑤] 此后，医院用于公共租界贫困病人的费用也逐年增加，至 1902 年达到了 2582.73 两，超过了每年 2000 两的常规补助金。[⑥]

特殊补助金则用于鼓励医院承担特殊公共医疗事务。例如，1883 年，工部局拨款 1000 两，为公济医院修建了一间消毒室；[⑦] 1884 年，工部局又出资 5000 两，在公济医院开设专门的天花病房。[⑧] 1894 年，又为

---

① "Shanghai General Hospital Report," *The North-China Herald*, March 14, 1878, p. 270.

② Jamieson, *Medical Reports for the Half-year Ended 31st March*, *1878*, p. 4.

③ 新的托管协议参见 "Trust Deed," *Municipal Gazette*, March 9, 1911, U1 - 1 - 976, pp. 42—44。

④ "Shanghai General Hospital," *Report for the Year 1915*, U1 - 1 - 928, p. 112A.

⑤ *Report of the Shanghai General Hospital*, December 31, 1878, p. 6.

⑥ "Shanghai General Hospital," *Report for the Year 1915*, U1 - 1 - 928, p. 108A.

⑦ 《工部局董事会会议录》第 8 册，1883 年 2 月 5 日，第 493 页。

⑧ 《工部局董事会会议录》第 8 册，1883 年 11 月 12 日，第 541 页。

医院购买了最先进的消毒器，普通外侨均可前往医院使用消毒服务。[①]
此外，公济医院还在夏季负责收治霍乱病人。在 1900 年工部局外侨隔离
医院成立之前，公济医院一直充作租界的外侨隔离医院。[②] 可以说，搬迁
后的医院，按照工部局的要求，努力扮演着租界"公用"医院的角色。

虽然对新医院的经营状况亦有不满意者，[③] 但更多的则是正面的评
价。海关医官詹美生乐观地说，苏州河北岸的新建筑据说是"让每个人
都满意，修女和病人以'全体赞成的方式'一致表达了他们的满意"。[④]
程凯礼亦认为："这一新的管理被证明是成功的……十年之后，没有人怀
疑医院的发展成熟完备了。"[⑤] 在接下来的日子里，随着租界的扩展和人
口的增多，工部局对医院的支持和监管力度还将增大。

二　管理力度的加强

1898 年公共卫生处成立之后，相继设立了专门收治外侨的局属医
院，它们在一定程度上分流了前往公济医院的病人。同时，董事会内部
亦出现了对公济医院管理方式的不满意见。[⑥] 但是，这些并没有影响工
部局对公济医院的管理力度。1911 年，总董在回应董事摩尔质疑是否应
该向医院发放如此巨额补助时说："虽然工部局对公济医院的管理措施在
事实上可能还不够，但这座医院实际上和（维多利亚）疗养院一样是公
立机构。"[⑦] 可见，尽管公济医院名义上并非工部局局属医院，但是工部

---

① 《工部局董事会会议录》第 11 册，1893 年 9 月 12 日、1894 年 7 月 24 日，第 576、
642 页。

② "Shanghai General Hospital," Historical Data on Public Health matters etc., U1 - 16 - 4695,
p. 88.

③ 比如，《北华捷报》编辑焦虑地写道："大楼仍负债 13000 两……这所医院似乎并没有
引起其经营者希望在其自身上出现的兴趣。"参见 "The General Hospital," The North Chi-
na-Herald, March 8, 1877, p. 226。

④ Jamieson, Medical Reports for the Half-year Ended 31st March, 1878, p. 4.

⑤ Kerrie MacPherson, A Wilderness of Marshes: The Origins of Public Health in Shanghai, 1843—
1893, p. 211.

⑥ 例如，1902 年公济医院向董事会申请将年度补助金由 2000 两增至 3000 两时，总董就
表达了反对意见，认为"依照病人收费标准，该医院每年获利颇丰，这些利润被该医
院理事用于建造新院，……如果必要，这些资本开支宁可由工部局从公共资金中拨付，
而不宜取自医治病人所取得的利润。……医院的财务管理需要改进之处颇多"。参见
《工部局董事会会议录》第 15 册，1902 年 12 月 4 日，第 577 页。

⑦ 《工部局董事会会议录》第 18 册，1911 年 2 月 8 日，第 526 页。

局已经在很大程度上将其视为局属医院了，其在工部局公共医疗体系中的地位可见一斑。笔者以为，除总董所提的原因外，更为重要的是，公济医院作为一所综合性的西式医院，其公用性和公益性对租界侨民影响甚巨。具体来说，工部局局属医院主要针对的是一些"政府"不得不管的事务，如传染病防治、其职员的医疗等，而对于租界内的普通民众的一般性医疗事务，工部局依然希望维持现状，由租界侨民的"公用"医院——公济医院来承担。从下文将要论述的 1910 年代公济医院扩建期间工部局的举措来看，其对公济医院的管理力度不减反增。

在运营了近 30 年之后，公济医院于 1903 年开始进行首次重建。至 1906 年，建起了一幢包括 74 个男性病人床位、60 名看护的宿舍、手术室、X 光室、药房等在内的医院大楼，共耗资 21 万两，为此，医院从银行透支约 126500 两。① 进入 1910 年代，由于大楼及设备的老化，医院大楼及设施亟须加以扩建或改造。因此，医院理事会不得不再次求助于医院财政责任的主要承担者——工部局和公董局。而两者之中，工部局责任更大。

1911～1917 年，为实施改造或扩建，医院数次向汇丰银行借款，几乎每一次都由工部局和公董局按 2：1 的比例联合作保，并承担相应的贷款利息。医院理事会与董事会针对贷款的协商主要有以下几次。

1910 年 12 月，根据租界开业医师的建议，医院打算专门为妇女、孩童及医院的修女们修建合适的住处。在 1911 年 1 月 27 日给董事会的信中，理事会请求董事会为医院作保向汇丰银行贷款，并承担相应贷款利息。董事会同意了这一请求，并提议双方合作设立一个医学联合咨询委员会。②

1912 年 2 月，医院理事会再次致函董事会，请求批准在医院相邻地区购买一块耗资约 9 万两的地皮，用于医院目前大楼的扩建。与前

---

① "Shanghai General Hospital," *Municipal Gazette*, March 9, 1911, U1－1－976, p. 41.

② 截至 1910 年 12 月 31 日，医院在汇丰银行的透支额已达到 126496 两，理事会希望将透支额扩增至 45 万两，按照 1876 年新托管契约所确定的工部局承担 2/3 财政义务的原则，以及每年 6% 的贷款利息，工部局每年需为医院支付约 18000 两的贷款利息。董事会及纳税人会议于 1911 年 3 月同意了这一提议，并于 7 月 4 日写信给汇丰银行请求拨付贷款。参见 "Shanghai General Hospital," *Report for the Year 1911*, U1－1－924, pp. 111－112。

次不同的是，理事会表示这次贷款的利息可用医院自己收取的租金来偿付，也即是说，工部局和公董局"所担保的透支款增加了，但是并没有增加它们所偿付的利息"。当月，两租界当局董事会即毫不犹豫地批准了请求。①

1915年，前述的妇女、儿童及修女住宿大楼已经完工，前述透支额还余下15万两，为改造旧的医院大楼，理事会估计需要将透支额扩大至23万两，为此向董事会请求，为额外的10万两银子的2/3予以担保并偿付相应利息，年利率6%，即每年4000两。在对理事会附上的计划书和草图经过研究之后，董事会同意拨款及担保。②

1916年3月24日，医院理事会写信告知董事已接受 Wong Kor-sung 的招标，准备立即开工实施扩建。但是由于欧洲战事的影响，建筑材料价格上涨，费用将有所增加，预计总费用将达到388091两。③ 公济医院院长在信中还提到：随着欧洲战事即将结束，上海的船运量将会恢复到原来水平，有必要扩增医院床位以满足需求。董事会认为租界并没有义务为船运量的增加而扩充医院，且目前公济医院并不满员，因此建议医院提供详细的信息以便董事会考察。④ 该年4月、5月，在对医院现有设施和计划扩建的详细情况进行询问后，工部局和公董局董事会均做出决议，鉴于目前的形势推迟医院的扩建。⑤ 6月，在董事会的建议下，由3名医院理事成立了一个特别财务委员会，负责调查医院财务状况，以供两租界当局了解详情。7月初，医院理事会得到确切消息，医院有可能收到一笔约16万两的遗产捐赠，于是再次写信询问董事会在此条件下，能否再次考虑支持医院的扩建计划。⑥ 对于理事会的请求，董事会并没

---

① 理事会与董事会关于这次扩建贷款事宜的往来通信，在1912年《工部局公报》和《工部局年报》中均予以刊登。详见 "Shanghai General Hospital," *Municipal Gazette*, February 22, 1912, U1-1-977, p. 42; "Hospital Accommodation," *Report for the Year 1912*, U1-1-925, pp. 107A—108A。

② "Shanghai General Hospital," *Municipal Gazette*, March 4, 1915, U1-1-980, pp. 60—61。

③ "Shanghai General Hospital," *Municipal Gazette*, March 20, 1917, U1-1-982, pp. 82—83。

④ 《工部局董事会会议录》第19册，1916年4月5日，第657页；"Shanghai General Hospital," *Municipal Gazette*, March 20, 1917, U1-1-982, p. 83。

⑤ 《工部局董事会会议录》第19册，1916年4月26日、5月17日，第660、663页。

⑥ 《工部局董事会会议录》第19册，1916年7月5日，第672页；"Shanghai General Hospital," *Municipal Gazette*, March 20, 1917, U1-1-982, p. 84。

有急于下决定。直到该年 10 月，董事会收到医院特别财务委员会的报告以及关于医院扩建计划的财务评估表后，才同意召开医院财务委员会和工部局董事会、公董局董事会的三方联席会议。会上，决议由三方代表组成一个委员会专门处理医院扩建计划。协商一直持续到 1917 年 2 月 26 日，最终，董事会写信通知医院："经过对特别委员会的决议的进一步的考虑，董事会决定向 3 月 21 日举行的纳税人会议建议，同意拨款以支付公济医院在汇丰银行的贷款的利息，这一贷款额已经从 40 万两增加至不超过 53 万两。"①

经过以上几次协商，工部局为医院担保的透支额已达约 53 万两。由于承担着不断增加的财政负担，对于医院的管理，尤其是财务管理，工部局内部要求加大监管力度的呼声越来越高。

实际上，长期以来，董事会对于医院的管理就存在着不满意见，尤其是 1898 年工部局所属维多利亚护理院开业，不仅分流了公济医院的一部分病人，而且在一定程度上替代了公济医院的某些职能，这更加剧了对工部局原有资助和监管方式的不解与不满。例如，1902 年公济医院向董事会申请将年度补助金由 2000 两增至 3000 两时，总董就表达了反对意见，认为"依照病人收费标准，该医院每年获利颇丰，这些利润被该院理事用于建造新院，……如属必要，这些资本开支宁可由工部局从公共资金中拨付，而不宜取自医治病人所取得的利润。……医院的财务管理需要改进之处颇多"②。1911 年，当董事摩尔质疑工部局是否应该向医院发放如此巨额补助时，总董的回答道出了实质："虽然工部局对公济医院的管理措施在事实上可能还不够，但这座医院实际上和（维多利亚）疗养院一样是公立机构。"③ 因此，随着医院改造和扩建工程的进

---

① 关于双方协商的来往信件，均刊载在 1917 年 3 月 22 日公报上。详见 "Shanghai General Hospital," *Municipal Gazette*, March 20, 1917, U1 - 1 - 982, pp. 84—88。最终确定的医院透支总额达到 85 万两，扣除接收到的遗产捐赠 16 万两，工部局和公董局需为医院担保借款 69 万两。法公董局愿意承担透支额年利为白银 1 万两，相当于本金 6% 的利息，即承担本金白银 16.6 万两，余数由工部局承担，则工部局担保额为 52.4 万两，每年支付的利息为 31440 两。在向汇丰银行借款时，董事会被告知银行利率涨至 7%。不过经过一番协商，董事会最终还是接受了年利率 7% 并偿付增加的利息。参见 "Shanghai General Hospital," *Municipal Gazette*, October 25, 1917, U1 - 1 - 982, pp. 84—88。

② 《工部局董事会会议录》第 15 册，1902 年 12 月 4 日，第 577 页。

③ 《工部局董事会会议录》第 18 册，1911 年 2 月 8 日，第 526 页。

行，对公济医院管理的改进亦随之进行。①

首先，最重要的是改进财务监管。直接促使工部局决定改进财务监管的原因是公济医院日常账户（working account）的赤字问题。② 1915 年 5 月 12 日，公济医院理事会下设的房屋及财务委员会（House and Finance Committee）报告称：1902～1914 年，除却两租界当局的捐款及医院接受的一般性捐赠，公济医院为贫苦病人的开支垫资达 38146.47 两。委员会抱怨，正是工部局于 1911 年减少了捐助并在 1912～1914 年停止捐助，导致了医院往来账户的高额赤字。③ 他们希望工部局能与公董局一样，与医院分担花在贫苦病人身上的赤字。④

表 8-2 1902～1914 年公济医院贫苦病人开支及两租界当局捐赠

单位：两

年份	贫苦病人开支	来自租界当局的捐赠总额	工部局捐赠	公董局捐赠
1902	2582.73	3000	2000	1000
1903	4772.91	4500	3000	1500

---

① 1910 年 12 月 16 日，公济医院理事邀请租界内开业医师开会，讨论帮助改进公济医院管理。会上除了讨论公济医院的管理问题外，更将讨论范围扩大至租界内医院的一般问题，做出了六条决议：（1）会议认为公济医院目前的地址最为合适，将医院搬迁至远离租界中心的地点是不合适的。（2）按照目前方法经营的公济医院对于诸如上海这样的国际性社区是必不可少的。（3）公济医院为妇女和孩童提供的住宿条件是不令人满意的，应立即采取措施改进并为他们提供合适的住宿条件。（4）公济医院不应该承担对低能人和慢性酒精中毒者长时期的护理和治疗。（5）维多利亚护理院的大楼非常不适于它所承担的很多工作，应该扩大其规模，最好是增加一个更大的现代的男性病人大楼，以及一个合适的手术室，目前的大楼全部给妇女和儿童，其中一部分单独用于收治产妇。（6）有必要与工部局医院联合委派一个咨询委员会，开业医生要在里面充分任职。参见 "Hospital Accommodation," *Report for the Year 1912*, U1-1-925, P.108A. 这六条决议在次年得到了当时负卫生事务咨询之责的警备委员会和董事会的赞同。参见 "Shanghai General Hospital," *Municipal Gazette*, March 9, 1911, U1-1-976, p.41.

② 1911 年时，董事会"建议医院的账目按照工部局的账目表形式制作，在每年发布前由工部局会计详细审查"。参见 "Shanghai General Hospital," *Municipal Gazette*, March 9, 1911, U1-1-976, p.41.

③ "Shanghai General Hospital," *Report for the Year 1915*, U1-1-928, p.108A. 据该委员会统计，1902～1914 年公济医院治疗贫苦病人的总开支达到 92171.86 两，同一时期，两租界当局的年度捐助总共为 51750 两。该院收到的一般性捐赠达到 2275.39 两，故而医院为此垫付 38146.47 两。

④ "Health Department," Minutes of Watch Committee, May 13, U1-1-85, p.5.

年份	贫苦病人开支	来自租界当局的捐赠总额	工部局捐赠	公董局捐赠
1904	4630.92	4500	3000	1500
1905	4386.92	4500	3000	1500
1906	6132.61	4500	3000	1500
1907	6955.81	4500	3000	1500
1908	6795.44	5750	4000	1750
1909	8172.99	5750	4000	1750
1910	6828.67	5750	4000	1750
1911	10169.96	3750	2000	1750
1912	8953.28	1750	—	1750
1913	5929.64	1750	—	1750
1914	6370.58	1750	—	1750

资料来源："Shanghai General Hospital," *Report for the Year 1915*, U1-1-928, p.108A。

对于院方的抱怨，董事会的看法如下。第一，工部局对于贫苦病人并无直接义务，纳税人每年给予的补助金是自愿捐献，是根据医院对侨民社区的贡献自由变动的。而且，1912～1914年的补助已经以偿付贷款利息的方式支付了。[1] 第二，要求委员会重新审核医院的财务状况，以弄清医院日常账户出现连续赤字的原因。[2] 因此，当1916年公济医院理事会再次提出贷款时，工部局和公董局均"赞成尽量推迟这一耗资庞大的建议，并须引入适于弥补前3年医院流动账目出现赤字的办法"。[3] 在1916年11月15日董事会会议上，董事会再次强调如果工部局承担即将开始的扩建的财政负担，则有必要加强对医院的监督管理。[4]

1918年，董事会与医院理事会对于乔治·福特遗产的一部分——汇

---

[1] "Shanghai General Hospital," *Report for the Year 1915*, U1-1-928, p.109A. 1911～1914年工部局为医院偿付的贷款利息分别为4556两、4901两、5112两、7961两。

[2] "Health Department," Minutes of Watch Committee, June 28, U1-1-85, p.30. 实际上董事会一直认为医院的日常账户的赤字是将医院的盈利用于扩建造成的。

[3] 《工部局董事会会议录》第19册，1916年5月17日，第663页。

[4] 《工部局董事会会议录》第19册，1916年11月15日，第687页。工部局的年度补助金从1917年起，重新发放，该年为3500两。参见"Shanghai General Hospital," *Municipal Gazette*, March 16, 1917, U1-1-982, p.89。

丰银行股票利息的用途发生了分歧。在 6 月 15 日的董事会会议上，董事们表达了对公济医院不受控制状况的不满，并再次商讨将公济医院变为局属医院。但是，考虑到如将医院接管，则私人捐赠和遗产捐赠则会停止，公董局的财政资助也会取消，董事们亦颇为犹豫，遂决定将此事交工部局财务委员会讨论。① 财务委员会的回答毫不留情地指出了问题所在："或者是由工部局将该医院接收作为工部局附属机构；或者让现状继续存在，因为任何企图控制财务而将行政管理仍留给院董的作法，实际上将证明是不能令人满意的。"② 最终，工部局决定将医院房屋及财务委员会分为两个独立委员会，其中财务委员会由法公董局派入院董事会的 2 名代表和由纳税人会议选入院董事会的 2 名工部局成员所组成。③ 与之前由理事会任命财务委员会委员相比，这一次，两租界当局通过直接委派董事担任财务委员会委员，将医院财务管理完全收归自己掌管，由此，确保医院的财务管理能切实代表租界当局及纳税人的意志。

其次，介入日常事务。尽管工部局尽量避免直接管理公济医院，但是很多时候亦不得不参与公济医院的日常事务，兹举几例于下。

1912 年，发生了一个小插曲。与公济医院合作达半个世纪之久的圣樊尚·德·保罗修女会告知医院理事会：将停止向公济医院增派修女，并将在两年后医院新大楼完工之时召回现有修女。④ 为此医院理事会分别写信给工部局和公董局董事会，希望他们能向医院提供护理人员。尽管最终医院理事会自己解决了这个问题，但不可否认的是，工部局正逐

---

① 《工部局董事会会议录》第 20 册，1918 年 6 月 5 日，第 693 页。鉴于医院日常账户赤字依然存在，医院理事会希望将用于医院扩建的福特遗产的一部分用于偿还日常账户赤字，这遭到了董事会的强烈反对。

② 《工部局董事会会议录》第 20 册，1918 年 7 月 24 日，第 704 页。

③ 《工部局董事会会议录》第 20 册，1918 年 10 月 23 日，第 714 页。根据 1878 年托管协议制定的医院条例（rules）规定：房屋及财务委员会由医院理事会每年任命一次，该委员会由 3 名理事组成，其中 1 ~ 2 名委员为医师，其职责是监管医院开支、修女主管的月度账目及医院日常工作，每一季度向理事会做一次工作汇报，而理事会至少每一季度开会一次。参见 "Shanghai General Hospital," *Report for the Year 1915*, U1 - 1 - 928, p. 112A。

④ 从修女会主管写给医院秘书的信中可以得知，远在巴黎的修女会似乎认为医院的护理事务占用了修女太多的精力，从而影响了其传教工作，故不愿再让修女为医院工作。参见 "Translation of Letter from Sister Marguerite Chalmeton of the Company of the Sisters of Charity to the General Hospital," *Report for the Year 1912*, U1 - 1 - 925, p. 109A。

渐参与医院内部人事管理。①

　　1914～1915 年，关于修订医院章程的讨论是工部局借由医院改造之机对医院事务的一次直接过问。1914 年 7 月 25 日，公济医院理事会将修订后的医院章程及条例提交董事会审核，董事会对于涉及医院具体管理事务的几条附则提出了意见，尤其是对于医院拒绝收治产妇、印度病人和华人以及修女在护理事务中自由随意的状态表示异议。虽然在医院当局的坚持下，工部局最终同意医院当局提出的修订稿，但是这次的商讨亦可看作工部局董事会对医院监管权力的一次行使，亦是其为了协调公共租界卫生管理事业而着意进行的一次过问。②

　　之后，尽管租界内又有更多的医院开业，但这都无损于工部局对公济医院的管理。1917 年起，工部局又恢复对医院发放年度常规补助，该年为3500 两。③ 与此同时，工部局继续为公济医院进行贷款担保并偿还贷款利息。1932 年开始，工部局甚至为公济医院弥补每年所产生的赤字亏空。

第三节　工部局对隔离医院的管理

　　19 世纪下半叶，工部局将主要资金和精力放在通过改善环境来保卫公共健康上，局属医疗事业的发展相对较为迟缓。1900 年之前，除了1876 年创办的性病医院之外，工部局没有一所自己的医院，其主要通过资助和监管租界内已有的几所私营医院来向租界内居民提供公共医疗服务。从 19 世纪末叶起，由于财政能力的提升，在私营医院力所不及、不愿卷入，或者工部局不放心完全由它们来承担的领域，工部局开始自设局属医院来负责这类事务。

---

① 1912 年 6 月，医院理事会与方济各修女会（Generale de l'Institut des Soeure Franciscaine Missionaires de Marie, Rome）达成协议，由该会派遣修女承担医院工作。参见 "Shanghai General Hospital," *Report for the Year 1912*, U1－1－925, p. 109A。

② 公济医院以不具备足够的设备为由拒绝接收产妇；而对于印度人，则认为其风俗习惯与欧洲人不同，难以适应医院的管理；对于华人，则仅允许其付费入住价格高昂（每人每天 6 两）的一等病房。参见 "Shanghai General Hospital," *Municipal Gazette*, March 4, 1915, U1－1－980, p. 60。工部局为解决印籍巡捕及印度人就医问题，于 1916 年购买沪宁铁路医院，于 1917 年将其改建为印捕医院。

③ "Shanghai General Hospital," *Municipal Gazette*, March 16, 1917, U1－1－982, p. 89。

对于局属医院，工部局所秉持的态度和采取的管理方式与对非局属医院有很大差别。考虑到局属医院有 13 家之多，如逐一论述工部局对每一家医院的管理，既不可能也无必要，故本节选取存在时间最长的工部局隔离医院（包括华人和外侨隔离医院）为对象，考察其设立的原因、过程以及工部局对其的管理，以此窥探工部局对局属医院的态度和管理方式。

一 隔离医院的筹设

隔离医院设立之议最早始于 19 世纪 80 年代，主要是为应对霍乱蔓延。霍乱在 19 世纪上半叶导致了大量欧洲人口死亡，给欧洲人造成的心理恐惧仅次于黑死病。尽管霍乱传播广泛，但在 1880 年之前，罹患霍乱的寓沪外侨却并不多。① 因此，工部局虽对霍乱的预防相当重视，但从实际层面来看，早期却暂无设立收治霍乱病人的机构之必要。

1883 年夏季，华南地区发生大范围霍乱流行，上海华人中染疫者亦不少，使侨民大为紧张。为防止霍乱波及上海租界侨民，工部局一面与海关当局协调，加强对来自南方船只的港口检疫，一面在租界内积极准备公共医疗资源以备不时之需。卫生官亨德森向董事会建议，如有需要，应为霍乱病人提供临时医疗设备，并建议询问租界内各私营医院是否愿意接收霍乱病人。② 很快，仁济医院和公济医院均回信表示当前医院有足够的床位在需要时收治霍乱病人。由于租界内死于霍乱的华人人数很快趋于减少，③ 这次危机得以暂时解除。

当年 10 月，公济医院拟在院内设立一个天花隔离病室，请求工部局捐款 5000 两。在 10 月 15 日的董事会会议上，董事何利德以隔离病房不宜设置在租界中心为由，提议在别处单独设立一隔离医院用于收治天花病人，但因耗资较大且需要专门的护理人员而遭到总董反对。作为临时性措施，董事会转而同意了公济医院的请求。④ 此后，租界内的传染病人（主要是天花和霍乱）皆由仁济、公济等医院接收，工部局自设隔离

---

① 关于 19 世纪 80 年代之前上海霍乱的暴发情况，参见胡成《"不卫生"的华人形象：中外间的不同讲述——以上海公共卫生为中心的观察（1860～1911）》，《中央研究院近代史研究所集刊》第 56 期，2007 年。
② 《工部局董事会会议录》第 8 册，1883 年 7 月 30 日，第 522 页。
③ 《工部局董事会会议录》第 8 册，1883 年 8 月 6 日，第 525 页。
④ 《工部局董事会会议录》第 8 册，1883 年 10 月 8 日、10 月 15 日，第 536、537 页。

医院之议遂暂罢。

　　至1893年，公济医院由于重建医院大楼，通知工部局停止接收天花病人。该院医师伯奇经过调查，认为仁济医院和公济医院的病房均不足以应付天花和霍乱病人，故连致两函建议工部局自设隔离医院，并提交了一个详尽的计划。他的计划遭到卫生官的反对，董事会以工部局经费不足为由，委婉拒绝了伯奇的请求。① 不过值得注意的是，卫生官仅仅是反对伯奇医师的计划，并不反对设立一所隔离医院。

　　1895年，霍乱再次在上海流行，华人中染疫者甚众。仁济医院每天都有霍乱病人死亡，这引起了住在附近的一位开业医师芬奇的关注。他致信董事会，提请注意此事，认为位于市中心人口稠密地带的仁济医院不应接收传染病人，建议工部局在郊外建一临时传染病医院。② 董事会认为这一临时建筑至少需两到三个月才能建成，而到那时，作为时疫的霍乱已经结束，因此拒绝了芬奇的要求。③

　　尽管董事会没有答应芬奇的请求，但此事亦引起了卫生官和下一届董事会的注意。卫生官也曾向总董表达了类似的看法。1896年，仁济医院通知董事会，由于该院病人增多，无力再收治华人霍乱病人，这使事态变得紧急。④ 在1896年6月2日的会议上，董事会认为，"为了保护西人居民的身体健康，在距租界以外某地购一块地皮，用以设置一所收容华人霍乱患者的医院，实属极端需要"。尽管所需土地很可能会比较贵，"但是为了建立医院不可因此搁置不办"，因此决定着手购买修建隔离医

　　① 伯奇医生和工部局董事会的往来通信，参见 "Early History of Municipal Isolation Hospitals," Foreign Isolation Hospital History & Development, U1 - 16 - 614, pp. 2～11；《工部局董事会会议录》第11册，1893年11月28日、12月12日，1894年1月23日、2月13日，第586、590、600、606页。1894年，由于香港、广东等地暴发大规模鼠疫，为防止疫情蔓延至上海，工部局与海关当局合作，对南方来的商船进行检疫、隔离。工部局在靠近 Sikow Creek 的地方租赁一块地皮搭建了临时隔离医院，并充任消毒站，专门收治华人鼠疫患者或疑似患者。同时，工部局将浦东公墓的水手拜经堂辟为临时收容所，收容外侨患者。但随着疫情解除，工部局很快拆除了临时隔离医院及消毒站。参见《工部局董事会会议录》第11册，1894年5月22日、6月5日，第625、629页。
　　② 《芬奇致总董函》，1895年8月4日，Report for the Year 1895，U1 - 1 - 908，p. 116.
　　③ 《工部局董事会会议录》第12册，1895年8月13日，第489～490页。
　　④ "Early History of Municipal Isolation Hospitals," Foreign Isolation Hospital History & Development, U1 - 16 - 614, p. 13.

院所需的地皮。①

综观以上几起事件中董事会态度的迟疑和变化，可以看出，促成工部局董事会最终下定决心设立隔离医院的原因有三。

第一，传染病的威胁。诸如霍乱、天花等时疫每年都会在上海暴发，严重威胁上海租界侨民的生命健康和商业利益。并且，在租界"华洋杂居"的特殊环境中，一旦传染病在华人中流行，外侨也不能幸免。

第二，租界内私营医院无法完美地承担起防治时疫之责。随着租界的发展，仁济医院和公济医院所在的位置均成为人烟稠密区域，同时，医院由于收容能力有限、缺乏必要的隔离设施等，越来越不适合收治传染病人。仁济医院从1896年起拒绝接收华人霍乱患者。公济医院紧随其后，也在1901年向工部局表示，由于现有的收容能力不足以满足合格的隔离需求，为医院其他病人及附近众多人口着想，医院很可能将被迫拒绝收治传染病患者，建议工部局尽早设立一所合适的隔离医院。②

第三，租界内侨民的呼吁和要求。上文所述的伯奇医师和芬奇医师，即是这类呼声的代表性人物。

经过半年的寻找，1896年12月，工部局以每亩2945两的价格买下了位于施高塔路的一块约22亩的地皮。至此，筹设隔离医院之事算是初步确定下来。但是，隔离医院的修建仍未能顺利开工。一方面，包括伯奇、马斯塔德在内的一些纳税人认为这块地皮不适合用于修建隔离医院；另一方面，修建永久性房屋耗资甚巨，当前经费不足。③ 于是，设立隔离医院之事再次耽搁了下来。为了应对当年夏季的时疫，1897年工部局暂时搭建了芦棚作为临时隔离医院。

至1900年，关于选址是否合适的争论仍无果。恰逢此时性病医院打算终止服务，于是工部局将性病医院地产出售，筹得了所需资金，在原来所购的地皮上建造了正式的华人隔离医院大楼。④ 同年，性病医院的

---

① 《工部局董事会会议录》第12册，1896年6月2日，第540页。
② "Foreign Isolation Hospital", *Report for the Year 1895*, U1‐1‐914, p. 155.
③ 《工部局董事会会议录》第13册，1897年4月13日，第494页。
④ "Report of Hospitals and Nursing Services Commission 1930‐1," *Municipal Gazette*, August 27, 1932, p. 377.

华人患者也陆续迁入华人隔离医院。

一个值得思考的问题是，何以作为寓沪外侨利益代表的工部局，却选择先在租界内设立收治华人的隔离医院？卫生官史丹莱的发言也许可以解释这一疑问。他曾说："这两所医院（引者：指华人隔离医院和外侨隔离医院）不仅是为了病人的福祉，更是为了侨民社区的利益。"[①] 透过这句话，我们可以发现，工部局之所以愿意提供公共医疗服务，甚至愿意将华人纳入受益范围之内，归根结底是因为侨民和商业利益。[②]

至于外侨隔离医院，由于公济医院于1901年通知工部局将停止接收外侨传染病患者，工部局遂又耗资18464两在华人隔离医院旁边购买了3块册地以备修建外侨隔离医院。至1904年，外侨隔离医院的部分建筑完工，可收治50名病人。[③] 由于当年外侨患病人数激增，工部局决定于11月23日立即开放该院。[④] 至1917年，外侨隔离医院西翼亦投入使用。1920年，在建成一间可容纳3人的留观室后，整个医院全部完工，由此，该院的总收容量达到122名病人。[⑤]

从隔离医院的创办过程可以看出，与租界内的非局属医院不同，隔离医院无论是地皮的购买抑或是房屋的修建，均由工部局全额出资、全权负责，是名副其实的"公办医院"。据不完全统计，从1896年开始筹建起，至1917年外侨隔离医院西翼完工，工部局用于两院购地建楼的开支即达到了13.86万两。[⑥]

[①] "Early History of Municipal Isolation Hospitals," Foreign Isolation Hospital History & Development, U1 - 16 - 614, p. 11.

[②] "Early History of Municipal Isolation Hospitals," Foreign Isolation Hospital History & Development, U1 - 16 - 614, p. 11.

[③] 《工部局董事会会议录》第15册，1902年3月27日，第543页；"Report of Hospitals and Nursing Services Commission 1930 - 1," *Municipal Gazette*, August 27, 1932, p. 377。为了获得外侨隔离医院所在的册地，工部局甚至动用了《上海洋泾浜北首租界章程》第6款赋予的权力，强行从华人业主手中购买了土地。

[④] 《工部局董事会会议录》第15册，1904年11月23日，第689页。

[⑤] "Early History of Municipal Isolation Hospitals," Foreign Isolation Hospital History & Development, U1 - 16 - 614, p. 14.

[⑥] 这还不包括售卖性病医院产业所得用于隔离医院的款项。其中，1896年购地花费50100.34两，修建临时医院花费5100两，为外侨隔离医院购买地皮花费18464两，购买外侨隔离医院西翼地皮花费65000两。参见"Early History of Municipal Isolation Hospitals," Foreign Isolation Hospital History & Development, U1 - 16 - 614, pp. 2—11。

二　隔离医院的日常管理

隔离医院自成立之日起，即隶属于工部局公共卫生处，由其直接管理。正如工部局总董所说："工部局医院全力关心传染病的预防和隔离，其行政管理是和卫生处经常性工作密切交织在一起的，因此，如果要把它们公开，此事需要慎重考虑。"① 因此，对于隔离医院的日常管理，工部局公共卫生处职员均亲力亲为。

首先，医院的人事任命由工部局公共卫生处全权负责。最初，医院事务由卫生官史丹莱亲自过问。1905 年，公共卫生处委任布罗德（Broad）为工部局医院管理员，分管工部局医院。1926 年公共卫生处经过改组，专门设置了医院股。从 1927 年开始，由第二帮办处长韦伯（H. W. Webb）出任医院股首脑，负责管理局属医院事务，对于医院财务和人事，有绝对的话语权。前述医院的修建和扩建经费，都必须经公共卫生处和财务处审核，最后报经董事会批准。医院的医生均为公共卫生处职员，由公共卫生处调派。1932 年，在华人隔离医院住院的华人医师钱侠伦有如下记载。

> 华人隔离医院有主任医师一人，从前是赵博士，现在是郭博士，除白日到院工作外，其余夜间及例假日，都由别处医院（引者：指工部局其他局属医院）的医师轮流前往值班。不过值班医师，或者因为种种关系，除却在值班时间，收进的病人，自行定夺外，便不愿自作主张担任什么风险。……医师皆英美文医学校毕业，根基极好。②

与公济医院和仁济医院使用修女充任护理人员不同，隔离医院从1902 年开始即使用工部局从欧洲招募的专业护士，负责病人的日常护

---

① 《工部局董事会会议录》第 16 册，1905 年 10 月 18 日，第 602 页。
② 钱侠伦：《因患猩红热进上海工部局华人隔离医院受治经过谈》，《同济医学季刊》第 3 卷第 1 期，1933 年，第 73 页。在该文中，钱医生从专业的角度对隔离医院猩红热的治疗之法详加介绍，对于入院流程、医院日常、住院感受、出院手续等亦记载颇为详细，足以供我们了解华人隔离医院在 20 世纪 30 年代的日常运作。

理。工部局从中选出一名护士长，委任其主持医院的日常事务。① 华人隔离医院首任护士长为 Miss A. Bradford，外侨隔离医院首任护士长为 Miss Murphy。② 护士长直接对医院管理员负责，向公共卫生处提交医院日常管理报告。她们作为公共卫生处的正式雇员，与工部局订定用工合同，由工部局付给薪酬并提供住宿及往来差旅费。对于工部局来说，从欧洲聘请护士要承担较大的风险，因为一旦要辞退她们，工部局必须支付她们回国的费用。此外，这些护士均为年轻女性，她们由于结婚或其他缘故，服务年限相较于修女来说要短得多。进入 20 世纪 20 年代后，由于欧洲籍护士薪酬很高，而本地医院亦开始自行培养护士，因此，工部局隔离医院中也开始大量使用本地护士。至 1932 年，华人隔离医院只留用了 3 名西籍女护士，其余皆为华籍，但护士长一直由白人护士担任。③

其次，公共卫生处直接负责医院的日常运营。医院的收费标准由工部局确定。工部局董事会认为，"由于创办费很大，可能维持费也很大，因此收费高一点是合理的"。④ 最终，参照公济医院一、二等病房的收费标准，1908 年，工部局确定了隔离医院的收费标准。

表 8 - 3　工部局隔离医院收费标准

华人隔离医院			外侨隔离医院		救护车服务	
单间	混合	混合病室中的贫困病人病床	单间	混合	马车	手推车
6 两 （1人1天）	2 两 （1人1天）	免费	2 两 （1人1天）	免费	3 元 （1人1次）	免费

资料来源：Report for the Year 1908，U1 - 1 - 921，p. 83；Foreign Isolation Hospital History & Development，U1 - 16 - 614，p. 17。

从表 8 - 3 可以看出，尽管由于运营成本较高，工部局将隔离医院的

---

① 工部局从 1896 年起开始从英国雇请专业护士来沪服务。当年 10 月，第一批 3 名护士到达上海，工部局将其安顿在昆山路。参见《工部局董事会会议录》第 12 册，1896 年 8 月 4 日，第 553 页。此后随着来沪欧籍护士增多，工部局各属医院均使用工部局护士。

② "Health Department Staff，" Historical Data Relating to Public Health，U1 - 16 - 4645，p. 202.

③ 钱侠伦：《因患猩红热进上海工部局华人隔离医院受治经过谈》，《同济医学季刊》第 3 卷第 1 期，1933 年，第 74 页。工部局曾拒绝麦克劳德医生所推荐的一位有色人种护士担任护士长。《工部局董事会会议录》第 15 册，1904 年 10 月 12 日，第 682 页。

④ 《工部局董事会会议录》第 15 册，1904 年 12 月 7 日，第 693 页。

单间病房的收费标准也定得较高，但是，为了"在任何情况下任何人不会因为费用问题而被拒之门外"，① 工部局在两家医院分别预留了针对贫困病人的免费床位。此后，根据形势的变化，公共卫生处又对医院的收费标准进行了多次修改。1915 年，经董事会提议，租界纳税人会议议决：华人隔离医院单间病室收费标准降为 5 两/人/天，混合病室免费，但是，非处方药、专利药、事务、矿泉水和酒需自费。② 1917 年，又废除了救护车服务的收费。③ 1930 年起，隔离医院向租界外居民和海员开放，病室分为一等、二等和三等。由于物价上涨，医院收费亦有所上调。④

总的来说，在收费标准的确定上，工部局坚持推行不同等级的服务和收费标准。为满足租界内富人的需求，隔离医院设有单间或双人间。这类病房条件较优，收费亦高，既可以满足富人的需求，又能尽量增加医院的收入。而对于贫困的传染病患者，尤其是贫困的华人患者，工部局在隔离医院设置了免费病室和床位收治他们，尽可能确保他们得到救治，不致危害租界内其他侨民的身体健康。这类病室的设置，也兼顾隔离医院作为传染病人收治机构的公共服务功能。

对于入院要求，隔离医院初设时，公共卫生处秉持的原则是鼓励患传染病的病人到隔离医院治疗，但是病人入院与否完全自由。⑤ 工部局规定，传染病人入院前须先通过电话与护士长接洽，由隔离医院派出救护车负责运送，以免病人在途中传播疾病。为了鼓励华人传染病人入院治疗，公共卫生处又充分迁就华人的就医习惯，规定"如果病人希望的话，他们可以由自己的本地医生诊疗"，但是华人的护理事务必须处于护士长的监管之下。⑥

事实上，隔离医院的规模并不是很大。1900 年完工的华人隔离医院，可提供大约 200 个床位。外侨隔离医院在 1917 年西翼大楼完工之后，其收容能力也仅仅达到 175 张床位。自 1904 年开业以来，外侨隔离

---

① *Report for the Year 1908*, U1 – 1 – 912, p. 83.

② "Notification No. 2313," *Municipal Gazette*, May 6, 1915, U1 – 1 – 980.

③ "Notification No. 2460," *Municipal Gazette*, August 16, 1917, U1 – 1 – 982.

④ 《第 4027 号：为修订外侨隔离医院规则等事》，1930 年 11 月 19 日，《工部局 1930 年公报》（中文版），U1 – 1 – 1009。

⑤ Foreign Isolation Hospital History & Development, U1 – 16 – 614, p. 17.

⑥ *Report for the Year 1908*, U1 – 1 – 912, p. 83.

医院一直就面临病房紧张的状况。医院甚至一度将医生和护士的宿舍临时辟为隔离病室。同时，由于病房紧张，不同类型的传染病人往往被安排住在一起，没能得到有效的隔离治疗。在医院之内亦容易发生交叉感染。① 因此，1915 年，工部局不得不做出规定，只接收较严重的传染病，如猩红热、天花、白喉、伤寒、鼠疫和霍乱，而对于轻微传染病如麻疹等，只有在医院有空位时才予以收治。②

　　同时，尽管工部局设有针对贫困病人、精神病人的免费床位和病室，但这并不意味着工部局愿意承担起这类病人的公共医疗责任。以精神病人的收治为例，1907 年，在多方呼吁下，为了防止租界内的精神病人四处游荡危及自身及他人，工部局在外侨隔离医院设立了一个设施完备的精神病院，拥有 16 张床位。③ 实际上，针对收治精神病人的问题，早在 1890 年，公济医院理事即向董事会提出设立精神病院的建议，但工部局认为其并不负有照看精神病人的义务，认为这是条约国领事团为了将其责任加到工部局头上而提出的建议，拒绝了提议。但是精神病人在租界内的存在始终是一大社会问题，经过工部局与领事团的反复磋商，双方于 1907 年 10 月 17 日达成协议，工部局同意设立一精神病院，接收患有急性精神病并由领事或其亲属担保入院的病人。④ 公共卫生处为精神病人制定了 A 级和 B 级两种入院证明，A 级为各该管国领事担保的入院证明、B 级为病人亲属担保的入院证明。工部局公共卫生处规定：入院须向护士长申请，病人在医院住满 6 个月则必须出院，因为"精神病院并非为长期照料慢性精神病人而设"。慢性精神病人应该被遣送回国，由其本国医院治疗。1907 年 11 月 13 日，驻沪领事团复信同意这一意见。一些精神病人国籍不明，领事不愿意为他们担负责任，精神病院对这些病人给予某种人道主义照料，以防止这些病人对公众进行滋扰，危及公众或自身安全。

---

① Foreign Isolation Hospital History & Development, U1 - 16 - 614, p. 17.

② "Notification No. 2313," *Municipal Gazette*, May 6, 1915, U1 - 1 - 980.

③ 根据现代医学，Mental Ward 一词似应译为"精神病医院"更为恰当，但是时人的表述，如《费唐报告》中均将其译为"神经病院"。在上海话中，"神经病"即指精神不正常的病人。

④ 参见 "Mental Ward," *Report for the Year 1918*, U1 - 1 - 921, p. 101.

小　结

局属医院和非局属医院是工部局公共医疗服务体系的两个重要组成部分。它们在这个体系中的不同地位和作用，决定了工部局对它们管理方式和管理力度的差异。

首先是非局属医院。非局属医院先于局属医院出现。在创办自己的局属医院之前，工部局需借助租界内已有的非局属医疗资源来实施公共卫生管理。因此，从1870年起，工部局开始向仁济、公济、体仁、同仁医院发放年度补助金或特殊补助金以及减免捐税来支持医院的发展，以换取它们对租界内公共卫生管理的协助。1870~1937年，工部局先后挑选了16家私营医院予以资金资助，并且根据它们的不同贡献，资金支持的力度也有很大差别。

工部局对非局属医院予以定期资金支持，自然要求这些医院承担相应的责任和义务。这些责任和义务在很长一段时间里并未见诸任何章程，但归纳起来，主要包括：免费收治租界内贫困病人、为租界居民提供一定数量的免费床位、收治由工部局巡捕送治的突发事故病人、工部局职员看病享受打折优惠、不时承担工部局的特定公共医疗任务、每年定期提供医院财务报表供工部局卫生及财务官员审查。

虽然工部局是因为其公共卫生管理的需要才选择资助这些非局属医院，但不可否认的是，工部局的资金资助和监管确实有助于这些医院的经营，甚至对于个别非局属医院来说，是至关重要的。公济医院依靠工部局的资助渡过难关并始终在租界内存续即最好的例证。同时，通过为数不多的补助，工部局鼓励这些医院收治贫困居民，客观上也惠及了一部分贫困华人。仁济医院每年均要向工部局汇报每年免费收治贫困华人的数量，已见前述。

而对比工部局对仁济医院和公济医院的管理方式，我们又可以看出，工部局对所选择的非局属医院，其管理方式和力度也有所区别。对于主要收治欧洲侨民的公济医院，无论是在资金支持还是在管理上，力度都要大得多。工部局不仅多次解决了该院的债务危机，还通过董事参加医院理事会，参与医院的管理。医院的重大决策，尤其是财政上的重大决策，均须由工部局核准方可实施生效。而对于致力于收治华人的仁济医院，不仅在资金支持力度上要小得多，甚至在该院遭遇经济危机时，工部局也不愿过分卷入，担心会因此承担过多的责任。这种明显的差别待遇，清楚地显示出工部局在公共卫生管理上完全偏向于外国侨民的利益。

其次，对于局属医院，工部局则包揽医院的一切事务。在上海租界这样一个人口密集、五方杂处的现代都市中，预防和隔离治疗传染病，以阻止传染病大范围流行，从而最大限度地保障居民的生命健康，是一个政府义不容辞的责任。而且除却政府，任何个人或社会团体都不足以承担起这一重责。正是在这种状况下，工部局必须创办自己的传染病医院和职员医院，因为这是已有的非局属医院无力承担的责任。也正因为这样，工部局亦必须全权负责这些局属医院的经营和管理。在财政上，局属医院的收支由工部局公共卫生处和财务处核准，工部局对其盈亏负责。人事方面，医院的医生和护士均为公共卫生处职员，换句话说，医院的日常管理由公共卫生处直接负责，而非间接监管。

总的来说，从对局属医院和非局属医院的不同管理方式和力度可以看出，19 世纪末 20 世纪初以来，就关注的事务来说，局属医院所承担的传染病防治事务，是工部局医疗卫生管理关注的重点；被工部局纳入管理体系的非局属医院，其所提供的公共医疗资源，也集中于传染病人的收治方面。就关注的群体来说，外侨的健康是工部局最为重视的。但是，在"华洋杂居"的状况下，工部局也无法忽视华人传染病人的救治，这在客观上促成了诸如华人隔离医院等专门收治华人的传染病院的创办，以及工部局对仁济医院、同仁医院等主要收治华人的医院的资助。

第九章　工部局对医护人员及药品的管理

1898 年之后，通过创办和经营局属医疗机构以及管理非局属医院，工部局初步构建起了租界内的公共医疗服务体系。在这些近代医疗机构逐渐在租界内落地生根的同时，具备近代医学知识的医生、护士、药剂师等也逐渐从世界各地（主要是欧美）会聚上海，他们与中国社会已有的中医、草药医生、游医等，成为租界公共卫生服务的直接承担者。从现有资料来看，租界外侨的公共医疗事务主要由具备西方医学知识的医疗人员负责，故工部局的关注点也主要放在这批人身上，对于中国传统社会的中医、草药医生等则很少关注。其时，租界内的西式医疗从业人员，一部分受雇于工部局，在工部局局属医疗机构中服务；另一部分，要么在私营医疗机构中从业，要么从事私人开诊或护理业务。① 限于资料及篇幅，本章不对所有医疗从业人员的管理进行逐一分析，主要选取医生及护士为对象，考察工部局对他们的管理，以探析其对医疗从业人员的一般性管理政策。在医药方面，开埠之后，西方近代化学药物及近代医学仪器渐次传入中国，与本土中国的草药等构成了医患群体消费的主要对象。本章也尝试对工部局的药品管理加以考察。

第一节　医师注册的尝试

上海开埠之初，即有传教医生如雒魏林者来沪开业行诊。早期的西医主要由外籍医学传教士构成，之后为谋生获利而来华的外籍医生逐渐增多。1900 年以后，特别是中华民国成立后，随着海外留学的医学生相继归国以及国内西医学校的创办，众多接受西方医学训练的华人医生亦加入西医队伍，改变了上海西医界由外籍医生"一统天下"的格局。②

---

① 例如麦克劳德医生、米尔斯医生即隶属于百医生诊所，这个诊所长期负责工部局职员的医疗事务。至于护士，很多则隶属于上海私人护士协会。

② 尹倩：《近代中国西医群体的产生与发展特点》，《华中师范大学学报》2007 年第 4 期。

据民国医师朱席儒、赖斗岩统计，1935 年全国共有西医 5390 名，在上海开业或供职者即达 1182 人，约占总数的 22%。[①]

在沪开业或供职的西医，虽都声称接受西方医学的熏陶，但其成分复杂，医术与医德亦良莠不齐。据现有材料，至 1900 年以前，无论是工部局还是中国政府，对于西医皆持放任不管的态度。[②] 反观西方国家，在历经 400 多年的努力之后，至 19 世纪中叶，已大体建立了规范医生行业的现代执业医师注册制度。[③] 如果对比工部局在其他公共卫生事务管理上的积极作为以及其对于西方卫生行政亦步亦趋的追随，其对于西医管理的长期不作为，实在令人费解。

一　西医管理之动议

工部局对西医管理的尝试，始自 1902 年。医师管理的问题，最初是随着卫生官对租界内生死统计及传染病报备问题的关注而提出的。1902年，鉴于租界内人口日繁，大大增加了传染病流行的概率。卫生官史丹莱提议修订租界《上海洋泾浜北首租界章程》附律中关于公共卫生的条款。[④] 为了让传染病报备制度得到更有效的执行，卫生官称："对具备资

---

① 朱席儒、赖斗岩：《吾国新医人才分布之概观》，《中华医学杂志》第 21 卷第 2 期，1935 年。朱、赖二人的统计，除利用南京国民政府卫生署报告外，还参考了上海公共租界医师注册名录及中华医学会等几家医学团体的会员名录，虽仍有遗漏，但应算得上是当时最为精准的西医人数统计。

② 实际上，清末即有个别地方官，如江宁知府柯逢时、两江总督端方，曾先后尝试对当地的医师进行考核评定，但政策均未能得以延续。1910 年代的北京政府和广州的"南方政府"也先后设置机构并颁布过管理医师的条例，但因种种原因未能确实得以实施。参见胡勇《民国时期医生之甄训与评核》，《浙江学刊》2008 年第 5 期，第 89 页；朱英、尹倩《民国时期的医师登记及其纷争——以上海地区为考察中心》，《华中师范大学学报》2009 年第 5 期。关于国民政府对外籍医师的管理，参见龙伟《论南京国民政府初期对外籍医师的监管》，《历史教学》（高校版）2008 年第 12 期。

③ 参见〔英〕威廉·F. 拜纳姆《19 世纪医学科学史》，曹珍芬译，复旦大学出版社，2002，第 74 页。关于英国近代医生注册制度演进的研究，参见王艳《近代早期英国医生职业的变迁》，硕士学位论文，吉林大学，2007。

④ 史丹莱建议附律中应增入"传染病强制报告"一条："应时常要求每一位外科医生或助产士将其收治的天花、霍乱、伤寒、斑疹伤寒、白喉、猩红热、肺结核、鼠疫、炭疽、鼻疽、麻风病、狂犬病、脚气病以及其他任何传染病立即通知卫生官，其书写的书面通知应包括病人的名字、地址以及所患何病。……如果该医生或者房屋屋主或者亲属不进行报告，则会对其疏忽进行惩罚或处以每天不超过 10 元的罚款。"参见《上海公共租界工部局 1902～1938 年制订交通运输和卫生管理的规则》，U1-16-184，第 2 页。

格的医学人员（Medical Man）的注册和罚款很明显对于获得可靠的报备和对传染病人进行强制隔离非常关键，会使这些医学人员的中国病人免于庸医之害，而这些庸医没有被强制要求报备病人情况。"① 董事会议决通过了这一提议，但是在次年的纳税人特别会议上，却因未达到法定到会人数而搁浅。1906年，该提案再次提交纳税人特别会议讨论，亦因同样原因而被搁置。② 尽管卫生官有意管理租界内医生，但直至20世纪20年代初，工部局始终未采取有效措施对租界内医生加以监管。及至1922年，工部局在领事团的压力下试图管控租界毒药销售时，公共卫生处长才再次提出了监管医生的问题。

　　1922年7月，租界内一名荷兰籍妇女因服用毒药而身亡的消息引起了驻沪领事团的注意。在领事团的压力之下，董事会着手处理此事，为此委派了一个毒药销售委员会考虑此事。该委员会于当年10月向董事会提交了一份报告。与公共卫生处长的看法一致，他们亦认为毒药须凭具备资格的医生所开的处方才能获得。为了确保医生为具备资格者，则应要求租界内医生实行登记注册。③ 公共卫生处长声称，"医师的注册对于有损健康药物及毒药法规的执行非常关键，同时对于卫生处日常职责的合理实施，比如出生和死亡登记，传染病报备等以及疾病预防工作，也非常重要"。④ 经过讨论，该报告于1924年7月16日获得董事会一致通过，⑤ 并准备将其提交纳税人会议讨论。但据1926年总办给公共卫生处

---

① 《有关医师登记工作的早期历史（尤指开业）1902～1929》，U1-16-878，第6页。

② 《上海公共租界工部局1902～1938年制订交通运输和卫生管理的规则》，U1-16-184，第54页。Isabella Jackson认为这两次失败是由于某些保守的纳税人不同意此一方案而故意不到场参会，致使开会人数达不到法定人数。参见Isabella Jackson, Managing Shanghai: the International Settlement Administration and the Development of the City, 1900-1943。1910年上海暴发腺鼠疫，纳税人特别会议才勉强通过该议案，不过将该条中所规定的须强制报告的传染病限于鼠疫一种。参见《工部局董事会会议录》第17册，1910年11月18日特别会议，第695页。

③ 卫生处长的意见，参见《工部局董事会会议录》第22册，1922年8月2日，第584页。毒药销售委员会报告，参见"Commission on Sales of Poisons," *Municipal Gazette*, November 29, 1923, U1-1-988, pp. 405-408。

④ 《关于工部局卫生处实施开业医生自愿注册（1923～1930）的历史概要等材料》，U1-16-879，第15页。

⑤ 在该次会议上，董事会还议决："规定只有经注册登记的开业医生签名的药方才能配药，使成为他们必须领取执照的条件。"参见《工部局董事会会议录》第22册，1924年7月16日，第686页。

长的信函，工部局董事会未能说服纳税人会议通过关于此项内容的公共卫生立法，因此，工部局未能获得强制租界内从医人员（包括医师、药剂师、助产士等）注册的权力。①

由于无法谋求实施强制注册的法律权限，公共卫生处长戴维斯"建议最终通过某种形式的自愿注册来达到目的"。② 这一想法得到了董事会的支持，其立即授权公共卫生处长与上海某些较有威望的医学团体联系，以期能与他们合作，在租界内实施医师自愿注册。③ 经过反复协商，6 个医学团体于 1927～1928 年先后同意与工部局合作，帮助工部局在租界内推行医师注册。同时，为了取得两租界的一致行动，工部局还自 1928 年起多次向上海法租界当局去信，商讨合作事宜。但不知何故，法租界公董局一直对此事采取拖延敷衍的态度。1930 年，法租界开始自行实施医师强制注册。这令工部局大为光火，决定立即开始实施医师自愿注册。④由此，断断续续商讨了近 30 年的医师注册制度才正式在租界内实施。⑤

值得注意的是，工部局实施医师自愿注册的主观目的并非主要是剔除庸医、整顿和规范上海的医师队伍。其实施医师注册主要是为了保证租界内的公共卫生管理事业，尤其是生死统计和传染病报备工作能够顺利开展。再进一步来说，工部局之所以如此重视生死统计和传染病报备，其最终目的还是防止传染病的暴发和蔓延危及在沪外侨的生命安全，同时，其最重要的目的是要维持远东商埠——上海的商业贸易能正常进行。因此，从主观目的来说，工部局实施的医师注册与同时期的华界政府所实施的强制注册是有很大差别的。

---

① 《关于工部局卫生处实施开业医生自愿注册（1923～1930）的历史概要等材料》，U1－16－879，第 19 页。纳税人大会之所以不愿批准新的公共卫生立法，很大程度上是因为当时正值中国国内收回利权运动兴盛之时，上海外侨不愿过分刺激华人的情绪。

② 《有关医师登记工作的早期历史（尤指开业）1902～1929》，U1－16－878，第 41 页。

③ 这些医学团体包括：The Shanghai Medical Society（上海医学会）、The China Medical Society（博医会）、The National Medical Society（中华医学会）、The Japanese Medical Society（日本医学会）、The German Medical Society（德国医学会）和 The Russian Medical Society（俄国医学会）。

④ "Schedule of Matters Settled since the Committee's Last meeting," Minutes of Health Committee, 1924—1935, U1－1－124, p. 150.

⑤ 除了立法上的困局，当时中国国内不稳定的政局，尤其是其时中国人民掀起的反帝爱国运动，以及长江流域的战乱，亦是工部局无法开展医师注册的原因。参见《有关医师登记工作的早期历史（尤指开业）1902～1929》，U1－16－878，第 28 页。

二　自愿注册之实施及成效

经反复商讨，上海医务委员会（Shanghai Medical Board）终于在
1930 年成立，专门负责租界内医师自愿注册事务。其成员共 9 人，由公
共卫生处长与各医学团体代表组成。[①] 1931 年 3 月 11 日，工部局公布了
经该委员会讨论通过的医师自愿注册章程，并决定自 4 月 1 日起生效，
上海医务委员会亦于该日开始医师注册工作。[②]

医师自愿注册章程对于医师开业资格、注册医师权利及义务有详细
规定。对于开业医师的资格，章程规定："凡执有欧洲、北美合众国、英
吉利殖民地、南美洲、中国或日本之任何医学校牙医或兽医学校之医科
学位、文凭或执照，经各该国当局承认者。倘系外侨，须经该管领事承
认。倘系华民或无该管领事之外侨，须经国民政府卫生署承认。"[③] 如果
申请注册之人未获得医学教育证明，则由医务委员会对其资格进行判定。
注册费两元，为市政机构服务的医师，则免收注册费。登记医师之名册
自 1931 年起每年至少刊布一次。[④]

在享有的权利方面，凡是在医务委员会注册的医师，有权使用工部
局实验室提供的化验服务（某些关涉公共卫生的实验甚至可以免交化验
费）。同时，业经注册的医师可以在工部局所开设的医院内开诊。对于主
动报告租界内传染病病例的注册医师，每报告一起病例，可得酬金
一元。[⑤]

---

① 宝德力医师，代表上海医学会；青木医师，代表日本医学会；柏德医师，代表德国医
　学会；牛惠生医师，代表中华医学会；达尔烈医师，代表俄国医学会；欧哈喇医师，
　代表工部局；博医会（上海分会）代表。后增入上海医师公会代表徐乃礼，再加上公
　共卫生处长朱尔登，在 1931 年正式履职时其人数为 9 人。参见《营业医师、牙医及兽
　医注册计划》，1931 年 3 月 11 日，《工部局 1931 年公报》（中文版），U1 – 1 – 1010，
　第 141 页。
② 《营业医师、牙医及兽医注册条例》，1931 年 3 月 25 日，《工部局 1931 年公报》（中文
　版），U1 – 1 – 1010，第 151 页。
③ 《营业医师、牙医及兽医注册条例》，1931 年 3 月 25 日，《工部局 1931 年公报》（中文
　版），U1 – 1 – 1010，第 151 页。
④ 《营业医师、牙医及兽医注册条例》，1931 年 3 月 25 日，《工部局 1931 年公报》（中文
　版），U1 – 1 – 1010，第 151 页。
⑤ 《营业医师、牙医及兽医注册条例》，1931 年 3 月 25 日，《工部局 1931 年公报》（中文
　版），U1 – 1 – 1010，第 152 页。

　　在享受权利的同时，租界内注册医师也必须履行相应的义务。注册
章程要求注册医师如获知有出生或死亡之人，须在 24 小时之内向工部局汇
报。而一旦所诊视的病人确定罹患传染病，也须在 24 小时内予以报告。此
外，如医师的个人信息有所变动，也须及时告知医务委员会注册员。①

　　医师自愿注册章程颁布后，工部局即在报章上刊登布告，请求租界
内医师尽快注册。② 1931 年 8 月，工部局首次刊布了该年度《医师、牙
医及兽医注册名录》，列在名录上的有：营业医师 500 名，牙医 96 名，
兽医 12 名，以及经上海市政府发给执照而被认为属于营业医师的若干名
"中医"。③ 而一年之前，在公共卫生处备案的医师，则仅有 214 名。④

表 9 – 1　1931～1939 年工部局历年注册名录中登载医师人数

单位：人

年份	营业医师	牙医	兽医	中医	印医
1931	500	96	12	未做统计	–
1932	606	115	14	33	–
1933	783	148	19	58	–
1934	904	137	19	67	–
1935	1005	167	19	100	–
1936	1098	176	22	133	–
1937	1149	185	22	145	3
1938	1536	190	23	306	3
1939	1953	256	26	407	3

注：1. 1937 年起，工部局承认经印度政府颁发执照的印度医生，并将其列入注册名录中。
2. 1938 年注册医师人数猛增，当是由于上海华界的沦陷导致大量人口涌入租界。
资料来源："Public Health Report," *Report for the Year 1931 – 1939*, U1 – 1 – 944—U1 – 1 –
952。

　　从表 9 – 1 中可以看出，注册人数年年增加，证明工部局实施的医师

① 工部局规定，凡是未经注册医师签核的出生或死亡证明，工部局以后一律不予承认。
　 参见《营业医师、牙医及兽医注册条例》，1931 年 3 月 25 日，《工部局 1931 年公报》
　 （中文版），U1 – 1 – 1010，第 152 页。
② 《布告第 4080 号：为营业医师、兽医及牙医注册事》，1931 年 5 月 6 日，《工部局 1931
　 年公报》（中文版），U1 – 1 – 1010，第 246 页。
③ "Public Health Report," *Report for the Year 1931*, U1 – 1 – 944.
④ "Public Health Report," *Report for the Year 1930*, U1 – 1 – 943.

自愿注册制度的确取得了相当不错的成效。但这并不代表租界内的医师登记注册就进行得一帆风顺，租界内仍然有很多行医者不愿前往工部局登记注册。1933年，工部局处理了多起医师未注册事件，兹举其中几例于下。

1933年4月，工部局得知一位名叫George Philip Wirth的死者未经合格手续而下葬，遂致函上海万国殡仪馆负责人（The International Funeral Director of China），称该侨民的死亡证明是由一位未在工部局登记注册的医师所签发，根据医师自愿注册章程第17条，工部局对此证明不予承认。后经双方协调，同时为照顾死者家属的情绪，工部局不得不做出让步，允许此次收殓，但告诫万国殡仪馆下不为例，并重申将严格执行注册章程第17条。[①]

同年5月，工部局公共卫生处收到上海自然疗法研究所（The Shanghai Institute of Natural Therapeutics）的来信。在信中该所负责人声称，其使用工部局实验室化验服务的申请遭到公共卫生处长的拒绝，他明白原因是该所的医师未在工部局进行注册，但是请工部局看在该所从事的研究有利于公共利益的份上，允许该所使用实验室的化验服务。[②] 经医务委员会及工部局公共卫生委员会讨论议决，"不得接受未经注册医师使用实验室请求病理学检验的请求"。[③]

可以看出，对于未注册的医师，工部局并没有直接对其进行处罚，而是利用一些实际的利益去诱使医师注册。例如，不承认未注册医师签发的出生或死亡证明、允许注册医师使用工部局实验室及可以在工部局局属医院开诊等，都是工部局所使用的刺激或鼓励办法。诚然，这些办法对于让更多的医师登记注册起到了一定的鼓励作用，但是，也不应过分夸大这些鼓励措施的作用。诚如一位公共卫生委员会委员Dr. Marsh所说，这些措施并非没有漏洞可钻，比如，未注册的医师可以拜托已注册的医师帮助他们申请使用实验室服务。[④]

除了很多医师不愿注册外，已有的注册也存在诸多问题。

首先，当时上海地区一市三政的局面使工部局医师自愿注册的效果

---

① Death Certificates Issued by Non-registered Practitioners, U1-4-611, p. 4.
② Laboratory: Refusal of Facilities to Non-registered Practitioners, U1-4-613, P. 13.
③ Laboratory: Refusal of Facilities to Non-registered Practitioners, U1-4-613, P. 11.
④ Laboratory: Refusal of Facilities to Non-registered Practitioners, U1-4-613, P. 4.

大打折扣。相较于上海特别市政府及法租界公董局所实施的强制注册，工部局所实施的自愿注册要温和得多，只需要拥有医校毕业证书即可，不再进行额外的考试认证。[①] 一松一紧的政策之下，必然会导致一些人趁机捡漏。公共卫生处长就曾在一份报告中提及，担心上海特别市政府及法租界的强制注册会使那些缺乏资格的医师转移到公共租界来开业行医，因此建议公共租界也实施强制登记。[②] 而事实上，也的确存在大量医师在公共租界注册而不在上海市卫生局注册的情况。上海同德医学院院长、上海医师公会副主席庞京周就曾提到，一位上海医院的实习人所招收的门人千方百计弄了一张文凭，又恐文凭没有价值，于是请上海医院的创始人李平书予以鉴定。[③] 1935 年，在工部局登记的 945 名医师里，在南京国民政府卫生署登记注册者只有 32 人，在上海市卫生局登记者也仅为 16 人。[④]

　　其次，在已登记注册的医师中也时常有违背工部局及其医务委员会意愿，甚至蔑视公共卫生处权威之事发生。1932 年 2 月 16 日，公共卫生处长致信一位已在工部局注册的医生 R. Holpe，告知他在报纸上所刊登的广告不符合注册章程第 19 条规定，[⑤] 希望他能将该广告予以撤销。但是这名医师不仅拒绝遵守工部局的要求，反而委托律师写信给工部局予以驳斥：在巴西、法国、德国等其他国家，这样做并不违背医学道德。该律师还表示：工部局所任命的医务委员会只有咨询注册的权力，而并无干涉医生行医方式的权力。[⑥] 不仅如此，R. Holpe 还将他与工部局的往来通信刊布。这极大地刺激了工部局及其医务委员会。为了加强对已注册医师登广告的控制，当年，医务委员会经商讨，拟定了注册医师广告

---

① 关于公共租界、上海华界及法租界医师登记注册标准之比较，参见朱英、尹倩《民国时期的医师登记及其纷争——以上海地区为考察中心》，《华中师范大学学报》2009 年第 5 期，第 84～90 页。

② 《上海公共租界工部局卫生处关于医院、医师管理文件》，U1-16-2819，第 28 页。

③ 庞京周：《上海市近十年来医药鸟瞰》，《申报》1933 年 7 月 17 日，第 15 版。

④ 《上海公共租界工部局总办处医师注册登记》，U1-4-614，第 52 页。

⑤ 注册章程第 19 条规定："凡依照本条例注册之医师等，如经证明犯有重大罪过，或经本委员会调查，认为在业务方面有不名誉之行为者，本委员会得在注册簿内将其除名。"参见《营业医师、牙医及兽医注册条例》，《工部局 1931 年公报》（中文版），1931 年 3 月 25 日，U1-1-1010，第 151 页。

⑥ Medical Registration Regulations, U1-4-607, p. 176.

法规。该法规规定：除了在上海新开业的医师或者离开后来返回上海的医师外，其他医师不得在报纸上随意刊登广告。广告内容限于医师的名字、学位、地址、电话及开诊时间，且刊登时间为两周。[①] 1934 年，该法规被正式增补入医师自愿注册章程中，此后一直得以实施。[②] 针对 R. Holpe 的挑衅，公共卫生处长声称："除非我们让惩罚足够严重，否则我恐怕关于登广告法规的章程将几乎不对本地医生起作用。"该年 12 月，公共卫生处长写信告知总办，根据注册章程第 19 条，已将该医师从注册名录中除名。可是除了将该医师除名之外，工部局对其无计可施，R. Holpe 仍继续在公共租界内开业行医。

此外，中国当时尚未有专门的中医学校，因此，西医的登记标准对于中医来说根本行不通。对此，医务委员会采取的对策是：直接对领有上海市卫生局执照的中医资格予以承认，而不另作资格认证。[③] 从表 9 - 1 可以看出，在工部局注册名录上的中医数量远远低于西医。这一措施固然是规避了医务委员会成员中并无中医委员的劣势，但是也遗留了很多隐患，中医在租界内长期得不到有效监管。当然，也许工部局也并不在意。

尽管医师自愿注册取得了不俗的成绩，但总的来看，并不成功。它没有达到规范医疗市场的目的，整个 20 世纪 30 年代，庸医害人问题一直困扰上海各市政当局。更为重要的是，工部局原本想借由控制医师来加强租界内生死统计及传染病报备，但其效果似乎也不理想。医师报备传染病，工部局给以酬金这一制度早已实施。在医师自愿注册实施前的 1930 年，经医师自愿报备的病例占工部局当年所统计的传染病病例的 28％。[④] 笔者暂时还没有找到之后年份传染病报备的比例统计，但从公共卫生处长此后的年度报告以及 1941 年上海医务委员会讨论记录可以推测：实施医师自愿注册后，传染病报备病例虽有所增加，但数量应该不大。[⑤] 因

① Medical Registration Regulations, U1 - 4 - 607, p. 176.

② "Notification 4494: Regulations Regarding Advertising," *Municipal Gazette*, July 20, 1934, U1 - 1 - 999.

③ 《上海公共租界工部局卫生处关于医院、医师管理文件》，U1 - 16 - 2819，第 34 页。

④ "Public Health Report," *Report for the Year 1930*, U1 - 1 - 943.

⑤ 《上海医学委员会订立医士规则（临时）、采用医士登记注册等事》，U1 - 16 - 883，第 39 ~ 40 页。

此，无论对工部局卫生部门还是租界普通居民来说，这种非常令人不满意的状况都亟待改变。

三　强制注册之讨论及实施

如前文所述，关于实施医师强制注册的议案，早在 20 世纪 20 年代，毒药销售委员会就提出过，可惜没有获得纳税人会议的通过。20 世纪 30 年代医师自愿注册制度实施以后，无论是医疗市场本身的规范还是租界内的生死统计和传染病报备，都未达到令人满意的效果。鉴于法租界和华界所实施的强制注册，一直希望在公共卫生管理上走得更远的公共卫生处长及医务委员会委员们再次呼吁在租界内实施医师强制注册。他们的呼声得到了部分租界居民的响应。

1933 年 1 月初，有感于租界内一些医师或庸医胡乱刊登广告、不听从委员会劝阻，医务委员会议决："除非实行强制注册，否则无法制止租界内的庸医随意登载广告。"① 该决议获得工部局公共卫生委员会同意，随即，公共卫生处长将此决议上报工部局总办，请求董事会考虑尽快实施强制注册。与此同时，多家中、英文报纸刊发消息，声援医务委员会的决议或为其造势。② 3 月，总办兼总裁费信惇回复称，由于目前还无法正确评估医师自愿注册的效果，同时，他估计多数纳税人将会反对将强制注册的权力纳入《上海洋泾浜北首租界章程》及其附律，故暂时对此不予考虑。③

除了声援和支持医务委员会的决议外，也有一些报纸致力于报道和

---

① 《上海医学委员会订立医士规则（临时）、采用医士登记注册等事》，U1 - 16 - 883，第 2 页。

② 例如，《大陆报》（*The China Press*）在一篇题为 "The Shooting of Doctors" 的文章中谈及了强制注册的好处。参见 *The China Press*, January 14, 1933。《申报》刊发《公共租界拟行医师强制登记》一文，将只经由公共卫生委员会同意但尚未得到董事会认可的消息公之于众。参见《申报》1933 年 2 月 7 日，第 16 版。类似报道亦见 "Compulsory Registration of Local Medicos Likely," *The Shanghai Times*, February 7, 1933; "Registration of Doctors: Move to Protect Public from 'Quacks' Medical Board Pass Resolution," *The Shanghai Times*, Feruary 7, 1933; "Letters to Editor: Compulsory Medical Registration," *The Shanghai Times*, February 10, 1933; "Need for Control," *The North-China Daily News*, February 13, 1933; 等等。

③ 《上海医学委员会订立医士规则（临时）、采用医士登记注册等事》，U1 - 16 - 883，第 9 页。

揭露租界及上海存在的庸医误人之事，呼吁工部局尽快实施强制注册，以此遏制庸医行医。1933 年 1 月 20 日，《上海泰晤士报》上的一篇文章批评上海的医学行业缺乏统一的行业道德标准，与大不列颠及美国相比，也没有任何一个可以对医师进行严格监管的机构。[①] 另一篇报道声称，上海充满了不道德的庸医，这主要是由于租界里不同国籍的人遵守不同国家的法律。同时，作者还列举了两个例子，证明上海庸医盛行的一个重要原因是缺乏行业监督和自律。[②] 此外，一些医学团体也就庸医误人问题多次向工部局发函，敦促实施强制注册。[③] 上海医师公会会员崔光济医师甚至多次给公共卫生处长写信，并亲自草拟了相关法令上呈。[④]

尽管自 1933 年起，租界内要求实施医师强制注册的呼声不断，但对于这些呼吁和请愿，工部局董事会的回答始终是："惟欲取缔或禁止不合格之医师，在本局既无特订之市政法规足资根据，而在中国刑法之内，对于无医师资格而行医之人，亦无应认为犯罪之规定。"[⑤]

董事会的答复可谓一语中的。公共租界的外国侨民，大多数均享有治外法权，他们遵循本国法律，其民、刑事案件由领事法庭予以判决。而个别未设驻沪领事的国家的侨民，则须遵守中国法律。因此，在法理上来说，工部局作为一个市民自治的市政管理机构，在没有《上海洋泾浜北首租界章程》及其附律授权的情况下，无权惩治和处罚享有治外法权的外国庸医。而中国政府一方，尽管实施医师强制注册，但也无相应的律法用以处置"不具有资格的医生"。1936 年，经工部局捕房送上海市特区法院受审的江湖医生，只有 4 人受到了处罚，且其中 3 人处罚较轻，只有 1 人因致人死亡而被判死刑。而让他们受到处罚的罪名则是欺

---

① "Medical Ethics in Shanghai," *The Shanghai Times*, January 20, 1933.

② "Shanghai Infested by Unprincipled Quacks," *The China Press*, January 23, 1933. 在这篇文章中，作者谈到了两起正规医师包庇纵容庸医的例子，其一是一名德国医师的司机在离职后，与租界内的一名理发师合开了一间眼科诊所，将其接收却不能医治的病人转给该医师治疗，而该德国医师为了挽救病人生命，不得不替其司机收拾烂摊子；其二是一名在上海的开业医师借钱给一名来自印度的奥地利籍医师开业，后该医师从奥地利驻沪领事处得知该奥地利医师并非合格医师，但是为了能收回自己借出的钱，该医师并未举报这名奥地利医师。

③ 《对无执照的医师加以控制》，U1 - 16 - 890，第 3 页。

④ 《上海公共租界工部局总办处关于强制医务人员登记注册事》，U1 - 4 - 605，第 9 页。

⑤ 《对无执照的医师加以控制》，U1 - 16 - 890，第 9 页。

诈，而非缺乏行医资格。① 可以说，缺乏法律权限是工部局实施医师强制注册的关键，它的解决与否才真正关系着医师注册能否进一步推进。而这一问题的解决，则迁延至 20 世纪 40 年代初期。

1937 年八一三事变后，日军占领上海华界，大量人口涌入租界，加剧了租界内卫生管理的紧张形势。战事爆发使医疗问题、生死统计及传染病报备问题更为凸显，因此，规范医师行医以及加强传染病报备变得更为迫切。1940 年，公共卫生处长再次致函董事会，请求在来年 4 月的纳税人特别会议上提出关于修订医师强制注册的附律的提案。② 董事会任命了一个三人特别小组委员会讨论其可行性并起草附律草案，以便提交公共卫生委员会和董事会进行审核。③ 1941 年 4 月 27 日，纳税人特别会议同意增补新的附律以及对原有附律第 34 条进行修订，随后，医师强制注册制度得以在公共租界内开始实施。增加的附律第 43 条明确规定：租界内医师、牙医、助产士等欲在租界内行医之人必须在工部局注册，否则将处以 200 元以下罚款。第 44 条和 48 条分别规定：注册医师发现传染病例以及死亡人员，须在 24 小时内报告卫生官，如有延迟，将处以每天 10 元以下罚款。④

将医师强制注册以附律形式确定下来，并赋予工部局直接处罚医师的权力，工部局公共卫生处在医师注册问题上不再束手束脚。对于不愿注册的医生，公共卫生处可以动用捕房力量强制其不得在租界内行医。对于已注册的医生，公共卫生处可以要求其无条件进行传染病报备。对于被注册名录除名的医师，其签发的防疫注射证明、死亡证明等一律无效，且公共卫生处可以以此对该医师进行起诉。

医师强制注册制度历经千辛万苦终于得以实施，但是留给公共卫生处长朱尔登的时间却不多了，他甚至没有来得及验证这一政策的实际实施效果。1941 年 12 月 8 日，太平洋战争爆发，日军随即进驻租界并接管了工部局，1943 年，公共租界取消，工部局亦正式结束了对市政及公共

---

① 对于无照医师的处罚参见《对无执照的医师加以控制》，U1 - 16 - 890，第 5 页。

② 《上海医学委员会订立医士规则（临时）、采用医士登记注册等事》，U1 - 16 - 883，第 37 页。

③ Minutes of Health Committee, 1938—1941, U1 - 1 - 126, pp. 141—144.

④ "Proposed New Bye-Laws and Amendments to Bye-Laws XXX and XXXIV," *Municipal Gazette*, March 3, 1941, U1 - 1 - 1006.

卫生事务的管理。

第二节 专业护士的引入和管理

虽然护理的历史几乎与人类的历史一样悠久，但专业护士却是一个较晚出现的职业。19 世纪中叶，弗洛伦斯·南丁格尔（Florence Nightingale）在英国创办第一所专门的护士培训学校。1887 年，芬威克（Fenwick）倡议成立世界上第一个护士团体——英国皇家护士协会。在这之后护士才逐渐成为一种具备专业知识的职业群体。[①] 据统计，至 19 世纪末期，英国护士学校已培养出 1000 余名学员。[②] 南丁格尔的护士培训模式被欧亚大陆许多国家借鉴之后，欧美各国的护理工作和护士培训迅速发展，具备专业知识的护士开始逐渐取代之前不专业的护理人员，成为护理业的主力军。

让我们将目光投向上海。开埠之前的上海，同西方一样，患病华人的护理主要依靠其家人。租界辟设早期，自西洋来华的外国妇女人数极少，故其时仁济医院主要聘用经简单培训的华人妇女和男士承担医院护理事务，公济医院则由来自西方的天主教修女照料病人。《北华捷报》评论道：修女们的护理工作赢得了侨民们的尊敬和赞誉，但她们无一例外都缺乏专业而系统的专业护理知识。1884 年，美国护士麦克奇尼（Elizabeth M. Mckechnie）率先在美国基督教会创办的上海妇孺医院开展近代护理工作，并于 1887 年首次开办护士培训班。这被认为是中国近代护理教育的开端。[③] 但是，直至 19 世纪末，租界内西式医院仍没有普遍使用专业护理人员。鉴于此，工部局决定推进专业护理工作在上海的发展。

[①] 关于护理业的发展历史，详见 Isabel M. Stewart and Anne L. Austin, *A History of Nursing from Ancient to Modern Times*, *A World View*, G. Putnam's, 1962；王琇瑛编著《护理发展简史》，上海科学技术出版社，1987；马冬玲《进步与妥协：西方护理职业化中的性别建构》，《妇女研究论丛》2011 年第 4 期。在前近代，护理工作主要由家庭成员承担。在家庭之外，则由一些宗教慈善人士，譬如修女负责。此外，在欧洲的一些济贫所及医院内，也有一些底层仆役承担护理工作，但他们同时亦负责济贫所或医院内的一些"脏活"。

[②] 王琇瑛编著《护理发展简史》，第 27 页。

[③] 邓铁涛、程之范主编《中国医学通史》（近代卷），人民卫生出版社，2000，第 213 页。

一　招募及管理局属护士

19 世纪，英帝国的米字旗飘扬于世界各地，到海外工作对于英国人来说已不再是什么新鲜事了。据统计，1815～1914 年，英国有 1700 万人前往海外工作，中国也是目的地之一。[①] 当时很多英国报纸把中国描述得相当理想，很多英国人认为到中国工作要比在国内或其他海外地区薪水更高，获得晋升的机会更多，竞争也不像在国内那么激烈。[②] 这样一种就业氛围，为工部局从英国招聘专业护士提供了条件。

1895 年，工部局董事会打算在租界内设立一小型护理院，拟首先从英国国内雇请 3 名护士为租界侨民提供专业护理服务。这一议案在次年 3 月的纳税人会议上获得批准。[③] 工部局遂授意其伦敦代理人约翰·普克公司（John Pook & Co.）委托海外护理协会（Overseas Nursing Association）[④] 招聘 3 名专业护士。1896 年 9 月，3 名护士抵达上海。[⑤] 至年底，3 名护士共护理了 10 人。[⑥]

工部局招募的护士均由海外护理协会从英国知名护士培训学校挑选，因此，工部局对于护士的专业资格问题并不太操心。但是，在上海这样的亚热带气候开展护理工作，对于工部局和英国护士来说，都没有什么经验。工部局首任卫生官亨德森曾著有《炎热气候下的护理》（*The Nursing in Hot Climates*）一书，详细介绍热带气候下的护理应注意的一些事项。在书中，亨德森建议对到热带气候地区工作的护士的年龄加以限制，并在护士离开英国之前进行医学检查。[⑦]

① Robert Bickers, *Britain in China: Community, Culture and Colonialism, 1900—1949*, Manchester University Press, 1999, p. 73.

② Robert Bickers, *Britain in China: Community, Culture and Colonialism, 1900—1949*, p. 76.

③ "Ratepayer's Meeting," *The North-China Herald and Supreme Court & Consular Gazette*, March 13, 1896, p. 407.

④ 海外护理协会成立于 1895 年，初名殖民护理协会（Colonial Nursing Association），1919 年改名为海外护理协会。该协会由英国殖民部成立，专门向海外英国侨民社区输送熟练护士。按照殖民部的要求，护士们均从英国知名护士培训学校中挑选。海外护理协会专门委派了一个护理委员会（Nursing Committee）负责挑选护士。海外护理协会的档案目前藏于牛津大学博德利图书馆（Bodleian Library）。

⑤ 《工部局董事会会议录》第 12 册，1896 年 10 月 21 日，第 566 页。

⑥ "Nursing Home," *Report for the Year 1896*, U1 - 1 - 909, p. 54.

⑦ Edward Henderson, *The Nursing in Hot Climates*, The Scientific Press Ltd., 1903, pp. 1—2.

从工部局实际招募的护士的情况以及 1922 年发布的护士服务规则来看,对于护士年龄的限定,工部局基本采纳了亨德森的建议。该规则规定,招聘的护士年龄应介于 25～35 岁,在签订聘用合同之前,须进行医学检查并进行天花、伤寒及副伤寒的预防注射。[①] 至 20 世纪 30 年代,工部局将局属护士分为两个等级:二护(丙)级〔Grade 2N(c)〕(亦称高级护士)和二护(丁)级〔Grade 2N(d)〕。工部局规定前者必须具有"双重资格",即既有普通护士资格,又受过产科、肺病、精神病、热病或公共卫生护理中的一种训练;后者则只要求具备普通护士资格即可。[②]

工部局的护士都实行聘用制,一般来说,聘约三年一签,如护士的工作获得认可,则可续约。[③] 招聘来的护士均为年轻女士,由于结婚、生病等种种原因,其流动性非常大。卫生官遂于 1913 年向董事会建议,今后所有的护士要签填 B 级聘书,即双方在任职期满前两个月通知对方是否续约。[④] 同时,新聘任的护士,若在第一个聘约期内辞职的话,须退还工部局为聘用她而支付的费用的 1/3 以及来沪的旅费。通过这种方式,工部局希望减少护士变动对于工部局医疗护理工作的影响及经济损失。

吸引欧籍护士来沪工作的最重要因素是较大的晋升空间及丰厚的报酬。工部局也的确对来自欧洲的护士开出了令人艳羡的条件。最初,工部局的护士只分为普通护士和护士长两级。随着护士人数的增多,工部局亦调整了护士的等级,以保证其能有更多的晋升空间。至 1932 年,工部局的护士等级包括护士长、助理护士长、高级护士、初级护士以及实习生,各院护士及实习生均由其护士长直接管理。1933 年,工部局局属

---

① "Municipal Nurses," Rules of Nursing Service, 1926—1939, U1 - 16 - 4195, p. 29. 这一护士服务规则是 1929 年应约翰·普克公司之请而重印,其首次发布于 1922 年 4 月 4 日。最早的护士服务规则发布于何时现不得而知。

② "Municipal Nursing Service," Rules of Nursing Service, 1926—1939, U1 - 16 - 4195, pp. 38—44.

③ 最初来沪的三名护士,首次与工部局签订的聘约即为三年。参见《工部局董事会会议录》第 14 册,1899 年 1 月 18 日,第 469 页。在 1922 年发布的工部局护士服务规则中,亦明确规定了聘约期限为三年。三年之后若工作满意,可续约。参见 Rules of Nursing Service, 1926—1939, U1 - 16 - 4195, p. 29.

④ 《工部局董事会会议录》第 18 册,1913 年 4 月 23 日,第 660 页。

护士共包括 3 名护士长、5 名助理护士长、37 名高级护士和一些初级护士。①

从晋升渠道来看，一般来说，华人实习生三年培训期满后，可申请成为工部局初级护士。而从欧洲招募来的护士则直接从初级护士做起，三年期满后如工作成绩良好，将有机会晋升为高级护士。要晋升至助理护士长或护士长，因为名额较少，故有一定难度。因此，对于那些无法再进一步晋升的高级护士，工部局则在薪资上给予补偿。

关于局属护士的待遇。首先，护士一旦聘定，工部局不仅为其负担前来上海的一等船票，而且自其启程之日起直至其到达上海之日止，按月支付其半薪。其次，护士抵达上海后，工部局即与其签订正式聘约，且为其提供免费的食宿、洗衣服务及医疗服务。至于护士的薪资，以1920 年前后工部局招聘的几名护士为例，她们所签订的首次聘约规定月薪均为 90 两。② 护士的月薪随着工作年限的增加而增长。1922 年护士服务规则规定了普通护士的月薪第一年至第三年为 100 两，第四年至第六年为 130 两，第七年至第九年为 160 两。③

当 20 世纪 30 年代护士被分为二护（丙）级和二护（丁）级后，工部局则规定前者的月薪自 120 两起，每年增幅为 5~10 两，月薪上限为180 两；至于后者，月薪则自 85 两起，每年增加 5 两，上限为 110 两。④以当时的汇率折算为英镑，则前者的月薪当在 10~15 镑；而后者则在7~9 镑。

对于那些无法再晋升的高级护士，工部局则设计了一个长期服务金（Long Service increase）制度予以补偿。也即是说，高级护士如在服务满6 年后无法晋级的话，则每月加发 30 两的长期服务金，使其薪资达到每月 210 两。⑤ 除月薪外，护士还可从她们上门护理服务的收费中提成 15%。

① "Municipal Nursing Service," Rules of Nursing Service, 1926—1939, U1 - 16 - 4195, p. 38.

② 这几名护士于 1919 年底及 1920 年初先后到达上海。参见 Municipal Staff: Personnel, U1 -
3 - 214, pp. 2—5；《上海公共租界工部局总办处关于护士 Miss J. V. Gregory、护士 Miss
C. E. Jones 的人事材料》，U1 - 3 - 315，第 1~45 页。

③ "Municipal Nurses," Rules of Nursing Service, 1926—1939, U1 - 16 - 4195, p. 30.

④ "Municipal Nursing Service," Rules of Nursing Service, 1926—1939, U1 - 16 - 4195, pp. 38—
44.

⑤ "Municipal Nursing Service," Rules of Nursing Service, 1926—1939, U1 - 16 - 4195, p. 39.

为了让护士能够长期服务，工部局为其设置了养老基金（Superannuation Fund）。职员每月存入其薪金的5%，工部局则为她们存入个人存入之额的双倍。当职员离职或退休时，则可领取其养老金和退休金。①

护士主要的职责是在工部局局属医院护理病人，同时，她们还应病人的要求提供上门护理服务，即地段护理（District Nursing Service）。随着更多的局属医院相继创办，对护士的需求增大，工部局除陆续从欧洲招聘护士外，自1901年起，工部局维多利亚护理院开始招收护士实习生，"希望通过为期三年的训练，使之成为专业的护士。工部局的设想是每年保持有3~4名实习生在院实习受训"。② 一开始，实习生并不领取薪资。1905年，鉴于申请实习生的人较少，以及为了更好地管理实习生，经警备委员会讨论，决定更改实习生聘任条件："她们须缴纳200元的保证金，在合同到期时会退还；但是如果合同由于董事会未认可而被撕毁，则保证金将被罚没。第一年、第二年和第三年的薪金分别为25两、30两、35两每月。"③ 三年实习期满后且取得合格护理资格证书的实习生，可由维多利亚护理院护士长推荐，晋升为工部局初级护士。1906年，即有一名实习生出任工部局护士。而这一年，工部局共有15名熟练护理人员及4名护士。④ 1912年起，工部局又开始招聘日本护士。截至1939年，工部局共有在编西方籍护士56名。

与工部局巡捕工作类似，工部局护士亦不时要与华人病人接触，尤其在华人隔离医院及华捕医院成立后，需要一批护士专门护理华人病人，这对护士的汉语能力提出了要求。但是，学习汉语在当时的外侨社区中被认为是有失身份的，只有下等白人才会去学习汉语。⑤ 为了鼓励护士学习汉语，工部局采取了恩威并施的手段。1908年，有4名护士开始学

---

① "Municipal Nurses," *Rules of Nursing Service*, 1926—1939, U1 - 16 - 4195, p. 30; "Municipal Nursing Service," *Rules of Nursing Service*, 1926—1939, U1 - 16 - 4195, p. 40.

② "Victoria Nursing Home," *Report for the Year 1901*, U1 - 1 - 914, p. 151. 工部局维多利亚护理院1901年录取了两名女士作为实习生。见《工部局董事会会议录》第14册，1901年7月11日，第595页。

③ 《卫生处关于护士试用、学汉语、辞职等人事问题给总办处的函件》，U1 - 2 - 807（5），第4页。

④ "Work of Victoria Nursing Home," *Report for the Year 1906*, U1 - 1 - 919, p. 190.

⑤ 张和声：《孤傲的"上海人"——上海英侨生活一瞥》，《史林》2004年第6期。

习中文，这是工部局档案中关于护士学习汉语的最早记录。[①] 1911 年，工部局发布了经修订的《工部局职员汉语口语学习章程》，强制巡捕和公共卫生处职员学习汉语，工部局专门聘请教员对其免费授课。教员须记录职员的出席情况并上呈各部门首脑及董事会。每半年对学习情况考核一次，每位职员都必须参加考试，考试成绩将作为评定奖金的依据。达到过渡水平（the temporary standard）者每月奖励 5 两，达到较低水平（the lower standard）者每月奖励 12 两，而达到较高水平（the higher standard）者每月奖励 24 两。但是，如果一名过渡水平奖金持有者未能在一年之内达到较低水平，则将被取消或减少奖金。[②]

二　与非局属护士的合作

工部局主要以行政手段对局属护士进行管理。而对于非局属护士，则主要依靠行业自律，工部局并不参与对她们的直接监管。1908 年创建的中华护士会[③]（Nurses' Association of China）在一定程度上担当了非局属护士监管人的角色。从现有资料来看，工部局与非局属护士的接触发生于一战期间。

1914 年，第一次世界大战爆发，欧洲主要国家卷入战争。在上海的很多侨民被征召回国参战，护士亦是战争急需的人员中的一种。战争的爆发让工部局的新护士招募困难重重。例如，1916 年，工部局欧籍护士有 7 人终止服务，却只有 4 名新护士入职。为了能让工部局的护理事业继续正常运转，工部局一方面增雇日本护士，当年增雇了 5 名日本护士并招纳了更多的实习生；[④] 另一方面，则开始与上海的私人护士协会合

---

① "Hospitals," *Report for the Year 1908*, U1 - 1 - 921, p. 83.
② 《卫生处关于护士试用、学汉语、辞职等人事问题给总办处的函件》，U1 - 2 - 807（5），第 11～12 页。
③ 中华护士会由美国基督教卫理公会护士信宝珠女士（Miss Cora Simpson）发起创办，初名"中国看护联合组织"，最初由于人员分散且多为兼职人员，作用不大。1914 年，该会在上海召开第一次全国护士会员代表大会，局面大为改观。该会在制定、统一、编译护士学校课程，组织全国护士会考，办理护士学校注册，颁发护士毕业证书等方面，做了许多有益的工作。值得一提的是，在这次会上，时任副会长的钟茂芳（又名马凤珍）将"Nurse"的翻译由"看护"变更为"护士"，并得到大会认可，此后一直沿用。1923 年，上海、北京、汉口、长沙等地先后成立分会，同时该组织更名为"中华护士会"。
④ "Victoria Nursing Home," *Report for the Year 1916*, U1 - 1 - 929, p. 77A.

作，充分利用非局属护士开展护理服务工作。

前文已述，工部局所办护理事业，包括住院护理及地段护理。1916年，为使国王女儿协会（King's Daughter's Society）在提供地段护理服务方面的优异工作不致停顿，工部局委派了一名工部局护士参与其工作。[①]工部局负责向国王女儿协会在虹桥路创办的疗养院提供牛奶和药品。[②]同时，似可推测，工部局派驻的护士在其中起着领导作用。1920年来沪的护士格雷戈里（J. V. Gregory）即于1923年7月出任国王女儿协会创办的虹桥路疗养院的护士长。[③]

另一个与工部局合作的机构是上海私人护士协会（The Private Nurse Association of Shanghai）。[④] 从1916年起，上海私人护士协会向工部局提供护士，工部局亦尽可能为该协会的护士提供住处，不过须缴纳一定的费用才能获得食宿，且要从其薪水中扣除5%作为管理费。针对护士的护理收费，工部局做了统一规定。[⑤] 在战争期间，工部局护士可从上门护理服务收取的费用中提成25%，而护士协会的护士的费用，工部局则并不扣留，仅仅是收取5%的管理费。1919年，护士协会护士护理的病人数为115人，数目远远超过了工部局护士护理的33人。诚如卫生官所说，"这种合作使护士和公众均获益"。[⑥]

第三节　药品监管的努力

除了前述的医院及医疗人员之外，工部局还试图对租界内的医药销售予以监管。对于工部局来说，其主要依靠西方医学来构筑公共医疗卫生体系，因此，如同医院和医疗从业人员一样，其主要关注的还是近代化学工业出现后所生产的西药。

---

① "Victoria Nursing Home," *Report for the Year 1916*, U1 - 1 - 929, p. 77A.

② "Public Health Nursing," *Report for the Year 1919*, U1 - 1 - 932, p. 143.

③ 《上海公共租界工部局总办处关于护士 Miss J. V. Gregory、护士 Miss C. E. Jones 的人事材料》，U1 - 3 - 315，第 19 页。

④ 该协会即为中华护士会上海分会。

⑤ 关于对护士膳宿的收费及护士护理服务的收费，参见 "Victoria Nursing Home," Report for the Year 1916, U1 - 1 - 929, p. 77A.

⑥ "Public Health Nursing," *Report for the Year 1919*, U1 - 1 - 932, p. 68.

　　西方近代化学药物的商品生产，始于 19 世纪初，著名的德国默克药厂即创办于 1827 年。西药最早由西式医院引入上海。1843 年仁济医院在租界内创设后，即向病人免费施诊舍药。其后，公济医院、体仁医院、同仁医院以及工部局局属医院等西式医院相继开设，诚如《申报》所言："凡泰西诸国医士接踵而来，药材集齐而至。"①

　　除了西式医院之外，西药最直接的引入者当数经营和生产西药的外国商行。据统计，至 1911 年，在上海的外国西药商行已达到 41 家，华人所开设的西药商行亦达到 29 家。这些商行主要分为三类：兼营西药进口业务的洋行、专营西药批零业务的药房和专营本厂药品产销的厂商。②其经营范围以西欧成药为大宗，其次为配方，此外还兼营一些国药、医疗手术器械、化妆品等。③ 此外，配制戒烟药亦是这些西药商行的生财之道之一。检视当时的中西文报纸，可以见到大量这类戒烟药的广告。④但实际上，这些形形色色的所谓戒烟药内大多含有从鸦片中提炼出来的吗啡（Morphine）、可待因（Codeine）和迪奥宁（Dionin）。19 世纪末，德国拜耳公司又推出了号称镇静效果更好的海洛因（Heroin）。虽然它们起到止痛镇定的效果，但却更容易使人上瘾，受毒更深。从现有档案来看，工部局对普通西药多持放任不管的态度，但对于吗啡、海洛因这类危险药物⑤，则迫于各方压力，不得不加以关注。

　　1922 年 7 月，一位荷兰籍妇女由于服用过量毒药而死亡的事件，引起了驻沪领事团对于租界内毒药销售的关注。意大利总领事兼领袖领事 G. de Rossi 在致工部局总董西姆斯（H. G. Simms）的信中称："从显示的证据来看，最具毒性的毒药可在租界华人药店中自由获得。不需任何医学证明或出具处方，它们即可以被大量购得。领事团不清楚租界内是否存在任何关于毒药销售的规章，但是，如果没有的话，我建议工部局应

---

①　《论西国医药》，《申报》1873 年 12 月 16 日，第 1 版。
②　上海市医药公司等编著《上海近代西药行业史》，上海社会科学院出版社，1988，第 17 页。
③　上海市医药公司等编著《上海近代西药行业史》，第 29 页。
④　就笔者所见，《申报》最早自 1872 年即开始刊登戒烟药广告，当年 11 月 14 日即刊有老德记药房告白。参见《包戒洋烟断瘾药》，《申报》1872 年 11 月 14 日，第 5 版。
⑤　在本书中，危险药物主要指毒药、麻醉药品及一切可能危害健康的药物。

该对其马上重视起来。"① 在领事团的压力下，工部局不得不认真面对这一问题。工部局董事会一方面让公共卫生处官员思考应对之策；另一方面，考虑到问题的复杂性，董事会按照公共卫生处长的建议，邀请了领事团、公董局、海关及医药团体代表组成了一个毒药销售委员会，专门考虑此事。

实际上，在 1910 年代，租界内即有要求监管租界内毒药销售的呼声，② 中国政府亦曾多次函请工部局管控租界内鸦片、吗啡等的销售，但工部局均未采取实质性行动。1920 年，工部局巡捕询问，为便于管理，是否按照《上海洋泾浜北首租界章程》附律，要求售卖毒药和麻醉药品的商店申领执照。③ 在次年的董事会会议上，与会董事认为："根据现有附律，工部局对出售鸦片和有毒药物拥有发放执照的充分权力。"④

据此，工部局于 1921 年 6 月 16 日发布了一份公共卫生处长史丹莱草拟的条例，要求租界内凡欲售卖有毒药物者，须向工部局公共卫生处递交申请书以申领执照，"同时并须呈出可为卫生处满意之证据，以证明其为售卖此项药品之适宜人物"。这也是工部局最初拟采取的措施——直接针对药品售卖者发放执照。⑤ 但是，其后接任公共卫生处长的戴维斯医生认为这一方法并不可行，因为"尚未发出过执照，也没有收过任何执照费"。⑥ 在工部局的档案中并没有记录戴维斯认为该方法不可行的原因，但我们从中亦可看出，工部局推行危险药品监管面临不小的困难。

1922 年 8 月 21 日，针对毒药销售的问题，公共卫生处主任化验师（chief analyst）帕克（G. Parker）向戴维斯提交了一份报告。戴维斯对该报告表示赞同并于 28 日将其提交董事会。在该报告中，帕克主要对两种

---

① 《有关医师登记工作的早期历史（尤指开业）1902～1929》，U1 - 16 - 878，第 12 页。

② 例如，《上海泰晤士报》在 1918 年刊发的一篇关于一位本地人服用过量佛罗拿（引者：一种安眠药）而死亡的报道中，即援引验尸官的建议，呼吁毒药必须有医生的处方才能予以销售。在该报道中，还提到早在 1915 年验尸官即有类似的提议。参见 "Selling of Poisons," *The Shanghai Times*, February 16, 1918.

③ 《关于药房与药事人员登记领照等事项 1923～1929》，U1 - 16 - 916，第 56 页。

④ 《工部局董事会会议录》第 21 册，1921 年 3 月 16 日，第 640 页。

⑤ 《工部局发表毒害药品领照例》，《申报》1921 年 6 月 16 日，第 10 版。

⑥ 《工部局董事会会议录》第 21 册，1921 年 11 月 16 日，第 710 页。关于该条例为何无法在上海实施，戴维斯并未给出解释。

管控方式进行了考虑。第一，限定售卖毒药者的资格。帕克在查阅了英国 1908 年《毒药和药房法》及 1920 年《危险药物法》之后，认为英国所实行的"通过将毒药交易限制在具备专业知识的人，或者具有责任心和能力判断毒药是否用于合法目的人手中，可以保护公众"。但是，鉴于英国在实施药品监管过程中遭遇的波折，他认为，要在上海租界这个五方杂处的地方，对毒药销售者的资格作出限定将十分困难。[①] 因为如果按照西方的标准，所谓的具备资格的毒药销售者，则仅仅指经注册的化学师（chemist）和药师（druggist），而能够获得注册的化学师或药师，则必然是持有经注册的医学校的毕业证书者。而在当时的中国，西式医学校的数量很少，更遑论持有毕业证书的人了。1915 年，北洋政府内务部所颁行的《管理药商章程》，对于药剂师的资格，除了领有医学校毕业证者外，对于有药学经验并通过官厅考试者，或曾在医院管理配药事宜三年以上，或在药店练习配药五年以上者，亦予以承认。[②] 持西方医学观点的工部局公共卫生处官员显然并不赞同这种资格认定方式，他们普遍认为眼下无法对租界内的售药者，尤其是华人售药者实施资格认定。

　　帕克所考虑的第二种方式是，"限制每一个毒药代理商的销售数量……以便让任何人都不能买到致命剂量的毒药"。但这一方式亦被他否定，因为要实现对毒药销售剂量的控制，则势必要求工部局雇用一大批稽查员来全面监管租界内的药店。[③] 最终，鉴于情况复杂，经公共卫生处长建议，董事会同意组建一个毒药销售委员会来考虑此事。[④]

　　1923 年 10 月，该委员会提交了调查报告，提出了两点建议：第一，实施医师注册，确保处方出自有资格的人之手；第二，对出售危险药物的药剂师颁发执照以确保其具备资格。而获得执照的条件是：外侨须提供其领事签发的证明；华人则由董事会根据其毕业证书、证明书或其他手写的能证明其资格的文件，来决定是否发放执照。毒药销售委员会还

①　《剧毒药管理委员会材料》，U1－16－915，第 6～11 页；《有关医师登记工作的早期历史（尤指开业）1902～1929》，第 18～19 页。

②　陈明光主编《中国卫生法规史料选编（1912～1949.9）》，上海医科大学出版社，1996，第 682～683 页。

③　《剧毒药管理委员会材料》，U1－16－915，第 6～7 页。

④　《工部局董事会会议录》第 22 册，1922 年 11 月 1 日，第 597 页。

建议专门委派一个委员会来负责医生注册事宜。^① 董事会将该报告交公共卫生处长及公共卫生委员会考虑，次年 7 月 9 日，在听取公共卫生处长的意见后，公共卫生委员会认可了毒药销售委员会的建议——对医生和药剂师实施强制登记注册，因为"只有采取这一措施，才会让获取危险药品变得更加困难"。此外，公共卫生委员会还向董事会通报了由此可能带来的开支——约为每年 7500 两。^② 7 月 16 日，董事会批准全盘采纳毒药销售委员会的报告内容。

不凑巧的是，其时江浙一带的军阀混战所带来的局势动荡以及 1925 年租界所发生的反帝运动，导致董事会并无余力去研究如何实施报告的内容。^③ 然而，当公共卫生处长开始制定相应的法规时，工部局法律顾问却突然改变其看法，认为《上海洋泾浜北首租界章程》及其附律并没有赋予工部局对医生和药剂师等实施强制注册的权力。^④ 从后续发展来看，董事会采纳了法律顾问的意见，放弃了医生和药剂师的强制注册，转而与上海的医学团体合作成立了一个委员会，实施自愿注册。^⑤ 医生自愿注册直至 1931 年才得以实施，这也直接导致了毒药监管法规的延搁。

直到 1933 年，这个问题才被再次提起。当年初，报纸上接连刊登了许多来信，批评租界内没有药房登记注册制度，租界当局对于公众健康漠不关心。^⑥ 为此，公共卫生处长朱尔登于该年 2 月 10 日提交了一份详

---

① 毒药销售委员会报告全文，参见 "Commission on Sale of Poisons," *Municipal Gazette*, November 11, 1923, pp. 405 – 408。

② Minutes of Health Committee, 1924—1935, U1 – 1 – 124, p. 7.

③ 1925 年 4 月 14 日，领袖领事 Rossi 甚至致信询问工部局为何没有对租界内毒药销售采取实质行动。参见《有关医师登记工作的早期历史（尤指开业）1902～1929》，U1 – 16 – 878，第 26 页。

④ 《有关医师登记工作的早期历史（尤指开业）1902～1929》，U1 – 16 – 878，第 33 页。笔者以为，工部局法律顾问之所以改变主意，很可能与当时上海租界所发生的反帝以及收回利权运动有关。

⑤ 关于医生自愿注册，在上节已有详细论述，此处不再重复。

⑥ 例如，《北华捷报》在 1933 年 2 月 8 日即刊布了 4 篇呼吁管理药房的来信。详见 "A Public Danger: Uncontrolled Pharmacies," *The North-China Herald and Supreme Court & Consular Gazette*, February 8, 1933, p. 224; "Uncontrolled Pharmacies: A Suggestion," *The North-China Herald and Supreme Court & Consular Gazette*, February 8, 1933, p. 224; "Regulations Ineffective," *The North-China Herald and Supreme Court & Consular Gazette*, February 8, 1933, p. 224; "Where Regulations Fail," *The North-China Herald and Supreme Court & Consular Gazette*, February 8, 1933, p. 224。

细的关于药剂师的报告。报告除了重申前述的两个困难外，最重要的是，针对药品销售者的资格限定问题，朱尔登的态度已较其前任有了大幅度转变：由于在上海没有足够多具备资格的药剂师来经营药店，因此在限定其资格时应进行一些妥协。① 也即是说，鉴于上海或者说中国的实际情况，不再坚持只向持有医学校毕业证书的售药者发放执照。

3月20日，公共卫生处长再次致信董事会，提议专门委派一个委员会，负责对那些长期从事药房工作但不具备学历资格的人进行评定。此外，还需要雇用一名专业的药剂师，承担基本的调查工作和相关的药物化验工作。② 30日，财务处长对这一计划的花费进行考量后，以财政状况不允许为由，建议推迟这一计划。③ 次年，财务处长亦因同样的理由再次否决了公共卫生处长的提议。④

1936年4月，工部局总办应工部局总裁之命令，再次考虑销售毒药者申领执照的问题，经与公共卫生处商讨，除了重申发放执照的困难外，仍然没有迈出实质性的步骤。

关于危险药物销售的监管问题，虽历经多年，但直至1937年抗战爆发，工部局对此仍停留于纸面的商讨。在所有拟采取的措施中，得到实现的只有医生自愿注册，也唯有这一措施，在一定程度上"达到了对于开具处方的药业学方面的控制"。因为，在某些药店，虽然其雇用的员工不具备资格，但却由具备资格的医生管理着。⑤

小　结

尽管租界内很早即有西医开业行医，但工部局对医生的管理却起步很迟，专业护士的引入也相对较晚。出于政治因素及自身利益的考虑，

---

① 《关于药房与药事人员登记领照等事项 1923～1929》，U1-16-916，第16～19页。朱尔登提出这一建议的理由有两点：第一，从1931年起实施的医生自愿注册，对于那些仅接受过学徒训练或受过古老形式的药物和医学训练的人均授予较低等级的执照；第二，很多国家的历史表明，在第一次进行注册时，都应采取某些形式的妥协。
② 《关于药房与药事人员登记领照等事项 1923～1929》，U1-16-916，第25～27页。
③ 《关于药房与药事人员登记领照等事项 1923～1929》，U1-16-916，第29页。
④ 《关于药房与药事人员登记领照等事项 1923～1929》，U1-16-916，第53～54页。
⑤ 《关于药房与药事人员登记领照等事项 1923～1929》，U1-16-916，第66～69页。

工部局推行了一套不同于中国政府的医师注册制度。它的实施经历了各方利益的博弈、妥协和修正，反映了医师管理近代化进程的曲折和不易。考察其医师注册的实施过程，我们发现，一向被视为公共卫生管理先行区的上海公共租界，却迟迟没有推行医师注册。直至20世纪30年代，工部局公共卫生处迫于各种传染病预防形势，需要获得更为准确的传染病报备和生死统计数据，才转而积极推行医师登记注册。但与中国政府不同的是，其主观目的并不是规范医师职业资格，进而构建近代医师执业制度。它的目的直接而明了：将医师注册作为帮助其加强租界公共卫生管理，尤其是传染病防治的有力手段。而在实施过程中，租界当局与普通民众、租界当局与医师，甚至工部局内部也产生了诸多分歧和利益博弈，最终的结局只好走向了要求再次修改附律的诉求与努力。

同样的，工部局对于护士的管理也仅限于局属护士。对于其他的护理人员，则仅仅是在需要时与其合作。工部局既没有建立护士行业规范，亦没有达到监管其不规范行为的目的，可以说是不成功的。工部局对于医生和护士，尤其是护士的监管力度并不大，这是其本身权限所限，亦是由于它本身也不愿意多管，它只限于管理局属医疗从业人员。

对于医药的管理，工部局所花的力气更少，仅限于集中有限的几种"毒药"。经过多年的讨论，实际上并未迈出实质性的步伐。中药、中药店等，则始终都未进入其监管视野之中。

综观工部局对医生、护士和医药的监管，虽然其没能建立起执业医师、护士的规范化管理制度，但具备专业医学和护理资格的医生和护士在上海的从业，在客观上或多或少推进了公共卫生管理的近代化。医师注册从无到有、从自愿注册到强制注册的过程，则始终伴随着租界市政当局权力的步步扩张。

结　论

　　卫生管理实践如同"卫生"一词一样，是早已在传统中国出现的事物。随着时代的发展，前近代的欧洲国家已经逐渐意识到国家和政府应当承担保卫公众健康之责。而同时期的清政府，仍然延续以往的治理模式，并没有将强有力的公共卫生措施施加于社会，以卫生行政为立足点的公共卫生行政管理制度始终未在传统中国内部出现。

　　及至近代，中国受外力冲击，被迫开埠通商、辟设外人租界。在这些地方，西方的器物、制度和文化传入。上海就是这样一个通商口岸。上海工部局以保卫公众（主要是侨民）的健康为名，逐步在租界内建立起现代意义上的公共卫生行政管理制度。本书就是从政府履行公共管理职能的视角，来梳理和考察近代公共卫生行政管理制度如何在上海公共租界确立和运行的。在具体实施过程中，工部局是否遭遇困境，又是如何结合当地情形进行调适的？通过对这一系列问题的回答，来展示其公共卫生行政管理职能的履行情况，并进一步思考：现代政府在应对公共卫生事务时，究竟应当持何种态度，如何履行其管理职能？

一　公共租界公共卫生行政管理的演进及其内在理路

　　上海公共租界公共卫生行政管理制度的确立并非一蹴而就，也并非简单地复制西方经验，而是经历了一个漫长的发展演变过程，是据西方近代公共卫生管理之精神并"因地制宜"的产物。19世纪中叶，欧洲的公共卫生管理正处于传统向近代转型的阶段，发端于英国的公共卫生改革运动刚刚开始在欧洲开展。1854年上海工部局成立之时，西方的公共卫生改革运动虽已取得一些成果，但并未形成一个已经成型的近代公共卫生行政管理模式可供租界借鉴和模仿。因此，可以说，工部局的公共卫生行政管理一方面是在吸收借鉴英国已有经验的基础上起步的；另一方面则是随着西方公共卫生管理的变化发展，并结合本地实际而不断调整和演进的。将工部局的公共卫生行政管理置于欧洲近代公共卫生管理的发展脉络之中，由此，本书以1898年专门的公共卫生处的成立为时间节点，将其划分为前后两个阶段。

前一个阶段是工部局公共卫生行政管理的起步期。受当时英国所流行的医学思想——"瘴气致病论"和欧洲公共卫生运动的影响，租界当局亦认为疾病是垃圾和污水散发出的毒素进入空气和水中所导致的，而所有这些可能引发"瘴气"的事物，均被视为"秽物"。由此衍生出的公共卫生行政管理理念是：政府应该通过确立规范的垃圾清运制度、修建完善的下水道工程、建立干净的供水系统等，来解决都市人群中疾病流行的问题。工部局最初在上海所采取的与公共卫生有关的举措，几乎是英国公共卫生运动的复制：下水道建设、常规马路清扫制度及垃圾粪便清运制度、利用特许经营权监管自来水公司向租界内居民供应洁净自来水等。

也正是在这样的理念指导下，工部局最初并无独立清晰的公共卫生行政管理概念，这明显地体现在其公共卫生行政管理人员和机构的设置上。最初，与公共卫生有关的事务分属工务和警务两个部门：下水道等工程的建设和维护由工务部门负责，而诸如垃圾粪便处理以及其他被视为不卫生、不文明的行为，则被全部置于"秽物"这一概念之下，公共卫生事务与城市市政管理事务被一股脑杂糅在一起，交由警务部门管理。1862～1898年，在今天看来本应隶属于环境卫生管理和食品卫生管理的粪秽稽查员和菜场稽查员，一直由工部局巡捕担任，属于警备力量中的一部分。1870年，工部局设立卫生处，并打算将原有的粪秽股、菜场股整合到卫生处之下，由兼职卫生官亨德森统一管理。工部局的这一尝试没有真正落地，在1898年之前，粪秽股、菜场股和卫生处仍互不统属，各自对董事会负责，但总的来说，这意味着工部局已经出现了公共卫生行政管理的概念，并有意将其从其他部门中剥离出来，形成一个独立的管理分支。

后一个阶段是工部局公共卫生行政管理的转变和发展期。工部局公共卫生管理的施政重点，主要转向发现和对抗病菌。受19世纪末以来近代生物医学和细菌学发展的影响，"细菌致病论"逐渐开始取代"瘴气致病论"，由此导致了工部局公共卫生行政管理方向的转变，其关注点从消除"秽物"、改善外在环境，变为发现和对抗病菌。于是，街道清扫、污水与废弃物处理的目的，就不完全是保证环境的洁净，而是要消灭环境里的致病细菌。除了延续已有的公共卫生措施，更多基于对病因的了解而出台的公共卫生管理措施在租界内推行。工部局实验室的兴办以及以此为依托开展的食品化验、疫苗和预防药物的研制与分发、专门的传染病医院的营建以及对诸多传染病的预防和隔离治疗，都体现了这一施政理念的转变以及工部局公共卫生行政管理规模的扩张。

从公共卫生行政管理机构来看，这一阶段，独立统一的公共卫生行政管理机构——公共卫生处成立，它将原来分属不同系统的管理人员和机构加以整合，由卫生官（后改称公共卫生处长）统一负责管理，这意味着公共卫生行政管理已经成为工部局行政管理中的一个单独的管理分支。此外，1918年，具备卫生事务监督咨询功能的公共卫生委员会的设立，标志着在公共卫生行政管理方面出现了包含决策、咨询、执行三个层面的行政模式，意味着工部局公共卫生行政管理的日渐成熟。

当然，工部局的公共卫生管理并非全部照搬西方模式。在某些方面，工部局采取遵循"英国公共卫生管理之精神"而因地制宜的方式。例如，在粪秽的处理上，尽管传统中国将其作为农业粪肥的做法与西方的方式大相径庭，工部局在进行了理性的利益计算后，还是选择接受和延续了传统中国的做法，由"政府"出面收粪、售粪，试图以售粪收入来支付清运垃圾和粪便的开支，"以粪养政"，以此减少自身公共卫生行政管理开支。

总的来说，工部局在公共租界内所确立的公共卫生行政管理制度，首次将现代意义上的公共卫生行政管理制度移植到了中国大地，对中国其他区域形成示范，尽管其主观目的不在此，但客观上刺激了近代中国公共卫生事业的起步和发展。同时，租界政府在租界内推行各种公共卫生管理举措，尽管与在地居民发生过诸多龃龉，但客观上有益于民众健康。

二　工部局公共卫生行政管理的困境及其因应

在吸收、借鉴近代早期西方公共卫生运动已有经验基础上，并经过近代生物医学、细菌学洗礼的近代意义上的公共卫生管理，在西方人以武力叩开中国的大门时，被随之率先引入上海租界。尽管它头戴近代文明的光环，但实际上借由帝国主义的强权为其保驾护航。从本书的论述即可看到，在上海租界里，工部局所推行的公共卫生管理与在地居民发生过诸多龃龉，遭遇了许多困境。

首先，工部局的执法权限不断遭到质疑与挑战。工部局是依据 1854 年颁布的《上海英法美租界租地章程》而组建的租界侨民"自治政府"。带有基本法性质的《上海英法美租界租地章程》，是工部局一切"施政权力"的来源，是其得以在租界内推行公共卫生行政管理的保证。由于《上海英法美租界租地章程》仅在第 10 款中简略提及了赋予工部局修建道路、沟渠以及清除秽物的权力，因此，最初工部局卫生行政人员在履行管理职能时并不顺利。例如，1869 年之前，粪秽稽查员虽然纠察到租界内私人业主随意排水排污，或者不按规定清除其地产上的垃圾粪便，但工部局却无权对他们进行处罚，往往只能以劝谕了事。又如，1872 年华人肉店主对菜场稽查员没收病肉行为的控告，亦显示了工部局在食品卫生管理方面面临权限受限的困境。此外，在对一些关涉公共卫生的店铺颁发执照时，工部局也遇到了类似的缺乏权限的问题。

面对这一挑战，工部局的应对之道是不断谋求修改《上海英法美租界租地章程》及其附律，以便获得更为广泛的管理权限。在工部局存续的近 90 年的时间里，《上海英法美租界租地章程》及其附律被多次修改，1869 年颁布的经修订的《上海洋泾浜北首租界章程》及其附律，是其中最大的一次修改。工部局不仅从中获得更多的卫生管理权限，初步解决了此前遭遇的种种困难，更重要的是，《上海洋泾浜北首租界章程》及其附律亦成为租界真正的"根本大法"，以后的历次修改仅仅是对个别条款进行微调。

但是，租界土地章程及其附律并非可由工部局随意修改。根据驻京公使团与中国政府的协议，土地章程及其附律的修改必须经过严格的程序：由工部局草拟修改条款，经驻沪领事团批准后，再报请驻京公使团和清政府批准，方可生效。综观 1854～1937 年工部局的公共卫生行政管理，新的卫生管理问题在不断涌现。为解决新的问题，工部局也曾多次讨论修改或增补附律，但往往都因为不能得到领事团或者公使团的支持而作罢。因此，卫生执法权限的受限，一直是困扰工部局的一大问题。

由于法律权限的受限，工部局的卫生行政管理颇受掣肘，但总的来说，工部局能够按照土地章程及其附律的规定行事，不会随意逾越法律界限，这也反映了对于契约的尊重和维护。

其次，公共管理与私人利益的博弈。按照卢梭的社会契约理论，公众按照契约将自己的权力出让给国家和政府，由其来行使公权力，以实现整个群体的最大利益。但是，政府在行使公权力的过程中引发的利益再分配，往往使其不断面临个体为扩大自身利益而发起的挑战。

如前文所述，私人房地产主与工部局争夺其地产上的粪便的售卖权，即是他们为捍卫自身经济利益而对政府的公共管理发起的挑战。西人奶场主对于工部局卫生官检查其奶场企图的抵制；租界内私人医生对于工部局推广免费牛痘接种的抵制和批评，以及对工部局免费牛痘接种政策的抗议；工部局公共屠宰场之所以迁延多年才建成；等等，都充分体现了工部局公共卫生管理与居民个体或特定群体在利益上的冲突和博弈。从工部局的应对来看，其往往采取调和措施，力求在执行自己的政策的同时，尽量避免侵犯私人的利益，或以别的形式对其受损利益进行补偿，以尽可能保证政策得以执行。

最后，华洋之间不同卫生理念导致的巨大冲突。以坚船利炮打开中国国门，携带强盛的物质文明而来的西方人，当他们按照他们所熟知和认可的医学知识和卫生理念来审视中国和中国人时，华人的"不卫生"令他们感到吃惊。工部局的官员从来不吝言辞对此进行指责，甚至公开宣称华人是一个"肮脏"的种族。

与外侨对华人持有普遍的偏见相对应的是，华人亦对近代的西方物质文明存有疑虑和成见。早期华人对于牛痘接种的疑虑、妓女对于定期医检和入院治疗的抵制、屠户对于病肉销售的不以为意、居民对于工部局强制检疫的反抗等，都给工部局公共卫生管理措施的执行造成了诸多阻碍。虽然工部局大多以强权镇压的方式强制性地将这些措施推行下去，但华人的不配合、抵制乃至武力对抗，也使这些公共卫生管理措施的效果大打折扣，甚至中途夭折。

值得注意的是，以我们今天的医学知识来看，当时外侨所秉持的许多卫生观念并非完全正确，其对华人的许多指责也纯属无稽之谈。双方的冲突，在很大程度上源于在各自的文化背景中对公共卫生截然不同的理解和认识。换句话说，西方人和中国人都在对方的语境中被"妖魔化"了。在这种背景下，工部局在逐步将西方的公共卫生行政管理制度移植到上海租界社会管理的过程中，势必会持续不断地面对这种基于偏见和误解而造成的冲突。

三　工部局公共卫生行政管理的"利己性"

工部局是由具备纳税资格的寓沪外侨选举产生的租界"自治政府"，对纳税人会议负责。工部局内负责决策的董事会以及高级行政官员均为西人，占租界内人口90%以上的华人很长时间内被排除在工部局决策层之外。这样的产生方式和人员组成决定了其实施的各项政策主要是为了维护寓沪外侨的利益。更确切地说，由于《上海洋泾浜北首租界章程》及其附律对工部局董事的财产资格做了限制，故而实际上租界内绝大部分西人不可能当选为董事。即使是纳税人会议中的西人，也大多只有选举资格而无被选举资格。因此可以说工部局执行的是租界内最有势力的西人商业寡头的意志，以保证上海商业贸易正常化为己任。而"上海的健康"，则是上海商业贸易正常运行的重要保证。

从实际操作层面来看，工部局的公共卫生行政管理正是在不折不扣地忠实执行这一原则。最初，为节省经费，工部局只关注自己的职员的医疗事务，及至兼职卫生官亨德森上任后，开始实施针对华人的牛痘接种和性病检查制度。同时，工部局还拿出一定的资金资助租界内已有的私营医院。进入20世纪后，工部局才开始兴办包括华人隔离医院在内的多所传染病医院，以收治华人患者。

这些公共卫生事业，从客观效果上来说，不可否认，的确让华人在一定程度上受惠。但是如若对这些公共卫生事业再细加考察，则会发现，工部局的主观目的并非保卫华人的生命健康。工部局所实施的定期妓女医检制度，针对的虽是华人妓女，但被纳入定期医检的只是西人经常光顾的华人妓院和妓女，对于华人光顾的妓院和妓女，工部局并未采取任何干涉措施。工部局虽然对租界内的非局属医院予以资助，但是对于收治西人和收治华人的医院，在资助和管理力度上，却存在很大的差异。本书对仁济医院和公济医院的考察显示，工部局对前者的资助和监管力度远远超过后者。对于医疗从业人员和医药，工部局也只关注为西人提供服务的西医、护士和西药，中医、中药从来都没能进入工部局的监管视野。至于推广华人免费牛痘接种、兴办华人隔离医院等，则是因为在"华洋杂居"的情况下，如果不重视华人中传染病的流行情况，传染病一旦蔓延，外侨也无法幸免，整个上海也将被视为疫港，从而影响上海的商业利益。

因此，尽管主观上不愿意，工部局在客观上却无法忽视数量上占压倒性优势的华人的健康问题，只不过在实际的实施过程中，工部局仍坚持能不卷入华人公共卫生事务则不卷入的原则。工部局的态度和作为，与帝国主义在殖民地的"殖民医学"现象何其相像。"殖民医学"最初最重要的任务是维护宗主国军队、官员、商人、传教士、拓殖者等帝国殖民急先锋的健康，使其能有效执行殖民任务。只不过，在上海公共租界，"华洋杂居"现象在19世纪50年代的出现，很早就使工部局的公共卫生管理偏离了"正常"的发展轨道。

四　初步的思考：现代政府公共卫生行政管理职能的履行

通过对工部局公共卫生行政管理的考察，可以看出，毫无疑问，一个现代政府应当承担护卫民众健康之责，为此，政府应该有相应的系统完备的制度建设和作为，也即是执行公共卫生管理职能，并且其制度设计应随着时代的发展而加以调整。

但是，对于卫生这类既有私人属性又有公共属性的事务，政府在实施具体的管理时又应该有所区分，针对不同的事务持不同的态度和管理方式。从工部局所实行的公共卫生管理来看，它对于民众个人的养生、普通医护事务并不愿意多加干涉，仅愿意在一定程度上对贫困病人承担极少量的救助之责。但一旦关涉公众健康，尤其是侨民的健康，甚或危及上海的商贸，工部局则强制性地介入其中，加以干涉。不过，对于这类公共卫生领域的不同事务，工部局介入的程度也会有所不同，这主要与其重要程度以及可用于公共卫生管理的财政经费有关。

一开始，工部局的财政规模并不大，最初作为边缘事务的公共卫生管理，能分到的开支就更少了。从本书的分析可以看到，1870年之前，工部局的公共卫生开支较低，仅占总开支的2%～3%，甚至有时低于2%。1870年后，随着工部局涉足食品卫生稽查和公共医疗，其卫生开支开始有了大幅增加。此后很长一段时间里，公共卫生开支在租界"政府"总开支中所占的比例保持在8%左右。这一比例，远远高于当时上海市政府的卫生开支比例。但与当时工部局在工务、警务方面的开支相比，工部局在公共卫生上的支出又明显少得多。即便在最多的时候，工部局卫生行政经费所占比例也不会超过年度总开支的10%。因此，在资金有限的情况下，如何合理地利用这些经费以发挥最大的功效，是一个"现代政府"应当考虑的问题。这也影响到了工部局对于不同类型的公共卫生事务的态度。

总的来说，传染病由于传播迅速、死亡率高，使得对其的防治成为现代政府公共卫生行政管理中的当务之急。从工部局的公共卫生行政管理来看，在这方面，其介入程度的确非常高。特别是在近代生物医学发展起来之后，由传染病防治衍生出来的致病病菌研究、研制疫苗的实验室以及隔离医院等，都成为工部局必须兴办的事务。这类事务因为直接关乎民众的生命健康，是仅依靠个体和社会力量无法完成的，亦无法听之任之的事务，因此，尽管开支巨大，工部局也必须直接操办。

除了与传染病相关的事务之外，在其他领域，工部局采取的态度则是尽可能地利用市场或者商业的力量。例如自来水的供应，工部局通过授予自来水公司以特许经营权，以保证其能持续为租界内居民供应洁净的自来水。但又通过限制其最高盈利率，以保证大多数居民能够用得起自来水。同时，以实验室为依托对自来水水质进行监督。这样的管理方式，既规避了由政府经营大型公用事业所带来的庞大财政开支和风险，又保证了民众的饮水安全，可以说是一种非常经济有效的行政行为。类似的方式还体现在垃圾粪便的处理、公共屠宰场的经营上。因此，在商业市场经济较为发达的情况下，尽可能地借用市场和商业的力量兴办公共卫生事业，但又对其加以适当的监督和管理，亦是政府在进行公共卫生行政管理时可以采用的一种较为经济而有效的方式。

参考文献

未刊档案

上海市档案馆

上海公共租界工部局档案，除少部分警务处的档案外，绝大部分收藏于上海市档案馆。其中与公共卫生管理有关的包括：

U1-1（工部局总办处档案），包含《警备委员会会议录》（1897~1937）、《卫生委员会会议录》（1893~1899、1918~1937）、《工部局年报》（1861~1937）、《工部局公报》（1908~1937）、上海公共租界历次多个版本的《土地章程》及其附律、《上海英法美租界租地章程》及其附律、《上海洋泾浜北首租界章程》及其附律等。

U1-2、U1-3（工部局总办处档案），包括工部局总办处与不同时期卫生管理部门之间的往来公文。

U1-14（工部局工务处档案），包括工务处进行公共基础设施建设、医疗机构及清扫街道等的文件，以及工务处关于这些问题与卫生部门的来往文书。

U1-16（工部局公共卫生处档案），涉及公共卫生处历史材料、组织架构、各部门情况、局属医院和租界内其他医疗机构的情况等。

上海图书馆徐家汇藏书楼

Shanghai Municipal Council, Report of the Shanghai General Hospital, 1868, 1874—1878, 1882, 1886, 1890, 1908, 1914, 000/H1.

Shanghai Municipal Council, Report of the Chinese Hospital at Shanghai, 1860, 1863—1864, 1874, 1926—1929, 1932, 1933—1938, 000/H2.

China Imperial Maritime Customs, Customs gazette, pt. 6 Medical Reports, 1871—1880, 009/C1.

China Imperial Maritime Customs: Medical Reports, 1881—1904, 1911,

009/C1. 1

剑桥大学图书馆

公共卫生处长朱尔登（J. H. Jordan）私人学籍档案，载于 *The Book of Matriculations and Degrees*, *1912—1942*, Cambridge University Press, UA Gegr 41 –3.

伦敦大学亚非学院

Shanghai Municipal Council, Report of the Chinese Hospital at Shanghai, 1846—1865.（缺 1859 年）

E. S. Elliston, *Ninety-Five Years A Shanghai Hospital*, *1844 – 1938*, 1940.

爱丁堡大学图书馆

卫生官亨德森（Edward Henderson）和格兰特（Taylor Grant）的个人学籍档案

文献史料集

陈明光主编《中国卫生法规史料选编（1912～1949.9）》，上海医科大学出版社，1996。

葛元煦等：《沪游杂记·淞南梦影录·沪游梦影》，上海古籍出版社，1989。

工部局华文处译述《费唐法官研究上海公共租界情形报告书 1～3 卷》，载张研、孙燕京主编《民国史料丛刊》，大象出版社，2009。

工部局华文处译述《上海公共租界工部局年报》（1930～1939），张研、孙燕京主编《民国史料丛刊》，大象出版社，2009。

胡祥翰：《上海小志》，上海古籍出版社，1989。

〔日〕日比野辉宽、高杉晋作等：《1862 年上海日记》，陶振孝、阎瑜、陈捷译，中华书局，2012。

上海市档案馆编《上海英租界道路码头委员会史料》，《上海档案》1992 年第 6 期。

上海市档案馆编《近代上海地方防疫档案史料选辑》（上、下），《档案与史学》2003 年第 4 期、第 5 期。

上海市档案馆编《工部局董事会会议录》，上海古籍出版社，2001。

上海市自来水公司编史组：《上海城市给水事业史：早期上海的给水事业（1870 年至 1883 年）》未刊稿，1986。

上海市自来水公司编史组：《英商上海自来水公司董事会会议记录：简短的摘要（1879–1911）》未刊稿，1986。

上海市自来水公司编史组：《上海城市给水事业史资料汇编之五：英商上海自来水股份有限公司历史文件选编（一）》未刊稿，1986。

上海文史馆、上海市人民政府参事室文史资料工作委员会编《上海地方史料》，上海社会科学院出版社，1983。

申报馆编《最近之五十年》，申报馆，1923。

《王韬日记》，中华书局，1987。

王铁崖编《中外旧约章汇编》，生活·读书·新知三联书店，1957。

徐雪筠等译编《上海近代社会经济发展概况（1882～1931）》，上海社会科学院出版社，1985。

姚贤镐编《中国近代对外贸易史资料（1840～1895）》，中华书局，1962。

Charles Gordon, *An Epitome of the Reports of the Medical Officers to the Chinese Imperial Customs Service, from 1871 to 1882*, London：Baillière, Tindall and Cox, 1884.

Charles M. Dyce, *Personal Reminiscences of Thirty Years' Residence in the Model Settlement Shanghai, 1870 − 1900*, London：Chapman & Hall Ltd., 1906.

Edward Henderson, *A Report on Prostitution in Shanghai*, Shanghai：The North-China Herald Office, 1871.

Edward Henderson, *The Nursing in Hot Climates*, London：The Scientific Press Ltd., 1903.

James Henderson, *Shanghai Hygiene or Hints for the Preservation of Health in China*, Shanghai：Presbyterian Mission Press, 1863.

Shanghai Ordinances, Local Laws, etc., *Land Regulations and Bye-Laws for the Foreign Settlement of Shanghai, North of the Yang-King-Pang*, Shanghai：The North-China Herald Office, 1907.

William Lockhart, *Medical Missionary in China: A Narrative of Twenty Years' Experience*, London: Hurst and Blackett Publishers, 1861.

报纸杂志

《农声》《社会医药》《同济医学季刊》《申报》《畜牧兽医季刊》《浙江畜牧》《中华医学杂志》

The China Press

The North-China Daily News

The North-China Herald

The Shanghai Times

中文论著

〔法〕安克强：《上海妓女——19～20世纪中国的卖淫与性》，袁燮铭、夏俊霞译，上海古籍出版社，2004。

〔美〕班凯乐：《十九世纪中国的鼠疫》，朱慧颖译，余新忠校，中国人民大学出版社，2015。

岑德彰编译《上海租界略史》，勤业印刷所，1931。

邓铁涛、程之范主编《中国医学通史》，人民卫生出版社，2000。

范行准：《中国预防医学思想史》，华东医务生活出版社，1953。

顾炳权编《上海洋场竹枝词》，上海书店出版社，1996。

顾俊礼主编《西欧政治》，经济科学出版社，2001。

〔美〕贺萧：《危险的愉悦：20世纪上海的娼妓问题与现代性》，韩敏中、盛宁译，江苏人民出版社，2010。

〔美〕霍塞：《出卖上海滩》，越裔译，上海书店出版社，2000。

蒯世勋编著《上海公共租界史稿》，上海人民出版社，1980。

刘荣伦、顾玉潜编著《中国卫生行政史略》，广东科技出版社，2007。

刘子扬编著《清代地方官制考》，紫禁城出版社，1988。

卢汉超：《霓虹灯外——20世纪初日常生活中的上海》，段炼等译，上海古籍出版社，2004。

〔美〕罗芙芸：《卫生的现代性：中国通商口岸卫生与疾病的含义》，

向磊译，江苏人民出版社，2007。

罗苏文：《上海传奇：文明嬗变的侧影（1553～1949）》，上海人民出版社，2004。

〔美〕洛伊斯·N. 玛格纳：《医学史》，刘学礼主译，上海人民出版社，2009。

马长林：《上海的租界》，天津教育出版社，2009。

〔美〕马士：《中华帝国对外关系史》，张汇文等合译，上海书店出版社，1957。

〔法〕梅朋、傅立德：《上海法租界史》，倪静兰译，上海译文出版社，1983。

彭善民：《公共卫生与上海都市文明（1898～1949）》，上海人民出版社，2007。

钱穆：《中国历代政治得失》，九州出版社，2012。

瞿同祖：《清代地方政府》，范忠信、何鹏、晏锋译，法律出版社，2011。

阮笃成编著《租界制度与上海公共租界》，法云书屋，1936。

上海市档案馆编、史梅定主编《追忆——近代上海图史》，上海古籍出版社，1996。

〔法〕史式徽：《江南传教史》，天主教上海教区史料译写组译，上海译文出版社，1983。

上海市医药公司等编著《上海近代西药行业史》，上海社会科学院出版社，1988。

上海通社编《上海研究资料》，上海书店，1984。

《上海租界志》编纂委员会编《上海租界志》，上海社会科学院出版社，2001。

唐艳香、褚晓琦：《近代上海饭店与菜场》，上海辞书出版社，2008。

王琇瑛编著《护理发展简史》，上海科学技术出版社，1987。

〔英〕威廉·F. 拜纳姆：《19世纪医学科学史》，曹珍芬译，复旦大学出版社，2002。

吴圳义：《清末上海租界社会》，台北：文史哲出版社，1978。

熊月之主编《上海通史》，上海人民出版社，1999。

徐公肃、丘瑾璋：《上海公共租界制度》，国立中央研究院社会科学研究所，1933。

杨湘钧：《帝国之鞭与寡头之链——上海会审公廨权力关系变迁研究》，北京大学出版社，2006。

于醒民：《上海，1862 年》，上海人民出版社，1991。

〔英〕约翰·格林伍德、戴维·威尔逊：《英国行政管理》，汪淑钧译，商务印书馆，1991。

〔日〕织田万：《清国行政法》，李秀清、王沛点校，中国政法大学出版社，2003。

周国伟、柳尚彭：《寻访鲁迅在上海的足迹》，上海书店出版社，2003。

邹依仁：《旧上海人口变迁的研究》，上海人民出版社，1980。

〔法〕安克强：《公共卫生政策与殖民主义放任政策的对立——上海租界的性病与卖淫》，载上海市档案馆编《租界里的上海》，上海社会科学院出版社，2003。

曹艾达：《上海公共租界肉类供应卫生管理》，硕士学位论文，华东师范大学，2013。

曹树基：《1894 年鼠疫大流行中的广州、香港与上海》，《上海交通大学学报》2005 年第 4 期。

曹幸穗、苏天旺：《香港开埠早期的奶牛业（1842～1899）》，《古今农业》2011 年第 2 期。

〔日〕饭岛涉：《霍乱流行与东亚的防疫体制——香港、上海、横滨，1919 年》，载《上海和横滨》联合编辑委员会、上海市档案馆编《上海和横滨——近代亚洲两个开放城市》，华东师范大学出版社，1997。

傅怀锋：《清末上海公共租界的鼠疫风潮》，《二十一世纪》2003 年6 月号。

葛红兵、许峰：《租界时期上海菜场的文化规训与视觉整饬》，吴亮主编《城市的后面》，上海文化出版社，2011。

龚小雪：《清代城市公共卫生管理研究》，硕士学位论文，四川大学，2006。

顾佳升：《牛奶杀菌和奶制品安全》，《中国食品卫生杂志》2008 年第 3 期。

　　胡成：《"不卫生"的华人形象：中外间的不同讲述——以上海公共卫生为中心的观察（1860～1911）》，《中央研究院近代史研究所集刊》第 56 期，2007 年。

　　胡成：《检疫、种族与租界政治——1910 年上海鼠疫病例发现后的华洋冲突》，《近代史研究》2007 年第 4 期。

　　胡成：《上海禁娼与在华西人的道德焦虑——以上海进德会为中心的观察（1918～1924）》，《新史学》第 22 卷第 1 期，2011 年。

　　胡勇：《传染病与近代上海社会（1910～1949）——以和平时期的鼠疫、霍乱和麻风病为例》，博士学位论文，浙江大学，2005。

　　胡勇：《民国时期医生之甄训与评核》，《浙江学刊》2008 年第 5 期。

　　兰教材：《美国 1906 年纯净食品药品法之由来》，《史学月刊》2011 年第 2 期。

　　李佳策：《上海租界的医疗卫生统计》，《上海统计》2003 年第 10 期。

　　李尚仁：《腐物与肮脏感：十九世纪西方人对中国环境的体验》，载余舜德主编《体物入微：物与身体感的研究》，新竹：清华大学出版社，2008。

　　李婷娴：《近代上海公共租界防疫工作考察——以 1908 年～1910 年鼠疫为中心》，硕士学位论文，华东师范大学，2008。

　　李忠萍：《从近代牛乳广告看中国的现代性——以 1927～1937 年〈申报〉为中心的考察》，《安徽大学学报》2010 年第 3 期。

　　梁春阁：《利益的守护人：工部局监管下的近代上海公共租界供水事业的发展（1868～1911）》，硕士学位论文，华东师范大学，2015。

　　梁庚尧：《南宋城市的公共卫生问题》，《中央研究院历史语言研究所集刊》第 70 本第 1 分，1999 年。

　　梁其姿：《近代中国医院的诞生》，载祝平一编《健康与社会：华人卫生新史》，台北：联经出版事业股份有限公司，2013。

　　梁其姿：《明清预防天花措施之演变》，载陶希圣先生九秩荣庆祝寿论文集编辑委员会编《国史释论——陶希圣先生九秩荣庆祝寿论文集》，台北：食货出版社，1988。

　　刘岸冰：《民国时期上海传染病的流行与防治》，硕士学位论文，东华大学，2005。

　　刘岸冰：《近代上海城市环境卫生管理初探》，《史林》2006 年第 2 期。

　　刘士永：《公共卫生（Public Health）：近代华人社会里的新兴西方观念》，载祝平一编《健康与社会：华人卫生新史》，台北：联经出版事业股份有限公司，2013。

　　刘文楠：《治理"妨害"：晚清上海工部局市政管理的演进》，《近代史研究》2014 年第 1 期。

　　龙伟：《论南京国民政府初期对外籍医师的监管》，《历史教学》（高校版）2008 年第 12 期。

　　陆明：《上海近代西医医院概述》，《中华医史杂志》1996 年第 1 期。

　　陆文雪：《上海工部局食品卫生管理研究（1898～1943）》，《史林》1999 年第 1 期。

　　罗振宇：《"救己"到"救人"：工部局早期医疗服务与城市公共医疗的起源（1854～1898）》，《江苏社会科学》2014 年第 3 期。

　　罗振宇：《私营到公用：工部局对上海公济医院的管理》，《史林》2015 年第 4 期。

　　马长林、刘岸冰：《民国时期上海传染病防治的社会环境》，《民国档案》2006 年第 1 期。

　　马冬玲：《进步与妥协：西方护理职业化中的性别建构》，《妇女研究论丛》2011 年第 4 期。

　　牟振宇：《开埠初期上海的水环境治理》，《安徽史学》2010 年第 2 期。

　　彭聪：《英商上海自来水股份有限公司研究》，硕士学位论文，厦门大学，2010。

　　彭善民：《商办抑或市办：近代上海城市粪秽处理》，《中国社会经济史研究》2007 年第 3 期。

　　邱仲麟：《明代北京的瘟疫与帝国医疗体系的应变》，《中央研究院历史语言研究所集刊》第 75 本第 2 分，2004 年。

　　父俏：《回眸近代上海霍乱大流行》，《档案与史学》2004 年第 3 期。

　　宋忠民：《上海公共租界的狂犬病防治》，《档案与史学》2001 年第

5 期。

　　苏智良、彭善民：《公厕变迁与都市文明——以近代上海为例》，《史林》2006 年第 3 期。

　　王尔敏：《上海仁济医院史略》，《近代上海科技先驱之仁济医院与格致书院》，广西师范大学出版社，2011。

　　王庆彬：《上海公共租界的财政》，硕士学位论文，华东师范大学，2018。

　　王艳：《近代早期英国医生职业的变迁》，硕士学位论文，吉林大学，2007。

　　魏秀春：《英国食品安全立法研究述评》，《井冈山大学学报》2011 年第 2 期。

　　严娜：《工部局与英商上海自来水股份有限公司的成立》，中华医学会医史学分会第 12 届 2 次学术年会，北京，2009 年 8 月。

　　严娜：《近代上海西医院的发展：以工部局局属医院为主的探讨》，《中华医史杂志》2013 年第 1 期。

　　杨威、李志平：《上海巴斯德研究所的研究工作》，《中华医史杂志》2008 年第 2 期。

　　尹倩：《近代中国西医群体的产生与发展特点》，《华中师范大学学报》2007 年第 4 期。

　　余新忠：《清代江南的卫生观念与行为及其近代变迁初探——以环境和用水卫生为中心》，《清史研究》2006 年第 2 期。

　　余新忠：《清代江南疫病救疗事业探析——论清代国家与社会对瘟疫的反应》，《历史研究》2001 年第 6 期。

　　余新忠：《清代江南种痘事业探论》，《清史研究》2003 年第 2 期。

　　余新忠：《晚清"卫生"概念演变探略》，载《"西学与清代文化"国际学术研讨会论文集》，中国人民大学清史研究所国家清史编纂委员会，2006。

　　玉毓峰、沈延成：《上海市奶牛引种考证》，《上海畜牧兽医通讯》1984 年第 1 期。

　　玉毓峰、沈延成：《上海市牛乳业发展史》，《上海畜牧兽医通讯》1984 年第 6 期。

袁燮铭：《晚清上海公共租界政权运作机制述论》，《史林》1999 年第 3 期。

张国辉：《晚清货币制度演变述要》，《近代史研究》1997 年第 5 期。

张和声：《孤傲的"上海人"——上海英侨生活一瞥》，《史林》2004 年第 6 期。

郑泽青：《昨天的抗争——近代上海防疫掠影》，《上海档案》2003 年第 4 期。

朱德明：《20 世纪 30 年代上海公共租界环境卫生治理概况》，《中华医史杂志》2000 年第 4 期。

朱德明：《20 世纪 30 年代上海公共租界医疗救护概况》，《中华医史杂志》2001 年第 2 期。

朱德明：《30 年代上海部分学校卫生状况考述》，《中国学校卫生》1997 年第 6 期。

朱德明：《三十年代上海公共租界警政机构的医疗状况》，《华东师范大学学报》1996 年第 3 期。

朱德明：《上海公共租界食品检疫初探》，《历史教学问题》1995 年第 6 期。

朱英、尹倩：《民国时期的医师登记及其纷争——以上海地区为考察中心》，《华中师范大学学报》2009 年第 5 期。

褚晓琦：《近代上海菜场研究》，《史林》2005 年第 5 期。

英文论著

Alam Ramsay Skelley, *The Victorian Army at Home: the Recruitment and Terms and Conditions of the British Regular*, 1859—1899, London: Megill-Queens University Press, 1977.

Angela Ki Che Leung, "Organized Medicine in Ming-Qing China: State and Private Medical Institutions in the Lower Yangzi Region," *Late Imperial China*, Vol. 8, No. 1, 1987.

Angela Ki Che Leung, "'Variolation' and Vaccination in Late Imperial China, Ca. 1570—1911," S. Plotkin & B. Fantini eds., *Vaccinia*, *Vaccination and Vaccinology: Jenner*, *Pasteur and Their Successors*. Paris: Elsevier, 1996.

Chieko Nakajima, Health, Medicine and Nation in Shanghai, China, 1900—1945, Ph. D. diss. , University of Michigan, 2004.

Christopher Hamlin, "Edwin Chadwick: 'Mutton Medicine', and the Fever Question," *Bulletin of the History of Medicine*, Vol. 70, No. 2, 1996.

Christopher Hamlin, "Providence and Putrefaction: Victorian Sanitarians and the Natural Theology of Health and Disease," *Victorian Studies*, Vol. 28, No. 3, 1985.

Dean T. Ferguson, "Nightsoil and the 'Great Divergence': Human Waste, the Urban Economy, and Economic Productivity, 1500—1900," *Journal of Global History*, Vol. 9, No. 3, 2014.

F. Campell Stewart, *The Hospitals and Surgeons of Paris: An Historical and Statistical Account of the Civil Hospitals of Paris, with Miscellaneous Information and Biographical Notices of Some of the Most Eminent of the Living Parisian Surgeons*, New York: J. & H. G. Langley, 1845.

F. L. Hawks Pott, *A Short History of Shanghai: Being an Account of the Growth and Development of the International Settlement*, China International Press（五洲传播出版社）, 2008.

G. Lanning, S. Couling, *The History of Shanghai*, Shanghai : Kelly & Walsh, Limited, 1921.

Harold Plaskitt and Percy Jordan, *Government of Britain and the Commonwealth*, University Tutorial Press Ltd. , 1968.

Isabella Jackson, Managing Shanghai: the International Settlement Administration and the Development of the City, 1900—1943, Ph. D. diss. , University of Bristol, 2012.

Isabel M. Stewart and Anne L. Austin, A History of Nursing from Ancient to Modern Times, *A World View*, New York: G. Putnam's, 1962.

Jane Jordan & Ingrid Sharp, *Josephine Butler and the Prostitution Campaigns: Background to the Contagious Diseases Act*, London: Routledge, 2003.

Kerrie Macpherson, *A Wilderness of Marshes: The Origins of Public Health in Shanghai, 1843—1893*, Hong Kong, Oxford, New York: Oxford University Press, 1987.

Lesley A. Hall, *Sex*, *Gender and Social Change in Britain since 1880*, London: Macmillian Publishers Ltd. , 1974.

M. Miles, *Blind and Sighted Pioneer Teachers in* 19*th Century China and India*, Distributed by Eric Clearing House, 1998. 该文未正式发表，参见 http://www. eric. ed. gov/contentdelivery/servlet/ERICServlet? accno = ED414701, 最后访问日期：2014 年 2 月 10 日。

Robert Bickers, *Britain in China*: *Community*, *Culture and Colonialism 1900—1949*, Manchester and New York : Manchester University Press, 1999.

Rosen George, *A History of Public Health*, New York: The Johns Hopkins University Press, 1993.

William Coleman, "Health and Hygiene in Encyclopedie," *Bulletin of the History of Medicine*, Vol. 14, 1974.

W. M. Frazer, *A History of English Public Health*, *1834—1939*, London: Bailliere, Tindall and Cox, 1950.

Xue Yong, " 'Treasure Nightsoil as if It Were Gold:' Economic and Ecological Links between Urban and Rural Areas in Late Imperial Jiangnan," *Late Imperial China*, Vol. 26, No. 1, 2005.

Yu Xingzhong, "The Treatment of Night soil and Waste in Modern China," Angela Ki Che Leung and Charlotte Furth, eds. , *Health and Hygiene in Chinese East Asia*: *Policies and Publics in the Long Twentieth Century*, Durham and London: Duke University Press, 2010.

附　录

一　工部局与岳庆元和宋元记关于垃圾
清运和出粪合同[①]

洋泾浜北首租界工部局（以下称工部局）与 Yue Ching Yung（以下称承包人）达成的协议于 1899 年 1 月 1 日生效。

1. 承包人须用船在任何需要的时候将所有的垃圾和沙子移运至后文所确定的租界之外。

2. 承包人须提供足够大小及数量的船只来移运垃圾和沙子，这些船应在工部局要求的时间聚集在垃圾场装运垃圾。

3. 承包人应雇用足够多数量的苦力在垃圾场接收来自工部局负责收集垃圾的苦力运来的垃圾，以及雇用足够多的船夫来负责船只运输。

4. 承包人须在 Pagoda Creek 和龙华之外安排一个地点作为垃圾的最终处理场所，在这一地点之外的任何地点倾倒或处理垃圾将被视为违反协议。

5. 对于以上的工作，工部局须每月向承包人偿付 600 元。

6. 承包人须在英租界内设一办公室，由一能干且负责的助手驻守。

7. 承包人须在工部局处存放 1000 元作为诚信担保金，工部局每年给予 6% 的利息。

8. 如果承包人从事的工作不能令工部局满意，工部局可随时终止合同，承包人存在工部局的保证金罚没给工部局。

9. 根据以上条款，合同有效期为自订定之日起一年，合同到期时，如承包人从事的工作令工部局满意，合同可以再续订两年。

10. 如果租界的范围在以上条款所规定的时期内增加，合同的条款

---

① *Report for the Year 1898*, U1 - 1 - 911, pp. 83—86。

应加以一定修订以使双方满意。考虑到合同修订会引起争议，因此原合同应立即终止。

11. 应附上一份合同的中文翻译版，但是随后同意，考虑到可能出现争议，应将英文版作为有约束力和权威的版本。

洋泾浜北首租界工部局（以下称工部局）与 Sung Yuen Kee（以下称承包人）达成的协议于 1899 年 1 月 1 日生效。

1. 鉴于承包人同意每月向工部局支付报酬以及下文所提及的承包人方面的条款，工部局同意与承包人签订为期一年的自 1899 年 1 月 1 日起生效的合同，授予从洋泾浜北首租界移运粪便的特权。

2. 承包人应提供所有的苦力、船只、粪桶、锌桶以及其他对于提供满意的服务所必需的东西。

3. 应于每天上午 5 时至 8 时之间对每一所房屋和公共厕所的粪便进行移除，夏季，即 5 月 1 日至 9 月 30 日，移运时间为上午 6 时至 9 时；冬季，即 10 月 1 日至次年 4 月 30 日，但是在 11 月 15 日至次年 3 月 15 日期间承包人得被允许将移运租界后部山东路和泥城浜之间地区的房屋的粪便的时间延至上午 10 时半，但南京路的房屋不包括在此列。

4. 所有用于收集和移运粪便的桶和船只应严密覆盖。

5. 承包人应雇用至少 62 名苦力专门清理租界内外侨房屋的厕所、便桶等，所有这些厕所和便桶等须每日清空并冲洗干净。如果这些苦力被要求上楼清理厕所便桶的话，他们应被允许收取每月最多 20 分的费用，但是承包人不得向屋主收取这类费用。

6. 所有工作的执行须由工部局粪秽稽查员监管并令其满意，在粪秽稽查员之下还任命两名助理粪秽稽查员专门负责监察这项工作的执行。

7. 如果在收集或移运过程中一部分粪便溢出或洒落在某条马路、街道或小巷，这条马路、街道或小巷应立即清理并用水冲洗路面。

8. 承包人应在英租界内设一办公室并在办公室委派一名能干负责的助手。

9. 基于工部局承包给承包人的区域，承包人应每月付给工部局 320 元。

10. 承包人应缴纳 2000 元作为诚信保证金，工部局应根据这笔保证金额给予每月 6% 的利息。

11. 根据合同，承包人应为其所应承担的义务抵押两个经认可的抵押品。

12. 如果承包人所进行的工作未能令工部局满意，工部局可随时自由终止合同，承包人所缴纳的保证金没收给工部局。

13. 根据以上条款，合同自上文所述的日期起有效期为一年，在有效期截止时，如果承包人的工作令工部局满意，合同可再续订两年。

14. 如果租界的范围在以上条款所规定的时期内扩大，合同的条款应加以一定修订以使双方满意。考虑到合同修订会引起争议，因此原合同应立即终止。

15. 应附上一份合同的中文翻译版，但是随后同意，考虑到可能出现争议，应将英文版作为有约束力和权威的版本。

二　领照奶场章程①

1. 所有在租界内或供应租界牛奶的奶场应由工部局免费颁发执照。不遵守这些奶场章程、掺假或者劣质的牛奶，将由工部局决定吊销执照或进行处罚。

2. 奶场周围地区的环境必须干净卫生。

3. 奶场须配有一间达到卫生标准的牛舍和牛奶房，它们之间不能相互连接或者与住房相连。

牛舍地板不能渗水，且须为每头牲畜留出 600 立方英尺的空间。

牛奶房须以砖或石头建造，且须有混凝土地面以方便用水冲洗。其须包括一个锅炉用于煮开水，烟囱口应设在牛奶房外面。应该在牛奶房里配备一个供应自来水的水龙头。

院子应铺平，排水道应从奶场修至附近的下水道或者小河。在奶场内不得有粪坑。粪便和其他的垃圾须储存在有盖的容器并每天清理一次。

4. 所有奶场内的建筑的墙壁和天花板以及附属的住房须于每年 4 月、10 月以石灰清洗。

5. 奶场房屋不得用作他途。任何人不得在牛舍或牛奶房中食宿。

6. 牛奶房的工作台和地板须每天用自来水清洁并冲洗。

---

① *Report for the Year 1899*，U1 – 1 – 912，pp. 114—116.

7. 奶桶、瓶子、碟子、罐子、过滤器以及其他器皿须在使用后立即烫洗，并且在再次使用前须保存在牛奶房。

8. 牛奶须立即从牛舍迁移至牛奶房，不得迁延，并在运输之前一直保存在那里。

9. 牛奶日工须衣着洁净并且在挤奶前洗手。在挤奶时须穿着工作服。

10. 牛奶日工及其家人须接种牛痘，遵守任何预防疾病的措施被认为是必要的。牛奶工及其家人中患病或者牛患病须通知奶场稽查员。不得从病牛身上挤奶或者由生病的奶工挤奶。所有的牛须进行结核菌素检测。患结核病的牛须打上标记并送至工部局屠宰场宰杀。奶场主将被提供三次结核菌素检测，以便他们购买的奶牛能被某人担保没有患结核病。

11. 所有的牛奶、黄油或奶油的瓶子等须贴上写有奶场名字的标签，用于运输的火车、篮子等也须写上奶场的名字，奶场主须对盖上此章的所销售的牛奶负责。

12. 领照的奶场不得从未领照的奶场中接收牛奶。

13. 奶场主在被要求时须留出其顾客的名单。

14. 奶场须保持经认可的卫生状况。

15. 公共卫生处官员得自由进入，其可以随时取走奶制品样本用于分析。

三　妓院老鸨及妓女守则①

1. 任何人如打算开设接待西人之妓院，须向中央捕房申请，登记本人姓名、妓院所在地址、所拥有的妓女；妓院必须为每名妓女提交两张照片，捕房将指示妓院何时在何处由医官对妓女进行检查。

2. 妓院妓女前去检查的地点和时间由董事会安排，他们须携带本人的照片和卡片，以便证明身份及让医生在上面签字。

3. 如果检查结果为健康，则由医官在卡片上填上日期并签名，经此检查的妓女可以回家。

---

① Rules and Regulations to be Observed by Keepers and Inmates of Brothels, *Report for the Year Ended December 31, 1876*, U1－1－883, p. 33.

4. 如果发现妓女患病，将扣留其照片和卡片，直至医官再次对其检查且结果为健康。

5. 如果哪位妓女没有接受医官检查，或经医官检查染病，以及自检查之后医官还没有将她的照片和卡片送还，要是她被发现身处妓院，则妓院老鸨将因为违反以上规则或经营不正当场所而被起诉。

6. 照片和卡片将一直展示在妓女被董事会指定居住的妓院内。

7. 妓院老鸨须随时允准董事会委派的人员进入妓院检查，以确定以上规则被切实遵循。

8. 任何妓女不得随意从一家妓院迁至另一家妓院，除非她事先通知中央捕房并将其变动信息写入卡片。

四　奶场执照条件（1925 年）①

A 级执照

1. 牛奶 A 级执照的发放必须包含 B 级执照所包含的条件。

2. 执照上须登记牛棚中所有牲畜（标明增加的和减少的），所有牲畜须适当地打上标记以便于识别。

3. 按照公共卫生处长的指示，对整个畜棚进行尽可能频繁的检查，该检查至少每三个月由董事会认可的兽医进行一次。持照人须从兽医处获得一份按照董事会规定的格式填写的许可证，证书上列举牲畜身上的疾病的临床症状。在该表格上所给出的对每一牲畜的描述应包括识别标志或者牲畜编号以及记录在执照上的畜棚登记编号。申领执照须在检查后两日之内将兽医的证明书提交给公共卫生处长。

4. 被兽医确定牲畜感染传染病的畜棚应立即吊销执照，并须立即向公共卫生处长报告关于牲畜如何被处理的信息。

5. 从领照奶场分发出去的牛奶须装在不通风的密闭容器里或者在奶场灌装在瓶子里。容器的容量不得小于两加仑（20 磅）并且其样式须得到公共卫生处长的批准。瓶子须以一适当的紧的 fitting dis 封住，覆以一合适的可以覆盖住瓶子边缘的外盖并拧紧以便形成一个安全的密闭空间。

① *Report for the Year 1925*，U1 - 1 - 938，pp. 168-170.

瓶子的外盖以及容器上的合适的标签须写有领照奶场名字、地址、生产日期以及"A级牛奶"的名字,还必须得到公共卫生处长的批准。

6. 其净含量须以液盎司标明,或者以适当的标签的方式写明贴在领照奶场用以分发牛奶和奶油的瓶子、罐和其他容器上。所有出现牛奶和奶油价格的传单、广告、价目表或者账单,应以液盎司说明与价格相应的瓶子、罐等容器所盛装的净含量。

7. "A级牛奶"不得进行任何人工加热工序,而必须由公共卫生处长批准进行巴氏灭菌法灭菌。

8. 持照人须拥有以下样式或设计的奶场设备、装置以及器皿,并须按照公共卫生处长认可的方式安放、排列、保管和维持,在日常使用中也须遵守公共卫生处长批准的方式。

(a) 卫生洁净的冷藏室或冰柜。

(b) 包含适当的浸泡、洗刷、冲洗槽、刷子和下水管道的清洗瓶子和罐子的装置。

(c) 在30分钟内将牛奶冷却至45度的牛奶冷却装置。

(d) 防灰和防蝇展架或者存放干净罐子和其他容器的房间。

(e) 机器分离器或者清洁牛奶澄清器。

(f) 有盖子的奶桶及容器,有罩盖的奶桶或者安有过滤器的奶桶。

(g) 供奶工以及所有灌装牛奶、包装、清洗瓶子和其他容器,或者在牛奶准备室、清洗瓶和罐子的房间以及冷藏室工作的雇员使用的可洗的帽子和围裙或者工作服。

(h) 给所有入口、窗户、牛奶准备室通风口、瓶子和罐子清洗室通风口以及冷藏室安装防蚊蝇纱。

(i) 用于瓶子和其他容器清洗和消毒的蒸汽和热水生产装置。

(j) 装瓶和封盖机器。

B级执照

1. 执照不得转让。

2. 通常以上奶场应付的工部局税费应在应该偿付的日期之后14天内偿付。

3. 奶场周围以及毗邻地区须保持卫生。

4. 奶场建筑须按照公共卫生处长的要求以及不时实施的奶场建筑规

则进行建造和维护。

5. 所有牛棚的内墙和天花板在5月和11月须刷白，其他时间，公共卫生处长认为必要时，也应刷白。每个牛棚的地板、下水道和走廊应尽可能按照公共卫生处长所认为必需的要求经常进行全面清洗，所有的粪便和垃圾须立即移除，堆在一块排水良好的坚硬平地上，这块平地至少距离奶场建筑10码远，并每周清理一次。任何人不得吃、睡、住、吐痰或者有任何在公共卫生处长看来可能会对任何生产、储存或者处理牛奶的房间或者牛棚所生产的牛奶造成传染的行为，也不得将不干净的东西放在用于储存和分发牛奶的瓶子、篮子、包、马车或者其他容器及交通工具上。

6. 在奶场以及领照家庭和雇员中出现的所有死亡或生病病例须立即报告公共卫生处长，任何患有传染病或被确知最近接触了传染病人的人，不得被聘用并留在奶场。

7. 工人和他们的家人进行牛痘接种并遵从所有其他公共卫生处长认为必要的预防措施。

8. 当挤奶和处理牛奶器皿时，奶工及其衣物须保持洁净，奶工的手须适当加以清洁并在挤奶前确保无传染病。奶牛须保持洁净，在挤奶前用温水清洁其乳房和乳头。

9. 所有的桶、瓶子、罐头、罐子、过滤器和其他奶场器皿，在使用前后须全面清洁并用沸水煮烫，或用新鲜蒸汽消毒，并只能储存在牛奶室。

10. 牛奶须立即从牛棚移走，不得迁延进行过滤和冷却，在分发前一直保存在牛奶室。

11. 水牛和山羊奶不得与牛奶混合或充作牛奶销售，不得在任何待售牛奶中添加色素、奶粉或者浓缩奶。

12. 不得从任何未领照奶场获取牛奶、奶油或其他奶制品。

13. 所有销售的奶制品，无论是送货上门还是公开销售的，均应写上执照上登记的名字和地址，并标上公共卫生处长认可的"B级奶场制造"字样。在所有关于奶场产品的广告、传单、告示上，在所有信笺、备忘录、账单以及标价牌上，以及在所有领照奶场用于其业务的搬运篮、包、运输马车、四轮车和其他交通工具上，须按照公共卫生处长认可的方式明白地注明执照的名字和地址以及"允准销售 B 级奶制品"字样，该领照奶场须对在市场上销售的所有产品负责。

14. 牛奶派送员须携带董事会颁发的用于本季度的派送票，如果乳品被发现无此票而运输，则派送员将会被起诉。遗失派送票应立即向公共卫生处长报告，颁发新的派送票须收费 10 元。

15. 持照人须保有顾客名单，须每天记录销售情况以备在董事会授权的官员要求时进行检查。

16. 当公共卫生处长要求时，来自任何奶场的牛奶或其他乳品样本在任何派送时间，均须将样本提交经认可的代表进行检查或分析，持照人可以得到一张获得样本的收据，声明该样本于何时何地被提交给谁。

17. 持照人不得自己或经由任何买办或代理公开销售或者运送以下牛奶及奶制品。

（a）不纯、加水或掺假的牛奶或奶油。

（b）分离了奶油或脂肪的牛奶，除非得到公共卫生处长许可专门以标签形式标明。

（c）15 天前从奶牛身上挤下来或产后 7 天挤下来的牛奶。

18. 如果任何奶制品被发现质量低劣、掺假或不适合人类饮用，或者不符合董事会制定的标准，其将被没收。

19. 任何牲畜死亡或患肺结核、牛瘟、炭疽、传染性胸膜肺炎、口足疫、血尿病或任何其他传染病，持照人须立即通知公共卫生处长。

20. 所有牲畜应在公共卫生处长指示下做尽可能频繁的检查，该检查至少每六个月由一名工部局认可的具备资格的兽医进行一次。持照人须从兽医处获得一份按照董事会规定的格式填写的许可证，证书上列举牲畜身上的疾病的临床症状。该表格对牲畜的描述应足以清楚地确认相关牲畜。持照人应在检查后两天之内将证明书提交给公共卫生处长。任何染疫牲畜须以公共卫生处长满意的方式予以处理。不得销售任何来自染疫牲畜或任何来自可能使得牛奶受污染的状况的牛奶，这类牲畜也不得饲养在其牛奶售卖或供人们饮用的牛棚内。

21. 只要公共卫生处长认为来自该奶场的牛奶导致或可能导致疾病传播，持照人得停止其牛奶的销售。

22. 用水来源须得到公共卫生处长批准，并足以满足所有需要。

23. 应在奶场内或奶场周围适当建造供雇员使用的卫生设施，提供防蝇设施和维持一种令公共卫生处长满意的条件。应将防蝇纱布应用于所有入口、窗户以及所有牛奶加工室的通风口。

24. 所有的牛奶瓶须为经认可型号的玻璃瓶，且在运输期间有效地予以密封。任何没有恰当地密封的牛奶会被没收。所有的冰箱、冷却器、奶桶以及其他容器的形制应得到公共卫生处长的认可，所使用的冰的品质必须得到公共卫生处长的认可。

25. 负责检查牲畜和领照场所的工部局官员可自由进入。

26. 不得向工部局雇员给予钱财。

27. 违反任何执照条例，董事会得收回或暂停执照，作为担保的全部或部分押金得依据董事会的决定没收。

担保金：由董事会决定。

总办 E. S. B. Rowe

1925 年 3 月 5 日

后　记

　　自 2009 年从茅海建老师那里"领"到这个选题算起，到如今书稿最终付梓，已经过去整整 14 年了。作为一个"重度拖延症患者"，心里的石头总算落了地。14 年的时光，我也从青春步入中年。提笔撰写后记时，总会不经意忆起上海的求学生涯，时间越久，那段记忆反而越发清晰。

　　2009 年，我有幸保送本校研究生，与很多早就对自己的学业、研究有明确规划的同学相比，那时的我懵懂而天真。第一次见面时，茅老师嘱咐我去关注一下上海市档案馆所藏的上海工部局档案，看能不能系统研究一下工部局对近代医院的管理问题。彼时，我对这个选题毫无基础，一切都从零开始。硕士第一年的学业任务颇为繁重，我一边上课，一边搜集既有研究成果，了解相关背景知识。研一之后的那个暑假，我开始成为上档的常客。每天往返 4 小时的早晚高峰通勤、模糊不清的缩微胶片和刻板严肃的英文政府公文档案，让我无数次心生悔意：为什么要"认领"这个选题？阅档的日子辛苦而枯燥，我很快以肉眼可见的速度瘦了下来，这对女孩子来说也算是一个额外的可喜收获吧，哈哈！以至于后来无数次茅老师在众人面前总会指着我说："她以前是个胖子的。"每当阅档有重大收获时，我都会奖励自己去档案馆旁边的金陵东路吃一顿重庆小天鹅火锅，算是犒劳我"自以为是的辛苦"。2011 年，我转为硕博连读，在跟老师商量后，将研究范围扩展为工部局的公共卫生管理。连续几年"浸润"于工部局档案，让我对上海这座我待了整整 11 年的城市的历史有了更深入的了解，走在上海的街头，总会生出别样的亲切。每当外地朋友来沪游玩，我甚至可以充当导游，如数家珍地向他们介绍那些上海近代历史文化遗存。正是对这个课题的研究，让我真正与上海这座城市产生了深层次的情感连接。

　　本书的写作，离不开茅老师的悉心指导。从接触这个课题开始，茅老师便要求我定期汇报进展，以此敦促我的研究。犹记得无数次与茅老师迎着斜阳在闵行校区校园散步聊天，樱桃河畔师生间的一次次交流，让我慢慢掌握了史学研究、写作的基本方法，学会了如何甄别史料、分门别类整理搜集到的档案史料、厘清论文写作思路、搭建文章写作框架。很多时候百思不得其解的困惑，在老师的点拨之下豁然开朗。那个时刻，只觉得夕阳下的樱桃河畔景色格外迷人。在剑桥大学访学期间，英方导师方德万也对我的研究给出了很多具体的指导，比如他建议我要注意福柯的理论，要充分了解殖民医学史等，这都为本书的写作拓展了思路。除此之外，我还得到了杨国强、杨奎松、刘昶、村田雄二郎、苏智良、方平、周武等诸位老师在开题和答辩时的宝贵意见，衷心感谢。我算是一个资质愚钝的学生，今天本书所呈现的模样，我想远未达到当初老师的设想。

2014 年从剑桥大学访学归来后，我在华东师范大学内的人文楼 3215 室集中时间撰写博士学位论文，那是研究生求学生涯中另一段异常短暂而快乐的日子。同在 3215 室学习的同门吉辰、王淑会、梁春阁等人，不仅对我帮助良多，更让赶写论文的"苦日子"充满了欢乐。在楼下办公的李文杰师兄，每天例行上楼对我们进行一两次"学术指导"，一边"鄙视"我们的"无知"，一边不厌其烦地给我们答疑解惑、排忧解难。每周进行一次的师门"读书会"，一般分为两个部分：首先是共读经典原著，继而讨论同门的论文。在此过程中，李文杰、周健、戴海斌、王刚、刘本森、王雁、傅亮、吉辰、陈益萍、陈肖寒、钱盛华、王淑会、赵崧杰、梁春阁、陈焰、王庆彬等人不仅无私向我分享论文写作和发表经验，同时也对我的论文，无论是标题、立意、框架结构、结论还是遣词造句、格式规范、文献征引，进行耐心而细致的指正。博士期间与同学宋良、王萌、裘陈江、刘莉、程曦敏、肖安森、罗操、邓广、宋其洪等人的交往也为我的研究生生活增色不少，令人难忘。

2019 年，我将博士学位论文修改后申请了国家社科基金后期资助并如愿立项。非常感谢匿名评审人提出的中肯意见。感谢社会科学文献出版社陈肖寒、李铁龙细致入微的审校，使本书避免了不少疏漏。华东师范大学历史学系的硕士研究生刘钧龙亦远程助我查找资料，仔细核对了部分注释。

毕业之后，我辗转甘肃、重庆两地工作，也曾遭遇人生困顿，在此过程中，得到了诸多师友的关心、支持和帮助，让我得以走出阴霾，重新出发，谨此一并致谢。我要感谢我的家人们。感谢父母，身体发肤受之父母，日常用度仰赖父母接济，他们的"不催促"，让我得以"悠闲"地在校园里度过那么久自由自在的日子。感谢我的先生，不仅帮助我这个技术"小白"解决了很多文章格式上的难题，更在精神上给予我无条件的支持。还要特别感谢好友兰芳，研究生期间，为了节省查档的通勤时间，我很多时候都住在她家里。年长我几岁的她，像一位知心大姐姐，在精神上陪伴我，在生活上关心我，不是家人，胜似家人。

感谢在查阅档案和本书写作过程中为我提供便利和帮助的那些工作人员，他们来自上海市档案馆、上海市图书馆本馆及徐家汇藏书楼、上海社会科学院图书馆、华东师范大学图书馆、剑桥大学图书馆、剑桥大学亚洲与中东研究院资料室、英国惠康图书馆、爱丁堡大学图书馆等机构。

时光荏苒，而今回首，那么执着而专注、全身心投入一件事的日子，今后恐怕很难再有了。如今的我也做了母亲，有了一双可爱的儿女，谨以此书献给他们，愿他们终其一生，可以痛快做自己！

2024 年 2 月 27 日